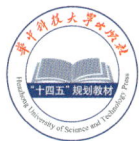

卫生职业教育"十四五"规划新形态一体化教材

# 解剖学基础

主　　编　胡煜辉　王彩罡
副主编　罗恒丽　刘　勤　肖　睿
编　　者　（按姓氏笔画排序）
　　　　　王　舜　西双版纳职业技术学院
　　　　　王彩罡　枣阳市精神卫生中心
　　　　　刘　勤　西双版纳职业技术学院
　　　　　杨成竹　云南省临沧卫生学校
　　　　　肖　睿　临沧职业学院
　　　　　张　薇　铜仁市碧江区中等职业学校
　　　　　罗恒丽　临沧职业学院
　　　　　赵玉民　南阳科技职业学院
　　　　　胡煜辉　江西省吉安市卫生学校/井冈山大学
　　　　　崔海镇　湖南护理学校
　　　　　蒋　芬　井冈山大学
　　　　　喻景利　江西省吉安市卫生学校
　　　　　熊　烨　铜仁市碧江区中等职业学校
　　　　　熊天吴　云南省临沧卫生学校

华中科技大学出版社
http://press.hust.edu.cn
中国·武汉

## 内容简介

本教材是卫生职业教育"十四五"规划新形态一体化教材。

本教材共分为十四章,内容包括绪论、细胞、基本组织、运动系统、消化系统、呼吸系统、泌尿系统、生殖系统、脉管系统、感觉器、神经系统、内分泌系统、人体胚胎学概要、实验指导。

本教材可供护理、助产、药剂、检验、康复、口腔等专业使用。

**图书在版编目(CIP)数据**

解剖学基础 / 胡煜辉,王彩罡主编. -- 武汉:华中科技大学出版社,2025. 8. -- ISBN 978-7-5772-2237-0

Ⅰ. R322

中国国家版本馆 CIP 数据核字第 2025LL4842 号

**解剖学基础**
Jiepouxue Jichu

胡煜辉　王彩罡　主编

策划编辑:黄晓宇

责任编辑:丁　平　曾奇峰

封面设计:廖亚萍

责任校对:谢　源

责任监印:曾　婷

出版发行:华中科技大学出版社(中国·武汉)　　　电话:(027)81321913
　　　　　武汉市东湖新技术开发区华工科技园　　　邮编:430223

录　　排:华中科技大学惠友文印中心

印　　刷:武汉科源印刷设计有限公司

开　　本:889mm×1194mm　1/16

印　　张:14.75

字　　数:426千字

版　　次:2025 年 8 月第 1 版第 1 次印刷

定　　价:69.80 元

# 卫生职业教育"十四五"规划
# 新形态一体化教材

## 丛书编委会

# 网络增值服务

## 使用说明

### 1　教师使用流程

（1）登录网址：**http://bookcenter.hustp.com** （注册时请选择教师身份）

注册 ▷ 登录 ▷ 完善个人信息 ▷ 等待审核

（2）审核通过后，您可以在网站上使用以下功能：

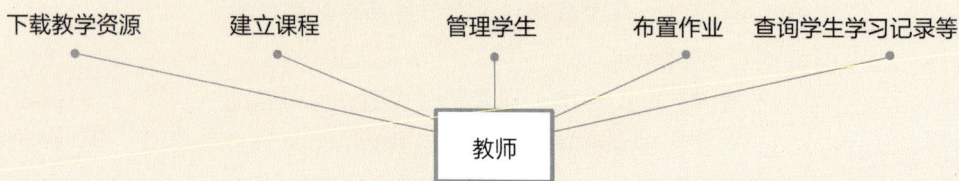

下载教学资源　　建立课程　　管理学生　　布置作业　　查询学生学习记录等

教师

### 2　学生使用流程

（建议学生在PC端完成注册、登录、完善个人信息的操作）

（1）PC 端操作步骤

① 登录网址：http://bookcenter.hustp.com （注册时请选择学生身份）

注册 ▷ 登录 ▷ 完善个人信息

② 查看课程资源：（如有学习码，请在"个人中心—学习码验证"中先通过验证，再进行操作）

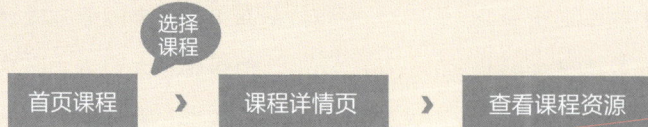

选择课程

首页课程 ＞ 课程详情页 ＞ 查看课程资源

（2）手机端扫码操作步骤

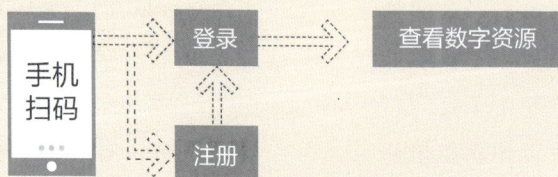

手机扫码 → 登录 → 查看数字资源

注册

# 总序

职业教育是国民教育体系和人力资源开发的重要组成部分。中共中央办公厅、国务院办公厅印发的《关于深化现代职业教育体系建设改革的意见》指出，要以习近平新时代中国特色社会主义思想为指导，深入贯彻党的二十大精神，坚持和加强党对职业教育工作的全面领导，把推动现代职业教育高质量发展摆在更加突出的位置。

随着健康中国战略的不断推进，党和国家加大了对卫生人才培养的支持力度。新形势下卫生职业教育秉持着"以服务为宗旨，以就业为导向"的指导思想，取得了长足的进步与发展，为国家输送了大批高素质应用型医药卫生人才。

根据《"十四五"职业教育规划教材建设实施方案》，为进一步贯彻落实文件精神，适应护理专业职业教育改革发展的需要，充分发挥教材建设在提高职业教育人才培养质量中的基础性作用，在广泛调研卫生职业教育的实际需求后，在全国卫生健康职业教育教学指导委员会和部分中高等职业院校领导的指导下，华中科技大学出版社组织全国 40 余所医药类中高等职业院校的近 200 位老师编写了本套卫生职业教育"十四五"规划新形态一体化教材。

本套教材充分体现了新一轮教学计划的特色，坚持以就业为导向、以能力为本位、以岗位需求为标准的理念，遵循"三基"（基本理论、基本知识、基本技能）、"五性"（思想性、科学性、先进性、启发性、适用性）、"三特定"（特定目标、特定对象、特定限制）的编写原则，充分反映各院校的教学改革成果。教材编写体系和内容均有所创新，着重突出以下编写特点。

（1）紧跟"十四五"教材建设工作要求，引领职业教育教材发展趋势，密切结合最新专业目录、专业教学标准，以岗位胜任力为导向，参照高素质应用型医药卫生人才的培养目标，提升学生的就业竞争力，体现鲜明的卫生职业教育特色。

（2）有机融入思政教育，结合专业知识教育背景，深度融入思政元素，注重加强医者仁心教育，对学生进行正确价值引导与人文精神滋养。

（3）强调"岗课赛证融通"的编写理念，选择临床典型案例，强化技能培养，紧密衔接最新护士执业资格考试大纲，提高岗位胜任力，注重吸收行业新技术、新工艺、新规范，突出体现"医教协同、理实一体"的教材编写模式。

（4）采用"互联网＋"思维的教材编写模式，增加大量数字资源，构建信息量丰富、学习手段灵活、学习方式多元的新形态一体化教材体系，推进教材的数字化建设。

本套教材得到了各相关院校和领导的高度关注与大力支持，我们衷心希望本套教材能为新时期卫生职业教育的发展做出贡献，并在相关课程的教学中发挥积极作用，得到广大读者的青睐。相信本套教材在使用过程中，通过教学实践的检验和实际问题的解决，能不断得到改进、完善和提高。

卫生职业教育"十四五"规划新形态一体化教材
丛书编委会

# 前言

本教材是卫生职业教育"十四五"规划新形态一体化教材。我们紧扣"十四五"规划教材要求,针对新时代中等职业教育特点,立足人才培养需求,紧扣最新教学标准、职业标准及职业技能的要求,与护士执业资格考试相衔接,组织具有丰富教学经验的解剖学专家在坚持传承和创新的基础上对《解剖学基础》进行了精心编写。

本教材锚定专业培养目标,突出专业特色,对接专业职业标准,在坚持"三基五性"的同时,融入"以学生为中心,以临床岗位需求为导向"的理念,突出了"思政融合、理实一体、纸数结合"的新特色。一是在教材中有机融入课程思政教育内容,每章都设置了"思政目标"和"思政课堂",以实现知识技能传授与价值引领的同频共振;二是增加了实验课教学内容,有助于师生在教学过程中实现"理实一体";三是纸质教材和数字教学资源深度融合,增加了教学课件、练习题、知识拓展等内容,并以二维码的形式帮助老师及学生共享优质配套数字教学资源,构建学习手段灵活、学习方式多元的新形态一体化教材。

本教材在编写过程中,得到了华中科技大学出版社领导和编辑的悉心帮助与指导,得到了各编者所在单位的大力支持,在此谨向所有对本教材做出贡献的专家、领导和老师致以深切的谢意和由衷的敬意!

由于我们的水平有限,编写经验不足,书中难免有欠妥或疏漏失当之处,敬请广大读者批评指正,以求不断改进和提高。

编 者

# 目录

# 第一章

# 绪论

## 学习目标

**【知识目标】**

掌握人体解剖学的定义,掌握人体的分部及标准解剖学姿势的概念。熟悉人体的组成,组织、器官、系统的概念以及解剖学常用方位术语。了解人体解剖学在医学中的地位以及学习人体解剖学的基本观点。

**【能力目标】**

能说出人体解剖学的定义,会用标准解剖学姿势理解常用的方位术语,能运用学习人体解剖学的基本观点进行本课程的学习。

**【思政目标】**

具有尊重、敬畏生命的意识和感恩尊敬"大体老师"的思想。

## 导言

人的生命是如何孕育而来的?人为什么会生病?人要如何才能保持健康?这些生命的奥秘深深吸引着每一个人,而人体解剖学就是解开这些奥秘的第一把钥匙。让我们一起来学习"解剖学基础"这门课程,共同探寻生命的奥秘吧。

### 一、人体解剖学的定义及其在医学中的地位

人体解剖学是研究正常人体的形态、结构及发生发育规律的科学。解剖学基础的内容涵盖了人体解剖学、组织学和胚胎学的基础知识,其基本任务是让学生理解和掌握正常人体器官与组织的形态、结构、位置、毗邻关系、生长发育规律及功能意义,为学习医学专业基础课程和专业课程奠定坚实的形态学基础,是一门重要的医学基础课程。

人体解剖学(human anatomy)是以人的尸体为研究对象,通过用手术器械解剖和肉眼观察的方法,研究正常人体宏观形态结构的科学,又称巨视解剖学(即大体解剖学)。根据研究角度和目的不同,人体解剖学可分为系统解剖学和局部解剖学。系统解剖学是按人体的器官功能系统(如运动、消化、呼吸、泌尿、生殖、脉管、感官、神经、内分泌系统等)研究人体的形态、结构的科学。局部解剖学是按人体的某一局部(如头、颈、胸、腹、盆部、会阴、四肢等)由浅入深研究人体器官的形态、位置、毗邻关系和层次结构的科学。

组织学(histology)是借助显微镜研究人体细胞、组织、器官微细结构的科学。胚胎学(embryology)是研究人体发生、发育过程形态结构变化及其规律的科学。细胞学、组织学和胚胎学主要利用显微镜观察人体的微细结构,又称微视解剖学。

医学生只有学好"解剖学基础"课程,正确掌握人体组织器官的形态、结构、位置、毗邻关系和生

长发育规律,才能进一步认识和理解生命活动的过程、疾病发生发展的规律,学好后续相关医学专业基础课程和专业课程。

**思政课堂**

案例:清明节是中华民族祭奠祖先、缅怀英烈、纪念亡者、寄托哀思的传统节日。每年清明节,我国各地医学院校会举行隆重的纪念仪式缅怀为医学教育事业做出贡献的"无言良师",师生们在仪式中默哀致敬,朗诵悼词,敬献鲜花,表达着对他们的尊敬、感恩与感谢之情,并一起宣读解剖学誓词:无言良师,授吾医理;敬若先贤,临如活体;正心恭行,追深辨细;德彰术精,修成大医。

思政要点:"无言良师"又称"大体老师",是医学生对遗体及器官捐献者的尊称。对于医学生而言,"无言良师"是一群需要缅怀和感恩的特殊对象。正是这些大爱无私的人将自己的遗体捐献给医学教育事业,用"人道、博爱、奉献"的精神阐述了人生的价值所在,为医学发展铺就了坚实的基石,激励着一代又一代医学生铭记"健康所系,性命相托""除人类之病痛,助健康之完美"的神圣誓言,认真学习专业知识、学以致用,帮助医学生成长为一批批医术精湛、有家国情怀和仁爱之心的医护工作者。

## 二、人体的组成和分部

人体结构和功能的基本单位是**细胞**(cell)。人体内细胞的形态和功能是多种多样的。许多形态相似、功能相同或相近的细胞,借细胞间质结合在一起形成**组织**(tissue)。人体有四种基本组织,即上皮组织、结缔组织、肌组织和神经组织。几种不同的组织有机组合构成的具有一定形态、完成一定功能的结构称**器官**(organ),如心、肝、肺、胃、肾等。若干个功能相关的器官联系在一起形成**系统**(system),完成人体某一特定生理功能。人体有九大系统,分别是运动系统、消化系统、呼吸系统、泌尿系统、生殖系统、脉管系统、感觉器、神经系统和内分泌系统。其中消化系统、呼吸系统、泌尿系统和生殖系统的大部分器官位于胸腔、腹腔或盆腔内,并借一定的孔道直接或间接与外界相通,总称为内脏。人体的器官、系统在神经-体液调节下,形成一个完整统一的有机整体,进行正常的功能活动,构成一个完整的人体(图1-1)。

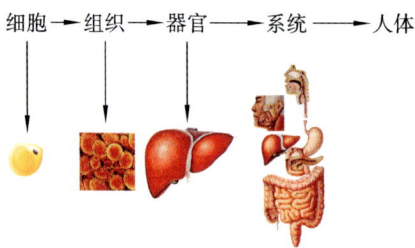

**图1-1 人体的组成**

按照形态,人体可分为头、颈、躯干和四肢四大部分。头部分为颅和面,前部称为面;颈部分为颈和项,颈的后部称为项。躯干部前面分为胸部、腹部、盆部和会阴,后面为背部,背的下部也称为腰。四肢由双上肢和双下肢组成。上肢分为肩、臂、前臂和手;下肢分为臀、股(大腿)、小腿和足。

## 三、解剖学姿势和常用术语

由于从不同姿势、不同角度观察到的人体各部和各器官结构之间位置关系是不同的,为了正确地描述人体的形态结构和位置,便于临床应用和学术交流,需要有公认的、统一的标准和规范化的语言。因此,解剖学规定了标准的解剖学姿势、方位、轴和面等常用解剖学术语。

### (一)解剖学姿势

人体的标准解剖学姿势(图1-2):身体直立,两眼平视正前方,双上肢垂于躯干两侧,两足并拢,掌心和足尖向前。在观察人体的形态和结构时,不论人体、标本或模型处于何种位置,均应以此姿势为标准进行描述。

## （二）方位

以解剖学姿势为依据，确定了表示方位的术语，以正确描述各器官或结构的相互位置关系。常用的方位术语如下。

**1. 上和下** 描述器官或结构距颅顶或足底相对距离的术语。近颅顶者为上，近足底者为下。如眼位于鼻的上方，口位于鼻的下方。

**2. 前和后** 描述器官或结构距人体前面或后面相对距离的术语。近腹面者为前，也可以称腹侧；近背面者为后，也可以称背侧。

在胚胎学中，描述胚胎结构用头侧与尾侧、腹侧与背侧，不用上与下、前与后。

**3. 内侧和外侧** 描述器官或结构距人体正中矢状面相对距离的术语。靠近正中矢状面者为内侧，远离正中矢状面者为外侧。

**4. 内和外** 描述空腔器官或结构相互位置关系的术语。在腔内或近腔者为内，在腔外或远腔者为外。如心位于胸腔内，乳房位于胸腔外。

**5. 浅和深** 描述器官或结构距身体表面或器官表面相对距离的术语。近表面者为浅，远离表面者为深。

常用于四肢的方位术语如下。

近侧和远侧：描述距肢体附着部相对距离的术语。距肢体附着部近者为近侧，远者为远侧。

尺侧和桡侧：在上肢，根据前臂尺骨和桡骨的位置，内侧为尺侧，外侧为桡侧。

胫侧和腓侧：在下肢，根据小腿胫骨和腓骨的位置，内侧为胫侧，外侧为腓侧。

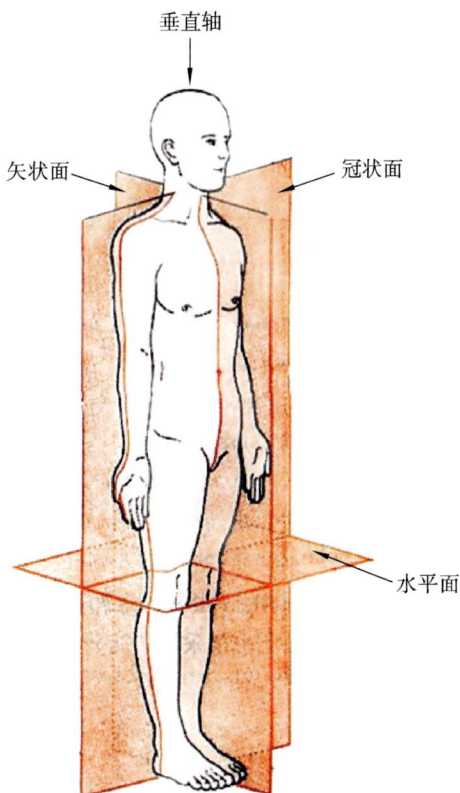

图 1-2 标准解剖学姿势及人体的轴和面

## （三）轴和面（图 1-2）

**1. 轴** 轴是通过身体某部或某结构的假想线。为了能准确描述关节的运动形式，根据解剖学姿势，为人体设定了相互垂直的三个轴。

（1）矢状轴：前后方向与地面平行的轴，躯干沿此轴可做侧屈，肢体沿此轴可做内收和外展运动。

（2）冠状轴：左右方向与地面平行的轴，沿此轴可做前屈和后伸运动。

（3）垂直轴：上下方向与地面垂直的轴，沿此轴可做旋转（旋内、旋外）运动。

**2. 面** 面即切面，在解剖学姿势条件下，分割人体时所作的相互垂直的三个切面。

（1）矢状面：沿前后方向纵向将人体分成左、右两部分的纵切面。通过人体正中的矢状面称正中矢状面，它将人体分成左右对称的两半。

（2）冠状面：沿左右方向纵向将人体分成前、后两部分的纵切面，又称额状面。

（3）水平面：将人体分成上、下两部分，与地面平行的切面，又称横切面。

在描述器官的切面时，则以该器官的长轴为准，与长轴平行的切面称纵切面，与长轴垂直的切面称横切面。

## 四、学习人体解剖学的基本观点

### (一) 局部与整体相统一的观点

人体是一个统一的有机体，各个器官、系统都是整体不可分割的一部分，不能离开整体而单独存在，彼此都是相互联系、相互依存、相互制约和相互影响的。我们在学习时要始终注意各器官、系统间的相互联系和相互影响，从整体的角度来认识器官和系统的形态和结构。

### (二) 形态结构与功能相联系的观点

人体的形态结构是人体生理功能的物质基础，人体生理功能的变化又能影响人体的形态结构，形态决定功能，功能影响形态。如肌肉和骨骼是人体运动功能的形态基础，运动功能的强弱也能影响肌肉和骨的生长发育，如长期坚持体育锻炼可使骨骼变粗、肌肉变强壮。因此，学习人体解剖学要正确认识人体器官、系统的形态结构与机能活动之间相互依赖、相互影响的辩证统一关系。

### (三) 理论与实际相结合的观点

人体解剖学是一门医学形态学科，其中有关形态结构的内容多、名词多、描述多，不易记忆。因此，学好人体解剖学需要特别重视实验课的学习，充分利用各种教学资源，通过活体触摸，仔细观察人体标本、模型、组织切片，同时将理论知识与临床应用联系起来，加深对知识的理解和运用，提高记忆效果。

### (四) 进化发展的观点

人类是由灵长类古猿历经千万年进化而来的，人体的个体发生反映了种系发生的全过程。现代人类的形态结构始终处在不断地发展变化中，如人体的细胞、组织和器官一直处于新陈代谢、分化发育的动态变化中。人出生后也在不断地变化，个体间也存在千差万别。人生活在自然和社会的大环境中，不仅从外界环境中摄取物质，排出废物，进行物质交换，而且不可避免地受到自然环境、社会生活等因素影响。人体通过神经-体液调节不断地统一调控人体内部的功能活动，以适应周围环境和现代生活方式的变化。因此，要从种系或个体发生的角度去分析、认识，用进化发展的观点来学习人体形态和结构，才能更好地认识人体。

知识拓展 1-1

→ 思考题

患者李某，因咳嗽 1 个月来医院就诊，主治医生让他先去做胸部正侧位 X 线检查。检查发现患者右下肺有多个 1~2 cm 的高密度阴影，影像科医生建议其再进一步做胸部 CT 平扫检查以明确诊断。请运用本章关于轴和面的知识说出胸部正侧位 X 线检查和胸部 CT 平扫分别观察的是胸腔器官的哪个面。

思考题答案　练习题及答案

(胡煜辉)

# 细胞

本章 PPT

**【知识目标】**

掌握细胞的结构和相应细胞器的作用;熟悉细胞膜和细胞核的作用;了解细胞周期及其两个阶段。

**【能力目标】**

能说出细胞的结构及细胞器的作用,学会在显微镜下识别细胞各部位的形态特征,能对知识进行迁移,将所学内容灵活运用到后续知识的学习中去。

**【思政目标】**

具有对医学知识的严谨态度,对生命心存敬意,拥有不断探索的学习热情。

**导言**

细胞犹如苍茫大海中的水分子,是最小的生命单位,可以说没有细胞就没有生命。那细胞到底长什么样? 细胞有着怎样的结构? 它在我们身体里如何发挥作用呢? 本章内容将为同学们详细解答上述问题。现在就让我们一起走进显微镜下的细胞,去探索其中的奥秘吧!

## 第一节　细胞的形态与结构

细胞是人体形态结构、功能活动和生长发育的基本单位。人体的细胞种类繁多,大小不一,形态各异。如成熟的卵细胞直径可达 200 μm;而血小板的直径仅约 2 μm。人体各类细胞的形态差异很大,包括圆形、椭圆形、柱形、立方形、多角形、扁平形、梭形,以及不定形等。尽管如此,细胞的基本结构是相同的,即由细胞膜、细胞质、细胞核三个部分组成(图 2-1)。

### 一、细胞膜

细胞膜是细胞表面的一层薄膜,又称单位膜。它是分隔细胞内成分与外部环境的一道屏障,使细胞内环境保持相对稳定。

**1. 细胞膜的形态结构**　透射电子显微镜(简称电镜)下,细胞膜为厚 7～10 nm 的三层式结构,内、外两层颜色较深,中间层颜色较浅(图 2-2)。这种"两暗夹一明"的结构称为单位膜或生物膜。

**2. 细胞膜的分子结构**　目前较公认的学说认为细胞膜由流动的磷脂双分子层和嵌在其中具有不同功能的蛋白质组成(即流动镶嵌模型)。脂质双分子层具有限制物质通过的作用,而其中镶嵌着的蛋白质又称为膜蛋白,通过移动可以帮助细胞膜完成多项功能。细胞膜的这种分子结构让它既具

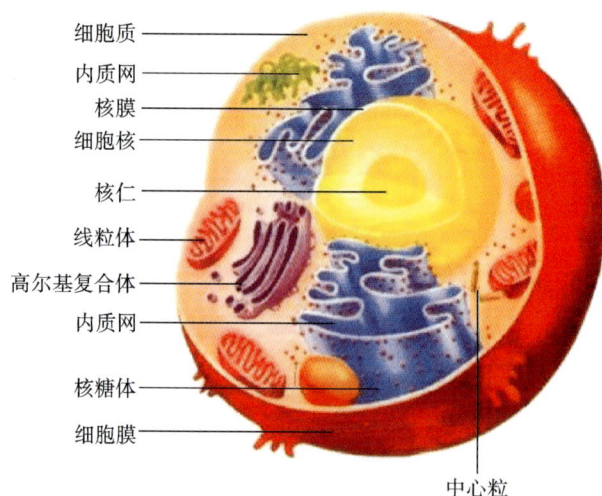

图 2-1　光镜下的细胞结构示意图

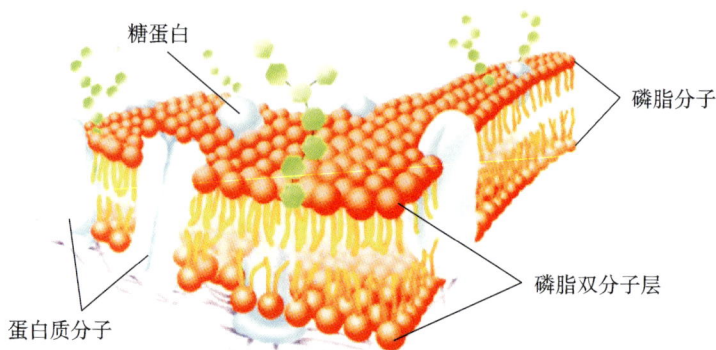

图 2-2　电镜下细胞膜结构示意图

有液态的流动性,又具有固态的稳固性。

**3．细胞膜的功能**　细胞膜对细胞发挥生理功能具有重要作用。

（1）维持细胞的形态并为胞内细胞器执行功能提供相对稳定的细胞内环境。

（2）选择性地参与物质运输,如代谢底物的输入与代谢产物的排出。

（3）提供细胞识别位点,完成细胞内外信息的跨膜传递。

（4）为多种酶提供结合位点,保证酶促反应高效有序地进行。

（5）介导细胞与细胞、细胞与基质之间的连接。

（6）参与形成具有不同功能的细胞表面特化结构。

思政课堂

　　案例:人类历史上第一个发现活细胞的人是列文虎克,最初的列文虎克本来只是一名布匹商,但是他为了检测布匹的质量,亲自磨制透镜,并装配了高倍显微镜,后来还利用其观察各种东西,比如细胞,观察的细胞中有真核的,有原核的,最后列文虎克还将其所见绘成模式图报告给英国皇家学会,得到英国皇家学会的充分肯定,成为英国皇家学会会员,并很快成为世界知名人士。从列文虎克身上,我们看到了一个普通人只要对自己所从事的行业充满热爱、坚持不懈、持之以恒,就能实现自己的价值,为社会做贡献。在学习中同样如此,当我们有一些好的想法时可以记录下来,要始终相信自己,勇于去探索、去发现。

### 二、细胞质

细胞质指位于细胞膜和细胞核之间的部分,是细胞进行生命活动的主要场所。细胞质包括细胞器、基质和包含物,在生理状态下为透明的胶状物质。

#### （一）基质

基质是细胞质的基本成分,由水、蛋白质、糖、无机盐等组成,呈无定形半透明胶状,是细胞进行物质代谢的主要场所。

#### （二）细胞器

细胞器是细胞质内具有一定形态和特定功能的结构,在细胞的生理活动中起重要的作用。细胞器包括线粒体、内质网、高尔基复合体、核糖体、溶酶体、微体、微丝、微管和中心体等(图 2-3)。

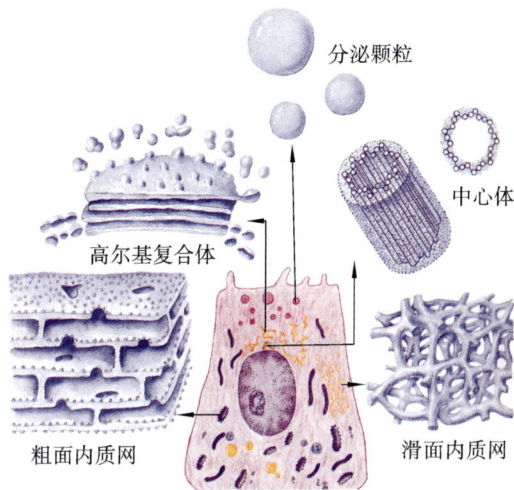

图 2-3 细胞器超微结构示意图

**1. 线粒体** 光镜下线粒体呈颗粒状或小杆状,电镜下线粒体具有双层膜,外膜光滑,内膜向内折叠成嵴,线粒体中含有多种酶,可参与细胞的生物氧化及供能,通过氧化磷酸化合成 ATP,细胞生命活动中所需能量的 95% 来自线粒体的 ATP,因此,线粒体是细胞的能量代谢中心,也被称为细胞的"能量工厂"。

**2. 核糖体** 核糖体为直径 15～25 nm 的椭圆形致密颗粒,由大、小两个亚基组成,其化学成分为核糖核酸和蛋白质,分为游离核糖体和附着核糖体,是合成蛋白质的"装配车间"。游离核糖体游离于细胞基质中,在旺盛增殖的细胞中分布多,主要作用是合成结构蛋白。附着核糖体位于内质网表面,主要作用是合成分泌蛋白。

**3. 溶酶体** 溶酶体为质膜包裹的小体,内含多种高浓度酸性水解酶,是细胞内的"消化器",可消化被细胞吞噬的病原微生物及其细胞碎片,也可分解细胞内损坏或衰亡的细胞器。

**4. 内质网** 内质网为扁平囊状或泡状囊性结构,相互交织成网。根据其表面是否有核糖体附着,分为粗面内质网和滑面内质网两种,有核糖体附着的粗面内质网分布于大部分细胞中,其主要作用是合成分泌蛋白,滑面内质网因含有不同的酶而功能各异,主要参与类固醇激素的合成、脂类代谢、解毒、$Ca^{2+}$ 的储存与释放等。

**5. 高尔基复合体** 高尔基复合体由扁平囊泡、大泡和小泡三个部分组成。它在细胞中的分布和数量依照细胞的类型不同而有所不同,能够将粗面内质网中合成的蛋白质进一步加工、浓缩和包装,形成分泌颗粒,还能参与细胞的分泌活动及溶酶体的形成。

**6. 中心体** 中心粒及其周围的物质称为中心体。电镜下可见中心体呈短圆筒状,由一对相互

7

垂直的中心粒构成,多位于细胞核周围,参与细胞分裂。

**7. 微体** 微体又称过氧化物酶体,是有质膜包裹的圆形小体,内含 40 多种酶,可破坏和清除掉体内过多的过氧化物,防止细胞中毒,对细胞有保护作用。

**8. 细胞骨架** 细胞骨架由微管、微丝、中间丝、微梁网络组成,可维持细胞的形态,参与细胞的运动,并在细胞的有丝分裂过程中起重要作用。

### (三)包含物

包含物是细胞生命活动过程中的代谢产物,具有一定的形态结构,如脂滴、色素颗粒和糖原等。包含物的数量随细胞的生理状态不同而不同,如进食后肝细胞的糖原增多,饥饿时则减少。

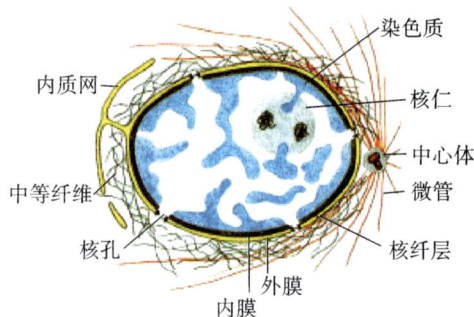

图 2-4 细胞核结构示意图

### 三、细胞核

除了成熟红细胞外,人体内所有细胞都有细胞核。细胞核的形态和大小常与细胞的形态和功能相关。细胞核由核膜、核仁、染色质、核基质组成(图 2-4),是细胞内遗传信息储存、复制和转录的主要场所,也是细胞遗传和代谢的调控中心。

### (一)核膜

光镜下可见核的表面有明显的界膜,即核膜,核膜为特殊的生物膜。核膜由内、外两层膜构成,两层之间的间隙称为核周隙,核膜上面有小孔,称为核孔,核孔是物质进出的通道,并对物质交换具有调控作用。核膜将 DNA 与细胞质分隔开,为核内部构建一个特殊的微环境,保护 DNA 分子免受损伤,确保细胞核各种生理功能的完成。

### (二)核仁

光镜下,核仁呈球形,由颗粒和纤维两部分组成,其功能是形成核糖体。

### (三)核基质

核基质指细胞核中除染色质和核仁以外的成分,包括核液和核骨架,对细胞核的结构具有支持作用。

### (四)染色质

染色质散布在核内,核膜下一般分布较多。染色质由 DNA、组蛋白和非组蛋白组成,其中 DNA 是遗传信息的携带者。在间期,染色质分散于细胞核,但在分裂期,染色质通过盘旋折叠压缩近万倍,包装成大小不等、形态各异的短棒状染色体。

知识拓展 2-1

# 第二节 细胞增殖

细胞增殖是生物体的重要生命特征,是生物体生长、发育、繁衍以及遗传的基础,也是细胞的重要生理功能之一。细胞通过分裂的方式进行增殖,根据过程不同,细胞分裂可分为三种方式:有丝分裂、无丝分裂、减数分裂。有丝分裂是真核细胞生物进行分裂的主要方式。

细胞周期指细胞从一次分裂完成到下一次分裂结束所经历的全过程,分为间期和分裂期两个时期。间期又分为 DNA 合成前期(G1 期)、DNA 合成期(S 期)与 DNA 合成后期(G2 期)三期。分裂期分前、中、后、末期四个阶段,又称 M 期(图 2-5)。

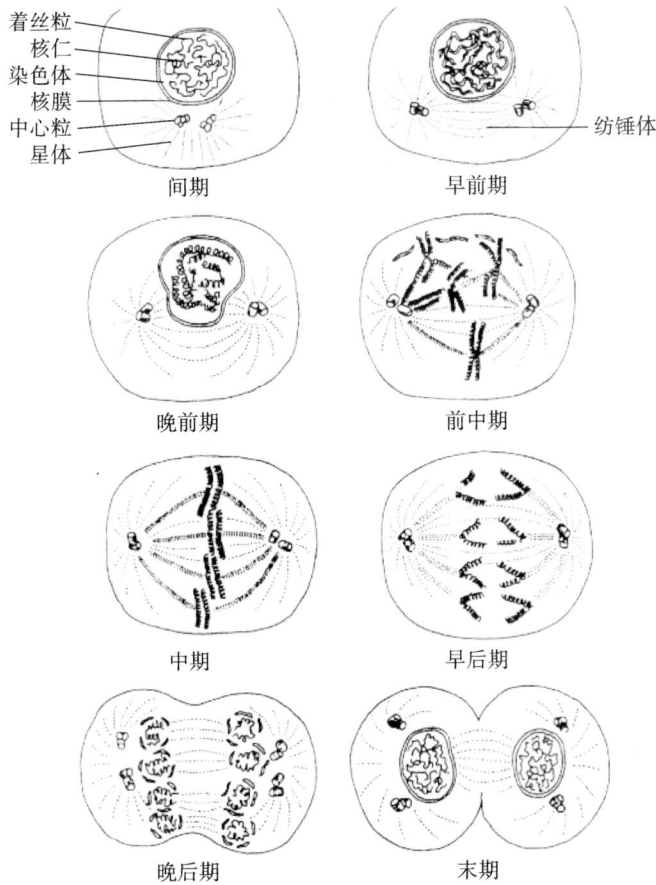

图 2-5 细胞有丝分裂各个时期模式图

**（一）间期**

**1. G1 期** G1 期为有丝分裂到 DNA 复制前期的一段时间,特点是代谢活跃,可迅速合成 RNA 和蛋白质,本期意义在于为下一阶段 DNA 的复制做好物质和能量的准备。

**2. S 期** S 期为 DNA 合成期,DNA 的含量在此期可增长 1 倍,同时还可以合成组蛋白,DNA 复制所需要的酶也都在这一时期合成。

**3. G2 期** G2 期为有丝分裂的准备期,在这一时期,DNA 合成终止,少量合成 RNA 和蛋白质,特别是微管蛋白的合成。

**（二）分裂期**

**1. 前期** 中心粒分裂成两个,染色质由细丝状聚缩成染色体,每个染色体纵向分裂成两个由着丝点连接的染色单体。核膜、核仁消失,已经分裂的中心粒向细胞两极移动,中心粒周边出现纺锤丝。

**2. 中期** 细胞变成球形,核膜、核仁完全消失,染色体移向中央,形成赤道板,染色体浓缩变粗,形态和数目都比较固定、清晰。

**3. 后期** 每条染色体的两条姐妹染色单体在着丝点处开始分离,分开后的染色体称为子染色体,在纺锤体的作用下,子染色体向细胞两极移动,形成数目相等的两组染色体。

**4. 末期** 染色体逐渐解开螺旋状恢复成为染色质,核膜、核仁重新出现,凹陷处逐渐加深,直到最后断裂形成两个子细胞。

**→ 本章小结**

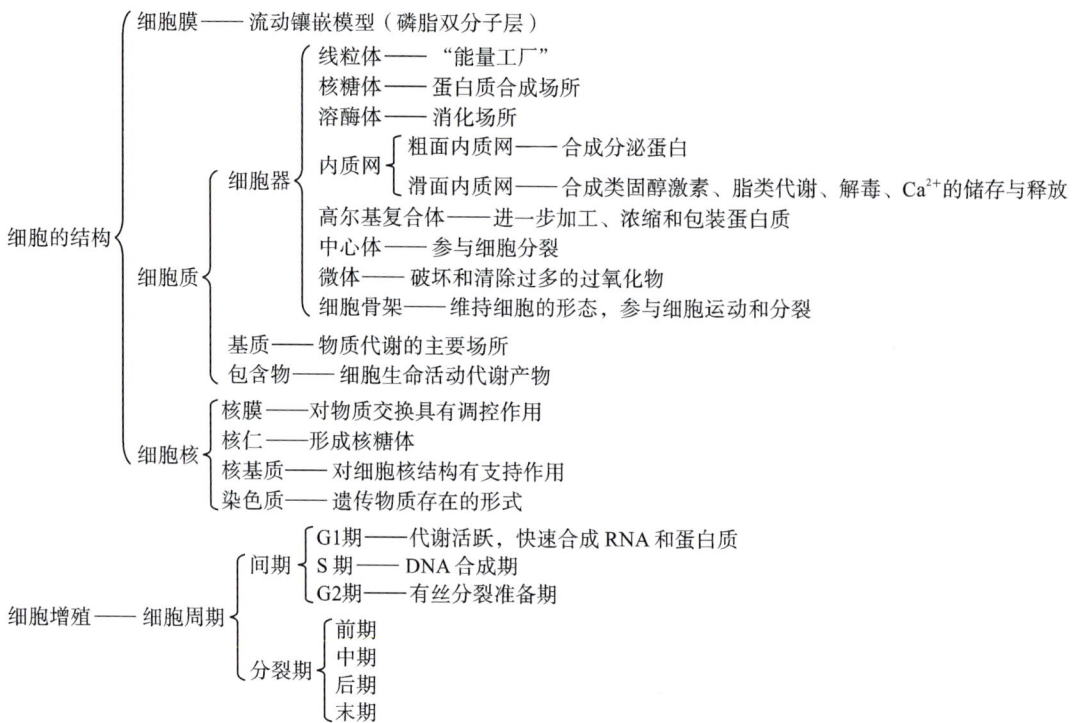

**→ 思考题**

通过所学知识,用自己的理解说说细胞核为什么是细胞的系统控制中心。

思考题答案　　　　练习题及答案

（熊　烨）

# 基本组织

本章 PPT

## 第一节　上皮组织

**导言**

我们人类个体每天都会接触到不计其数的细菌、病毒等病原微生物,随时有可能遇到不可控的非生物因素的损伤。在这种情况下,我们机体是如何自我保护的呢? 要想了解这些,就让我们一起来学习能让我们机体与复杂的环境和平共处的一种保护罩——上皮组织。

上皮组织简称上皮,由大量形态规则、排列紧密的细胞和极少量的细胞外基质构成。上皮细胞具有明显的极性,即细胞的两端在结构和功能上具有明显差别。上皮细胞朝向体表或有腔器官腔面的一面为游离面;与游离面相对的朝向深部结缔组织的一面为基底面;细胞之间的连接面为侧面。上皮细胞各个面常形成与功能相适应的特殊结构。上皮组织内大多无血管,其所需的营养物质由深部结缔组织内血管提供。上皮组织内富含感觉神经末梢。

上皮组织主要分为被覆上皮和腺上皮两大类。被覆上皮覆盖于体表或内衬于体内各管、腔、囊的内表面,具有保护、吸收、分泌和排泄等功能;腺上皮具有分泌功能。

### 一、被覆上皮

根据构成被覆上皮的细胞层数,其可分为单层上皮和复层上皮。

### （一）单层上皮

构成单层上皮的细胞层数只有一层，根据这层细胞在垂直切面上的形状，单层上皮又可分为四类（表3-1）。

表 3-1　单层上皮的分类及主要分布

| 单层上皮类型 | 主 要 分 布 |
|---|---|
| 单层扁平上皮 | 内皮：心、血管、淋巴管的腔面<br>间皮：胸膜、心包膜、腹膜的表面<br>其他：肺泡和肾小囊壁层 |
| 单层立方上皮 | 肾小管、甲状腺滤泡等 |
| 单层柱状上皮 | 胃、肠、胆囊、子宫等腔面 |
| 假复层纤毛柱状上皮 | 呼吸道等腔面 |

**1. 单层扁平上皮**　由一层扁平细胞紧密镶嵌排列组成。从表面看，细胞呈不规则形或多边形，核呈椭圆形，常位于中央，细胞边缘呈锯齿状或波浪状，互相嵌合。从垂直切面观察，细胞扁薄，细胞质少，核扁圆，位于中央（图3-1）。其中分布在心、血管和淋巴管的腔面的单层扁平上皮称内皮。内皮细胞很薄，游离面光滑，有利于物质交换及血液和淋巴的流动；分布在胸膜、心包膜和腹膜表面的单层扁平上皮称间皮。间皮细胞的游离面光滑而湿润，可减少器官活动时的摩擦。

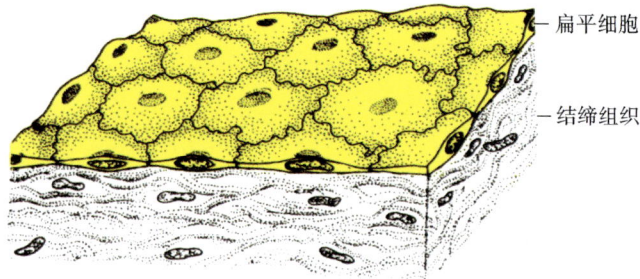

图 3-1　单层扁平上皮

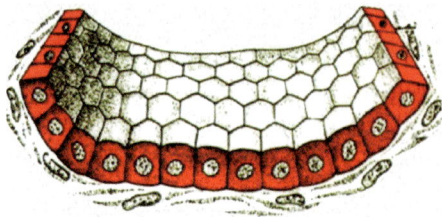

图 3-2　单层立方上皮

**2. 单层立方上皮**　由一层近似立方形的细胞组成，核圆形，位于细胞中央。从表面观察，细胞呈六角形或多边形。在垂直切面上观察，细胞呈立方形，核圆、居中（图3-2）。单层立方上皮分布于小叶间胆管、甲状腺滤泡及肾小管等处，具有分泌和吸收功能。

**3. 单层柱状上皮**　分布在胃、肠、子宫、胆囊和输卵管等处，由一层高棱柱状细胞组成。从上皮表面观察，细胞呈六角形或多角形。从垂直切面观察，细胞呈柱状，细胞核呈长椭圆形，位于细胞近基底部，细胞核长轴与细胞长轴平行（图3-3）。在肠道的单层柱状上皮中，柱状细胞间有许多散在分布的杯状细胞。杯状细胞形似高脚酒杯，细胞顶部膨大，充满黏原颗粒；细胞核深染，常为较小的三角形或扁圆形，位于狭窄的底部。杯状细胞可分泌黏液，有滑润上皮表面和保护上皮的作用。

**4. 假复层纤毛柱状上皮**　由一层高低不等、形态不一的细胞组成（图3-4）。组成这种上皮的细胞有柱状细胞、杯状细胞、锥体细胞和梭形细胞，其中柱状细胞的数量最多，游离面有纤毛。这些细

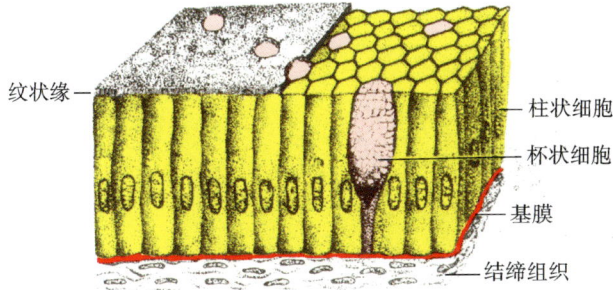

图 3-3　单层柱状上皮

胞高矮不等,只有柱状细胞和杯状细胞的顶端能伸到上皮游离面,细胞核的位置也高低不等,从垂直切面观察给人以复层的假象,但四种细胞的基底面都附着在基膜上,故实际仍为单层上皮。假复层纤毛柱状上皮主要分布在呼吸道等腔面,对呼吸道有湿润、清洁和保护作用。

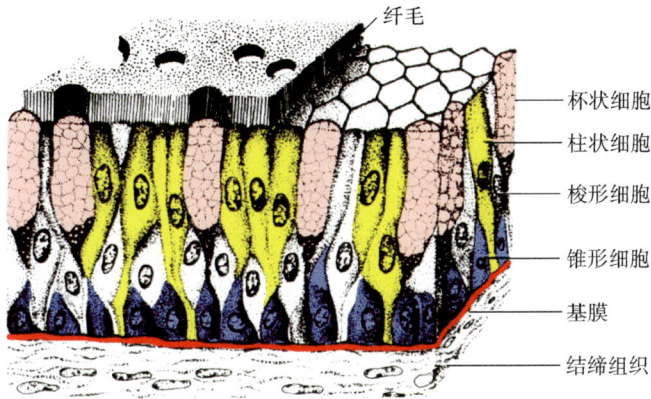

图 3-4　假复层纤毛柱状上皮

## （二）复层上皮

构成复层上皮的细胞层数为多层,根据表层细胞在垂直切面上的形状,复层上皮又可分为三类（表 3-2）。

表 3-2　复层上皮的分类及主要分布

| 复层上皮类型 | 主 要 分 布 |
| --- | --- |
| 复层扁平上皮 | 角化的:皮肤表皮<br>未角化的:口腔、食管、阴道等腔面 |
| 复层柱状上皮 | 睑结膜、男性尿道等处 |
| 变移上皮 | 肾盏、肾盂、输尿管、膀胱等腔面 |

**1. 复层扁平上皮**　复层扁平上皮又称为复层鳞状上皮,由多层细胞排列而成,表层细胞呈扁平鳞片状。中间层细胞体积较大,呈多边形,靠近基膜的基底层细胞呈矮柱状,具有较强的分裂增殖能力,新生细胞不断向表层推移,以补充表面脱落的细胞（图 3-5）。上皮基底部借基膜与结缔组织相连,连接面凹凸不平,以增加两者的接触面积,保证上皮组织的营养供应。位于皮肤表皮的复层扁平上皮,其表层细胞的细胞质充满角蛋白,细胞核消失,并不断脱落,称角化复层扁平上皮。分布在口腔、食管和阴道等湿润腔面的复层扁平上皮,其表层扁平细胞有核,含角蛋白少,细胞质内有细胞器,称未角化复层扁平上皮。复层扁平上皮具有耐摩擦和阻止异物侵入等作用,受损伤后有很强的再生修复能力。

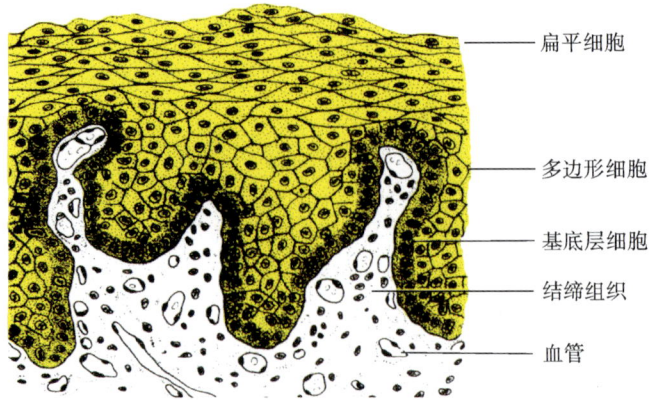

图 3-5 复层扁平上皮

扁平细胞

多边形细胞

基底层细胞

结缔组织

血管

**2．复层柱状上皮** 由数层细胞组成，其深层为一层或几层多边形细胞，浅层为一层排列较整齐的矮柱状细胞。这种上皮仅见于睑结膜和男性尿道等处。

**3．变移上皮** 变移上皮又称为移行上皮，衬贴在排尿管道的腔面。变移上皮的细胞形状和层数可随所在器官的收缩与扩张而发生变化。如膀胱空虚时，上皮变厚，细胞层数增多，其表层细胞呈大的立方形，一个即可覆盖几个中间层细胞，称为盖细胞；当膀胱充盈时，上皮变薄，细胞层数减少，细胞形状也变扁（图 3-6）。

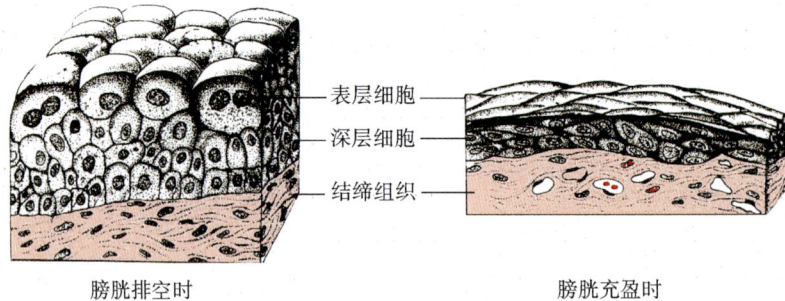

表层细胞

深层细胞

结缔组织

膀胱排空时　　　　　　膀胱充盈时

图 3-6 变移上皮

## 二、腺上皮和腺

腺上皮是由腺细胞组成的以分泌功能为主的上皮。以腺上皮为主要成分构成的器官或结构称为腺。根据腺内有无导管，腺分为外分泌腺和内分泌腺两大类。外分泌腺由分泌部和导管两部分组成，其分泌物经导管排至体表或器官腔内，如汗腺、唾液腺等。根据导管有无分支，外分泌腺可分为单腺和复腺。分泌部的形状为管状、泡状或管泡状。因此，外分泌腺根据形态可分为单管状腺、单泡状腺、复管状腺、复泡状腺和复管泡状腺等（图 3-7）。内分泌腺无导管，其分泌物可直接释放入血液等进行运输，如甲状腺、肾上腺等。

## 三、上皮组织的特殊结构

上皮细胞呈极性分布，细胞的游离面、侧面和基底面常特化形成一些与功能相适应的结构。

### （一）上皮细胞的游离面

**1．微绒毛** 微绒毛是上皮细胞的细胞膜及细胞质向细胞游离面伸出的细小指状突起，直径约 $0.1\ \mu m$。光镜下，小肠上皮细胞的纹状缘以及肾近曲小管上皮细胞的刷状缘就是由密集的微绒毛整

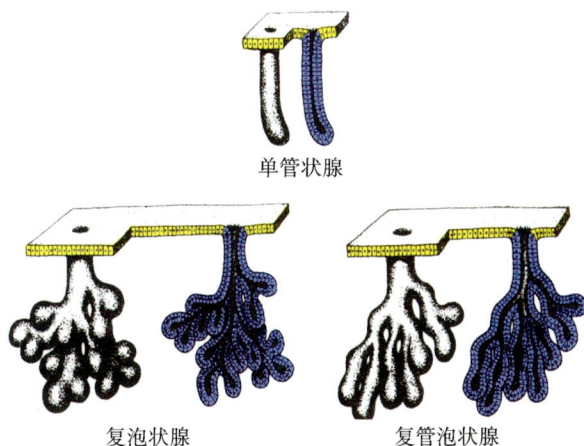

单管状腺

复泡状腺　　　　　复管泡状腺

图 3-7　外分泌腺

齐排列而成的。微绒毛使细胞的表面积显著扩大,有利于细胞发挥吸收功能。

**2. 纤毛**　纤毛是上皮细胞的细胞膜和细胞质向游离面伸出的较粗长的突起。纤毛主要由微管构成,具有节律性定向摆动的能力。纤毛主要分布于呼吸道,许多纤毛协调摆动,而把上皮表面的黏液及其黏附的颗粒物定向推送,从而清除尘粒、细菌以及净化吸入的空气。

**(二) 上皮细胞侧面**

上皮细胞侧面分化出一些特殊结构,形成细胞连接(图3-8)。常见的有紧密连接、中间连接、桥粒和缝隙连接。这些连接封闭了细胞间隙,加固了细胞间的连接,传递化学信息。

**(三) 上皮基底面**

**1. 基膜**　基膜又称基底膜,是上皮细胞基底面与深部结缔组织之间共同形成的薄膜,主要由糖蛋白构成。基膜厚薄不一,具有支持、连接和固着作用;基膜也是一种半透膜,有利于上皮细胞与深部结缔组织之间进行物质交换;基膜还能引导上皮细胞移动,影响细胞的增殖和分化。

**2. 质膜内褶**　质膜内褶是上皮细胞基底面的细胞膜折向细胞质所形成的许多内褶。质膜内褶的主要作用是扩大细胞基底部的表面积,有利于水和电解质的迅速转运,主要见于肾小管。

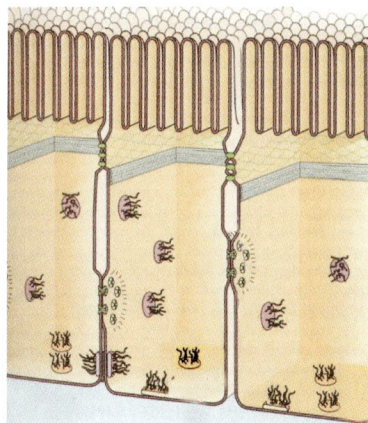

图 3-8　细胞连接模式图

**思政课堂**

### 上皮组织里的集体智慧

同学们,当我们深入微观世界,探索上皮组织的奥秘时,会惊奇地发现,在小小的细胞王国中,竟蕴藏着深刻的人生哲理与集体智慧。被覆上皮如同人体的忠诚卫士,紧密覆盖在体表,或是细致内衬于体内管腔囊的内表面,由多种细胞紧密相连、有序排列而成。以复层扁平上皮为例,它的结构精妙而独特。表层细胞如同一片片扁平的鳞片,紧密贴合,形成一道坚固的防线;中间层细胞呈多边形,它们相互支撑,为上皮组织提供了稳定的架构;基底层细胞呈矮柱状,别看它们个头不大,但它们有着强大的分裂增殖能力,是上皮组织不断更新、保持活力的源泉。这些细胞,尽管形态各异、位置不同,但都各司其职、协同合作,共同守护着机体的健康,抵御外界病原微生物的侵袭和物理损伤的威胁。其实,人体的上皮组织就像我们生活的社会大集体。在这个集体中,每个人都有着独一无二的角色和分工。基底层细胞,恰似那些在幕后默默耕耘、无私奉献的人们。他们不断学习、努力提升自我,为集体的长远发展打下坚实基础,如同基底层细胞为上皮组织持续补充新生细胞一般,为集体注入源源不断的活力。而表层细胞,则像是站在时代前沿、冲锋陷阵的先锋。他们直面各种挑战,毫不退缩,用自己的力量守护着集体的利益与尊严。同学们,我们都应该从上皮细胞的"团队协作"中汲取智慧。在生活中,清晰地认识自己的角色,明确肩负的责任,与身边的人紧密团结在一起。发挥自己的优势,秉持团结协作、勇于担当的精神,共同迎接生活中的每一个挑战。

练习题及答案

(胡煜辉)

# 第二节　结缔组织

## 学习目标

**【知识目标】**

1. 掌握结缔组织的特点及分类,疏松结缔组织中成纤维细胞、巨噬细胞、浆细胞和肥大细胞的结构和功能,组织液的概念。

2. 熟悉基质和三种纤维的结构特点与功能,骨单位的结构及特点,疏松结缔组织与致密结缔组织的区别。

3. 了解组织液的生成与回流特点,骨、软骨和红骨髓的组织学特点。

**【能力目标】**

1. 能正确识别三种软骨组织。

2. 能正确识别骨组织中几种主要细胞。

3. 能正确识别血液中的各种血细胞。

**【思政目标】**

通过学习固有结缔组织、软骨组织、骨组织和血液的基础知识,让学生明白合理献血有益、盲目抽脂有害。借此引导学生树立正确观念,增强社会责任感,坚定文化自信,提升文化素养。

## 导言

同学们听说过结缔组织吗? 生活中热门的抽脂减肥、常提到的"软骨病"、充满爱心的无偿献血,还有系统性红斑狼疮、类风湿关节炎等疾病,都和结缔组织密切相关。让我们一起走进结缔组织的世界去探究背后的奥秘吧!

结缔组织是人体内分布最广泛的一种组织。结缔组织由多种细胞和丰富的细胞外基质组成,其特点是细胞成分较少,细胞外基质相对较多,细胞无极性,分散在大量的细胞外基质中。细胞的类型和数量随结缔组织类型的不同而不同。细胞外基质由结缔组织细胞产生,包括纤维、基质以及基质内的组织液。狭义的结缔组织主要指疏松结缔组织和致密结缔组织,广义的结缔组织还包括液态的血液和淋巴及固态的骨和软骨。结缔组织具有连接、支持、保护、运输、营养、免疫及防御等功能。

## 一、固有结缔组织

### (一)疏松结缔组织

疏松结缔组织又称蜂窝组织,广泛分布于器官和组织之间。其特点是细胞数量较少但种类多,纤维数量较少,排列稀疏,基质丰富(图 3-9),起连接、支持、营养、防御、保护和修复等作用。

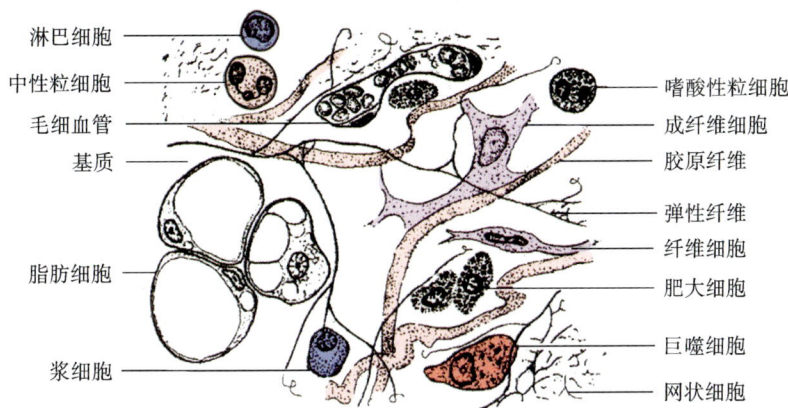

图 3-9　疏松结缔组织模式图

**1. 细胞**　包括成纤维细胞、巨噬细胞、浆细胞、肥大细胞、脂肪细胞、未分化的间充质细胞、淋巴细胞等。

(1)成纤维细胞:疏松结缔组织中数量最多的细胞。光镜下,成纤维细胞体积较大,细胞扁平,多突起,呈星状,细胞质呈弱嗜碱性;细胞核大,呈椭圆形,着色浅,核仁明显(图 3-9)。电镜下,成纤维细胞的胞质内有丰富的粗面内质网、游离核糖体和发达的高尔基复合体,表明该细胞具有旺盛的合成蛋白质的功能,能合成纤维和分泌基质。而且,该细胞还可以分泌多种生长因子,调节细胞的增殖与功能。成纤维细胞处于功能静止状态时,称纤维细胞。细胞体积变小,呈长梭形,细胞质少,细胞核小而细长,着色深。在创伤修复时,纤维细胞可转变为成纤维细胞,并向受损部位迁移,形成瘢痕组织。

(2)巨噬细胞:由血液中的单核细胞分化而来。疏松结缔组织内的巨噬细胞常沿纤维散在分布,在炎症和异物等刺激下活化成游走的巨噬细胞。巨噬细胞形态多样,随功能状态不同而改变,通常有钝圆形突起,功能活跃时细胞表面有长短不一的伪足。细胞核较小而圆,多为偏心位,着色深,核仁不明显,细胞质丰富,多为嗜酸性,含空泡和异物颗粒(图 3-9)。巨噬细胞具有趋化作用、吞噬作用、合成和分泌作用、免疫调节作用等。

(3)浆细胞:疏松结缔组织内较少,而经常接触病原微生物的部位,如消化道、呼吸道的结缔组织及慢性炎症病灶周围较多。浆细胞由 B 淋巴细胞分化形成,细胞呈卵圆形或圆形,核圆形,常偏于一侧,染色质呈粗块状沿核膜内面呈车轮状排列。细胞质呈嗜碱性,近核旁有一浅染区。浆细胞能合成、储存并分泌免疫球蛋白(即抗体),参与体液免疫应答。

(4)肥大细胞:成群分布于小血管周围。细胞体积较大,呈圆形或椭圆形。核圆且小,染色浅。细胞质内充满了粗大的嗜碱性颗粒,内含肝素、组胺、白三烯和慢反应物质等。其中白三烯和组胺可引起毛细血管扩张及通透性增加、支气管平滑肌收缩等,引发全身或局部的过敏反应,如荨麻疹、哮

17

端等。肝素有抗凝血作用。

（5）脂肪细胞：单个或成群分布，细胞体积大，常呈圆球形或相互挤压成多边形。核被大脂滴挤压成扁圆形，着色深，连同部分胞质呈新月形，位于细胞一侧。在 HE 染色标本中，脂滴被溶解，细胞呈空泡状（图 3-10）。脂肪细胞能合成和储存脂肪，参与脂质代谢。

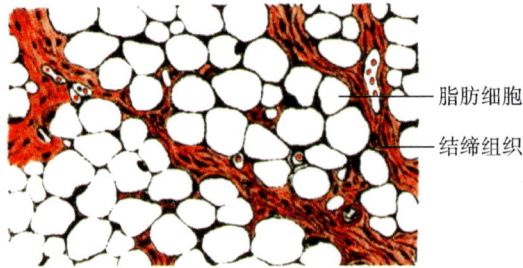

图 3-10　脂肪细胞

（6）未分化的间充质细胞：一般分布在毛细血管周围，保留着间充质细胞多向分化潜能，在炎症或创伤时可分化为成纤维细胞、脂肪细胞、内皮细胞和平滑肌细胞，参与结缔组织和小血管的修复。

**2. 纤维**　有胶原纤维、弹性纤维和网状纤维三种。

（1）胶原纤维：数量最多，新鲜时呈白色，有光泽，又称白纤维。HE 染色切片中呈嗜酸性，着浅红色，粗细不等，呈波浪形，互相交织分布。胶原纤维的韧性大，抗拉力强，弹性较差，主要分布于肌腱、韧带、关节囊等部位。

（2）弹性纤维：新鲜时呈黄色，又称黄纤维。醛复红能将弹性纤维染成紫色或棕褐色。弹性纤维较细，常发出分支交织成网，富有弹性，断端常卷曲。

（3）网状纤维：又称嗜银纤维，纤维较细而短，分支较多，常交织成网。镀银染色后网状纤维呈黑色。在造血器官和内分泌腺，网状纤维构成它们的支架。

**3. 基质**　基质是一种无定形的胶状物质，充填于纤维和细胞之间，由蛋白多糖和纤维粘连蛋白构成。溶解有电解质、单糖、气体分子等的水溶液从毛细血管动脉端渗出到基质内，成为组织液。组织液的大部分经毛细血管静脉端回流入血液，小部分进入毛细淋巴管成为淋巴液。组织液是动态更新的，有利于血液与组织中的细胞进行物质交换，成为细胞赖以生存的液体环境。如果机体因电解质和蛋白质代谢发生障碍，使得组织液的产生和回流发生障碍，基质中的组织液可增多或减少，导致组织水肿或脱水。

**（二）致密结缔组织**

致密结缔组织是一种以胶原纤维和弹性纤维为主要成分的固有结缔组织，排列紧密，细胞少，以支持和连接为主要功能。依据纤维的性质和排列方式，致密结缔组织可分为规则致密结缔组织和不规则致密结缔组织。

**（三）脂肪组织**

脂肪组织由大量脂肪细胞聚集而成，其间被疏松结缔组织分隔成小叶。脂肪组织具有储存脂肪、维持体温、缓冲机械性外压、参与能量代谢、支持和保护等功能，主要分布于皮下、网膜及系膜等处。

**（四）网状组织**

网状组织由网状细胞、网状纤维和基质构成，主要分布于造血组织和淋巴组织。

**二、软骨组织和软骨**

**（一）软骨组织**

软骨组织由软骨细胞、软骨基质和纤维构成。在成人体内，软骨散在分布，不同部位的软骨作用不同。

**1. 软骨细胞** 软骨细胞位于软骨陷窝(软骨基质内的小腔)中,是软骨组织中唯一的细胞类型。陷窝周围有一层基质,含较多的硫酸软骨素,称软骨囊,染色时呈强嗜碱性。软骨细胞的大小、形状和分布在软骨内有一定的规律,靠近软骨膜的细胞,体积小,呈扁圆形,单个分布,为幼稚软骨细胞;愈向软骨中央,细胞愈成熟,体积逐渐增大,成群分布,每群有 2～8 个细胞,它们由一个幼稚软骨细胞分裂增生而成,故称同源细胞群。同源细胞群中的细胞位于同一软骨囊。成熟软骨细胞的核小而圆,可见 1～2 个核仁,细胞质丰富,呈弱嗜碱性。新鲜软骨的软骨细胞充满于软骨陷窝内。但在 HE 染色切片中,由于细胞脱水收缩,软骨囊和细胞之间出现较大的空隙(图 3-11)。

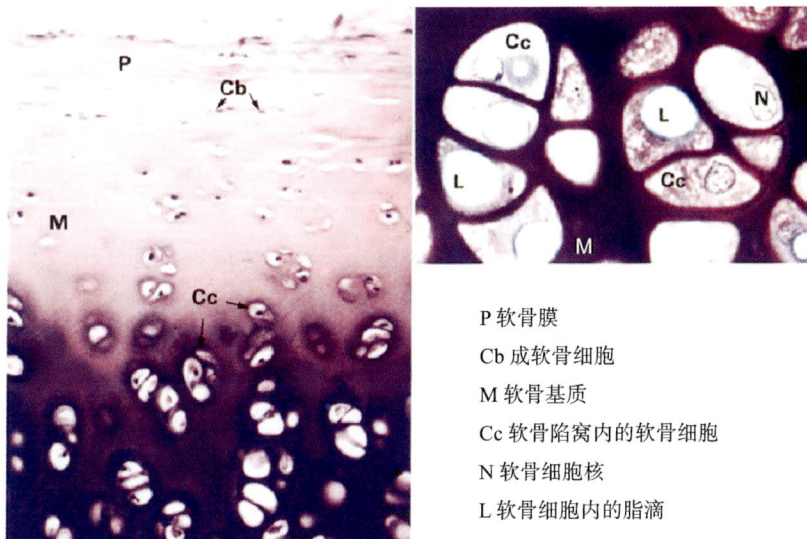

P 软骨膜
Cb 成软骨细胞
M 软骨基质
Cc 软骨陷窝内的软骨细胞
N 软骨细胞核
L 软骨细胞内的脂滴

图 3-11 透明软骨

**2. 软骨基质** 软骨基质是软骨细胞产生的细胞外基质,由纤维和无定形基质组成。基质的主要成分为蛋白多糖和水。软骨内无血管,但由于软骨基质内富含水分(约占软骨基质的 75%),通透性强,故软骨深层的软骨细胞仍能获得必需的营养。纤维成分埋于基质中,使软骨具有一定的韧性和弹性,纤维成分的种类及含量因软骨类型不同而异。

### (二) 软骨

软骨由软骨组织及其周围的软骨膜构成。除关节面的关节软骨外,软骨的表面均覆有由致密结缔组织构成的软骨膜。软骨膜分为内、外两层,外层胶原纤维多,主要起保护作用;内层细胞多,其中有梭形的骨祖细胞。软骨膜中含有血管、淋巴管和神经,为软骨提供营养。

根据软骨基质中所含纤维成分的不同,软骨分为透明软骨、弹性软骨和纤维软骨三种,如表 3-3 所示。

表 3-3 三种软骨的结构特点与分布

| 分 类 | 结 构 特 点 | 分 布 |
|---|---|---|
| 透明软骨 | 基质富含水分,含有与基质折光率相近的胶原纤维,光镜下不易分辨 | 呼吸道、肋、关节 |
| 弹性软骨 | 基质中含大量交织分布的弹性纤维 | 耳廓、会厌 |
| 纤维软骨 | 基质中大量胶原纤维束平行或交叉排列 | 椎间盘、耻骨联合及关节盘等处 |

### 三、骨组织和骨

#### （一）骨组织

骨组织由细胞和钙化的细胞外基质组成，其特点是细胞外基质中有大量骨盐沉积，使骨组织十分坚硬。

**1. 骨组织的细胞** 骨组织的细胞包括骨祖细胞、成骨细胞、骨细胞和破骨细胞。其中骨细胞最多，位于骨组织内部，其余三种细胞分布在骨组织边缘。

（1）骨祖细胞：分布在骨膜内，是骨组织中的干细胞。骨祖细胞根据所处的局部微环境和所受的刺激性质的不同，可以分化为成骨细胞或成软骨细胞。

（2）成骨细胞：分布在骨组织表面，呈立方形或矮柱状，细胞核呈圆形，细胞质呈嗜碱性。电镜下可见大量粗面内质网和高尔基复合体。成骨细胞合成和分泌骨基质的有机成分，形成类骨质。成骨细胞产生类骨质后被包埋于其中，分泌能力逐渐减弱，转变为骨细胞。

（3）骨细胞：胞体较小，呈扁椭圆形，单个分布于骨板之间或骨板内的腔隙中，其所在空隙称骨陷窝，细胞有许多细长突起，其所在的空隙称骨小管。骨细胞具有一定的溶骨和成骨作用，参与调节钙、磷的平衡。

（4）破骨细胞：数量少，散在分布于骨组织边缘，是一种巨大的多核细胞，一般认为由单核细胞融合而成。细胞质呈嗜酸性，细胞器丰富，尤以溶酶体和线粒体居多。破骨细胞主要释放多种水解酶和有机酸，溶解骨盐，分解有机成分。

**2. 骨基质** 简称骨质，即骨组织中钙化的细胞外基质，包括有机成分和无机成分，含水极少。有机成分是成骨细胞分泌形成的，包括大量胶原纤维（占有机成分的 95%）及少量无定形基质。无定形基质呈凝胶状，具有黏着胶原纤维的作用。无机成分又称骨盐，主要是羟基磷灰石结晶。人体 99% 以上的钙和约 85% 的磷以羟基磷灰石的形式储存于骨组织中，所以骨又是人体的钙、磷储存库。有机成分与无机成分的紧密结合使骨十分坚硬。

#### （二）骨

骨是由骨组织、骨膜及骨髓等构成的。根据骨形态，骨可分为长骨、短骨、扁骨和不规则骨。其中长骨由骨松质、骨密质、骨膜、关节软骨及血管、神经等构成。下面以长骨为例介绍骨的微观结构。

**1. 骨松质** 骨松质多分布于长骨的骺部，是由大量针状或片状的骨小梁相互连接而成的多孔隙网架结构，网眼中充满红骨髓。骨小梁由几层平行排列的骨板和骨细胞构成。骨小梁厚度一般为 0.1～0.4 mm，由数层平行排列的骨板和骨细胞构成。骨小管穿行于表层骨板开口网眼，骨细胞从中获得营养并排出代谢产物。

**2. 骨密质** 骨密质分布于长骨骨干和骨骺的外周。骨密质是由多层骨板紧密排列形成的致密组织结构。根据骨板排列方式的不同，骨板可分为环骨板、骨单位和间骨板。其中骨单位又称哈弗斯系统，位于内、外环骨板之间，是骨密质的主要结构单位（图 3-12）。骨单位数量较多，呈筒状，由 10～20 层呈同心圆排列的骨板围成。各层骨板之间有骨细胞。各层骨细胞的突起经骨小管穿越骨板而相互连接。骨单位中轴为纵行的中央管，内含骨膜组织、毛细血管和神经，其周围是 4～20 层呈同心圆排列的哈弗斯骨板。

**3. 骨膜** 除关节面为透明软骨被覆外，骨的内、外表面均被覆骨膜，骨膜由结缔组织组成，称骨内膜和骨外膜。骨外膜分为两层：外层较厚，为致密结缔组织，纤维粗大而密集，将骨外膜固定于骨；内层很薄，由一层扁平的骨衬细胞和少量结缔组织构成。在骨髓腔面、骨小梁的表面、中央管及穿通管的内表面均衬有薄层结缔组织，即骨内膜。骨膜的主要功能是营养骨组织，为骨的生长和修复提供成骨细胞。

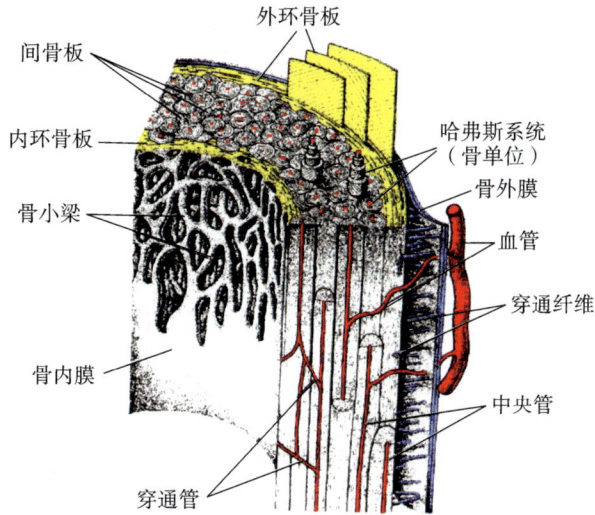

图 3-12 骨的构造模式图

（图中标注）外环骨板、间骨板、内环骨板、骨小梁、骨内膜、哈弗斯系统（骨单位）、骨外膜、血管、穿通纤维、中央管、穿通管

## 四、血液

血液由血浆和血细胞构成。成人血液量约为 5 L，占体重的 7%～8%。

### （一）血浆

血浆占血液体积的 55%，是血细胞间的细胞外基质，其中 90% 是水，其余为血浆蛋白（白蛋白、球蛋白、纤维蛋白原等）、酶、激素、脂蛋白、维生素、无机盐和各种代谢产物。血液离开血管后不加任何抗凝剂，溶解状态的纤维蛋白原转变为不溶解状态的纤维蛋白，包裹血细胞和大分子血浆蛋白形成血凝块，并析出淡黄色透明的液体，该液体称血清（serum）。血清是血液临床生化检查的常用材料。

### （二）血细胞

血细胞包括红细胞、白细胞和血小板，约占血液容积的 45%（图 3-13）。血细胞形态、数量、百分比和血红蛋白的测定结果称血象，其正常参考值见表 3-4，血象是临床上诊断疾病的重要指标。通常采用 Wright 或 Giemsa 染色的血涂片标本，在光镜下观察血细胞的形态结构。

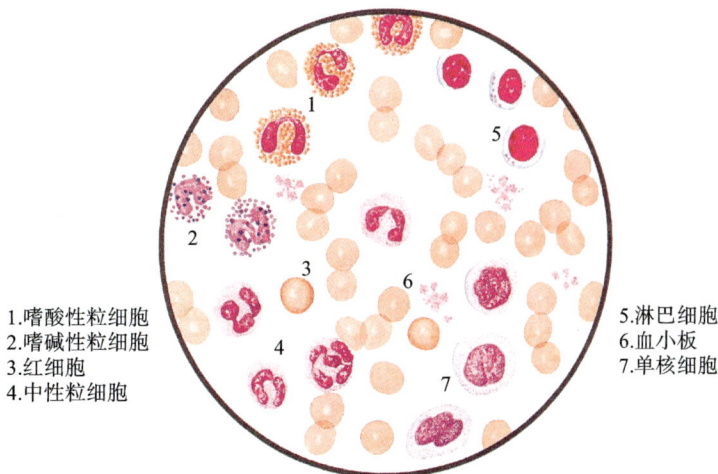

1.嗜酸性粒细胞
2.嗜碱性粒细胞
3.红细胞
4.中性粒细胞
5.淋巴细胞
6.血小板
7.单核细胞

图 3-13 血液涂片各种血细胞

表 3-4  血细胞分类和计数的正常值

| 类　　别 | 正　常　值 |
|---|---|
| 红细胞 | 男:$(4.5\sim5.5)\times10^{12}/L$<br>女:$(3.5\sim5.0)\times10^{12}/L$ |
| 白细胞 | $(4.0\sim10)\times10^{9}/L$ |
| 　中性粒细胞 | $50\%\sim70\%$ |
| 　嗜酸性粒细胞 | $0.5\%\sim3\%$ |
| 　嗜碱性粒细胞 | $0\sim1\%$ |
| 　淋巴细胞 | $25\%\sim30\%$ |
| 　单核细胞 | $3\%\sim8\%$ |
| 血小板 | $(100\sim300)\times10^{9}/L$ |

**1. 红细胞**　红细胞直径为 $7\sim8.5\ \mu m$,呈双凹圆盘状,中央较薄($1.0\ \mu m$),周缘较厚($2.0\ \mu m$),故在血涂片标本中红细胞中央染色较浅、周缘较深,表面光滑。红细胞的这种形态使它具有较大的表面积(约 $140\ \mu m^2$),从而能最大限度地发挥其运输 $O_2$ 和 $CO_2$ 的功能。成熟的红细胞无细胞核,也无细胞器,细胞质内充满淡红色的血红蛋白。血红蛋白具有结合与运输 $O_2$ 和 $CO_2$ 的功能。正常成人血液中血红蛋白的含量:女性为 $110\sim140\ g/L$,男性为 $120\sim150\ g/L$。红细胞能够供给全身组织和细胞所需的 $O_2$,带走细胞产生的大部分 $CO_2$。

新生的红细胞内残留部分核糖体,用煌焦油蓝染色后可见其呈细网状,故称网织红细胞。网织红细胞在血流中大约经过 1 天后完全成熟,核糖体消失。成人血液内的网织红细胞占红细胞总数的 $0.5\%\sim1.5\%$,骨髓造血功能发生障碍时,患者网织红细胞计数降低。红细胞的平均寿命约为 120 天,衰老的红细胞多在脾、骨髓和肝等处被巨噬细胞吞噬,每天有等量新生红细胞从骨髓进入血液。红细胞具有弹性和可变形性,细胞可通过变形而通过小于自身直径的毛细血管。红细胞膜上存在一类镶嵌蛋白质,它决定着人类的血型系统,如 ABO 血型系统和 Rh 血型系统等。这在临床输血时有重要意义,如血型不合,可造成红细胞破裂,血红蛋白逸出,即溶血。溶血后残留的红细胞膜囊称血影。

**2. 白细胞**　白细胞为有核的球形细胞,体积比红细胞大,能做变形运动,具有防御和免疫功能。光镜下,根据白细胞胞质内有无特殊颗粒,白细胞可分为有粒白细胞和无粒白细胞。有粒白细胞又根据特殊颗粒的嗜色性,分为中性粒细胞、嗜酸性粒细胞和嗜碱性粒细胞(图 3-13);无粒白细胞有单核细胞和淋巴细胞两种。

(1)中性粒细胞:白细胞中数量最多的一种,直径为 $10\sim12\ \mu m$。细胞核呈杆状或分叶状,一般分为 $2\sim5$ 叶,以 $2\sim3$ 叶者居多,叶间借细丝相连。核的分叶与细胞的成熟度有关。中性粒细胞的细胞质被染成粉红色,含有许多细小的淡紫色及淡红色颗粒,颗粒分为特殊颗粒和嗜天青颗粒两种。特殊颗粒数量多,呈淡红色,约占颗粒总数的 $80\%$,颗粒较小,呈哑铃形或椭圆形,具有杀菌作用,能溶解细菌表面的糖蛋白。嗜天青颗粒较少,呈紫色,约占颗粒总数的 $20\%$,光镜下着色略深,体积较大,它是一种溶酶体,含有酸性磷酸酶和过氧化物酶等,能消化、分解被吞噬的异物。中性粒细胞有很强的变形运动能力、趋化作用和吞噬防御功能,在血液中停留 $6\sim7\ h$,在组织中存活 $1\sim3$ 天。中性粒细胞聚集于病变部位,吞噬病菌和异物并进行消化、分解。在吞噬、消化大量细菌后,中性粒细胞本身也变性坏死而成为脓细胞。

(2)嗜酸性粒细胞:直径为 $10\sim15\ \mu m$,细胞核多分为 2 叶,细胞质内充满粗大、分布均匀的橘红色嗜酸性颗粒。嗜酸性颗粒细,能借助抗体与某些寄生虫表面结合,释放颗粒内物质,杀灭寄生虫,嗜酸性粒细胞还能做变形运动,它能吞噬抗原抗体复合物,释放组胺酶灭活组胺,从而减弱过敏反应。故嗜酸性粒细胞具有抗过敏和抗寄生虫作用。嗜酸性粒细胞在组织中可存活 $8\sim12$ 天。

（3）嗜碱性粒细胞：数量最少，直径为 $10\sim12$ μm，细胞核分叶或呈 S 形或不规则形，着色较浅。细胞质内充满大小不等、分布不均匀的紫蓝色嗜碱性颗粒。颗粒内含有肝素、组胺等。肝素有抗凝血作用，组胺等参与机体超敏反应。嗜碱性粒细胞与肥大细胞，在分布、细胞核的形态，以及颗粒的大小与结构上，均有所不同，但两种细胞都含有肝素、组胺和白三烯等成分，故嗜碱性粒细胞的功能与肥大细胞相似，但两者的关系并不确定。嗜碱性粒细胞在组织中可存活 $12\sim15$ 天。

（4）淋巴细胞：血液中的淋巴细胞包括大量的小淋巴细胞和少量的中淋巴细胞。小淋巴细胞直径为 $6\sim8$ μm，细胞核圆，一侧常有凹痕，细胞核染色质呈致密块状，常被染成深紫蓝色，细胞质少，被染成蔚蓝色，常含有少量嗜天青颗粒。中淋巴细胞直径为 $9\sim12$ μm，细胞质较多，含有嗜天青颗粒。淋巴细胞依据发生部位、表面特征和免疫功能的不同，又可分为 T 淋巴细胞、B 淋巴细胞、杀伤细胞和自然杀伤（NK）细胞四类。其中 T 淋巴细胞参与细胞免疫，如抗肿瘤、排斥异体移植物等；B 淋巴细胞受抗原刺激后增殖分化为浆细胞，可产生抗体，参与体液免疫。

（5）单核细胞：血液中体积最大的白细胞，直径为 $14\sim20$ μm，细胞核形态多样，呈卵圆形、肾形、马蹄形或不规则形等，细胞体呈圆形或椭圆形。核常偏位，染色质颗粒细而松散，着色较浅。细胞质丰富，呈弱嗜碱性，呈灰蓝色，细胞质内含有散在的嗜天青颗粒，使细胞质染成深浅不均的灰蓝色。单核细胞具有活跃的变形运动能力、趋化性和一定的吞噬功能，它在血流中停留 $1\sim5$ 天，再离开血管进入结缔组织或其他组织形成巨噬细胞。

**3. 血小板**　血小板是由骨髓内巨核细胞胞质脱落而成的碎片，无细胞核，表面有完整的细胞膜。体积很小，直径为 $2\sim4$ μm，一般呈双凸圆盘状。受到机械或化学刺激时，则伸出突起，呈不规则形。在血涂片标本中，血小板多成群分布，外形不规则，细胞中央部有紫蓝色颗粒分布。血小板在凝血和止血过程中起着重要作用。血小板平均寿命为 $7\sim14$ 天。

### （三）血细胞的发生概述

血细胞的生成过程称血细胞发生。胚胎第 3 周时，卵黄囊、体蒂和绒毛膜等处的胚外中胚层间充质细胞增殖形成血岛，血岛中部细胞分化成原始血细胞，其为最早的造血干细胞，并随血流移居肝和脾，最后种植于红骨髓内，所以胚胎肝有造血功能，出生后主要靠红骨髓及淋巴器官造血。

血细胞的发生是在一定的微环境和某些因素的调节下，造血干细胞先增殖分化为各类血细胞的祖细胞，然后定向增殖、分化成为各种成熟血细胞的过程。

各系血细胞的发生大致经历三个阶段，即原始阶段、幼稚阶段（又分早、中、晚三期）和成熟阶段。其形态变化一般规律如下。①细胞体由大变小，而巨核细胞的发生则由小变大。②细胞核由大变小，红细胞的核最后消失，粒细胞的核由圆形逐渐变成杆状甚至分叶状，巨核细胞的核由小变大，呈分叶状；核内染色质由细疏逐渐变粗密，核仁从明显渐至消失；核的着色由浅变深。③细胞质的量由少逐渐增多，细胞质嗜碱性逐渐变弱，但是单核细胞和淋巴细胞仍保持嗜碱性；细胞质内的特殊结构如红细胞中的血红蛋白、粒细胞中的特殊颗粒均从无到有，并逐渐增多。④细胞分裂能力从有到无，但是淋巴细胞还有很强的潜在分裂能力。

*思政课堂*

　　同学们，今天我们从血液知识聊聊献血。血液由血浆、红细胞、白细胞、血小板组成，红细胞运输 $O_2$，白细胞抵抗病菌，血小板助力凝血，它们协同维持生命运转。当患者因伤病大量失血时，就急需他人献血来补充。大家可能担心献血影响健康，其实人体有强大的代偿能力。一次适量（$200\sim400$ mL）献血后，身体能快速调节，骨髓造血干细胞会迅速产生新的血细胞。从社会层面看，献血是拯救生命的善举。在医院，无数患者因及时输血重获新生，像意外受伤的急救患者、血液病患者等,他们的生命都依赖他人的热血延续。这就像我们在集体中互相帮助,给予他人生命的希望。我国有完善的献血法律法规,保障献血者的权益,确保血液安全。这要求我们遵守规则,积极参与正规献血。希望大家树立正确的献血观念,在符合条件时,勇敢伸出手臂,用热血传递爱与希望,成为生命的守护者。

→ **思考题**

根据基质中所含纤维成分的不同,软骨可分为几种?列表说明它们的区别。

思考题答案　　　练习题及答案

(胡煜辉)

# 第三节　肌　组　织

**学习目标**

【知识目标】
掌握骨骼肌、心肌和平滑肌的光镜结构,能准确比较骨骼肌、心肌的电镜结构。熟悉肌组织的分类、一般特点及分布。了解心肌的电镜结构、肌丝滑动学说、平滑肌纤维的光镜和电镜结构。
【能力目标】
能理解骨骼肌相关结构与其收缩功能的关系。
【思政目标】
认识肌组织的分类,预防心肌炎,从儿童做起,具有塑造强健体魄的意识。

**导言**

大家应该都听说过"肌肉记忆"这个名词。对,肌肉是有记忆的,也就是说一旦你用恰当的方法训练了肌肉,我们的肌肉会产生一定的记忆。换句话说,我们的肌肉是聪明的。为了更加了解我们的肌肉,我们需要更清楚地了解肌肉是如何思考的。大多数情况下,我们只知道锻炼骨骼肌,会选择更大强度的训练来刺激肌肉生长,而忽视了肌肉是如何生长以及为什么生长。在人的身上,不仅仅有骨骼肌,为了帮助同学们更好地了解人体肌组织的分类及特点,让我们一起进入肌组织的学习吧。

肌组织主要由具有收缩与舒张功能的肌细胞构成,肌细胞之间还有少量结缔组织、血管、淋巴管和神经。肌细胞呈细长纤维状,又称肌纤维。肌细胞的细胞膜称为肌膜,细胞质称为肌浆,肌浆内的滑面内质网称为肌浆网。

根据结构和功能的不同,肌组织可分为骨骼肌、心肌和平滑肌三种。骨骼肌和心肌的肌纤维上有明暗相间的横纹,故又称横纹肌;平滑肌则无横纹。骨骼肌受意识支配,属随意肌;心肌和平滑肌不受意识支配,属不随意肌。

知识拓展 3-1

### 思政课堂

案例:小儿暴发性心肌炎是儿童中的隐形杀手。例如,小儿患普通感冒时,有时病毒侵犯呼吸系统的同时悄无声息地侵袭着心脏组织,它潜藏得很深,不易被发觉,有时以迅雷不及掩耳的速度破坏着心肌组织细胞。它可在心脏的不同部位"兴风作浪"。如果在心脏的特殊位置"作威",如心脏传导系统中房室结和左右束支附近受侵害,患者就会立刻出现心脏断电的现象,严重时导致心室罢工,患者阿-斯综合征发作抽搐时,如果不能得到及时有效的救治,患者会快速死亡,这就是暴发性心肌炎的狰狞面目。它早期其实会有一些特殊的信号。典型的表现是,小儿感冒(发热)的同时或之后出现呕吐、腹痛,家长一定要及时带着孩子去医院检查治疗。小儿暴发性心肌炎常常以呕吐、腹痛为首发表现。只有及时进行有效的治疗,才能保证患儿康复,健康成长。

思政要点:小儿暴发性心肌炎是威胁儿童健康成长的重大疾病之一,作为医学生的我们要能从心肌的解剖学特点,充分认识心肌的结构,从而在心肌炎发生时,能够正确、及时判断心肌炎的发生、发展过程,从而进行及时的救治,并且教会家长和孩子们通过日常生活来观察身体的变化情况,从而更早地发现心肌炎的发生,更好地预防心肌炎,关爱儿童的成长,塑造强健的体魄。

## 一、骨骼肌

大多数骨骼肌借肌腱附着于骨骼上,故而得名。骨骼肌主要分布于头颈部、躯干和四肢等处。

### (一)骨骼肌纤维的光镜结构

骨骼肌纤维呈细长圆柱状,一般长 $1\sim40$ mm,直径为 $10\sim100$ μm。细胞核呈扁椭圆形,一条肌纤维有多达几十个甚至几百个细胞核,位于肌浆周边,贴着肌膜排列(图 3-14)。

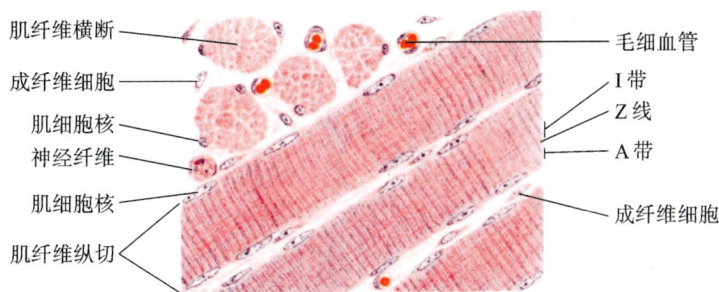

图 3-14 骨骼肌的微细结构

肌浆内含有大量与肌纤维长轴平行排列成细丝状的肌原纤维。每条肌原纤维上有许多相间排列的明带(I 带)和暗带(A 带),相邻肌原纤维的明带和暗带整齐地排列在同一平面上,呈现出规则的明暗相间的周期性横纹。用油镜观察,可见暗带的中央有一浅色窄带,称 H 带,H 带的中央有一条深色的线,称 M 线。明带的中部有一条深色的细线,称 Z 线。相邻两条 Z 线之间的一段肌原纤维,称为肌节(图 3-15),每个肌节由 1/2 I 带＋A 带＋1/2 I 带构成,长 $1.5\sim3.5$ μm,其中 A 带的长度恒定,I 带的长度随肌纤维的收缩与舒张状态而变化。肌节是肌原纤维结构和功能的基本单位。

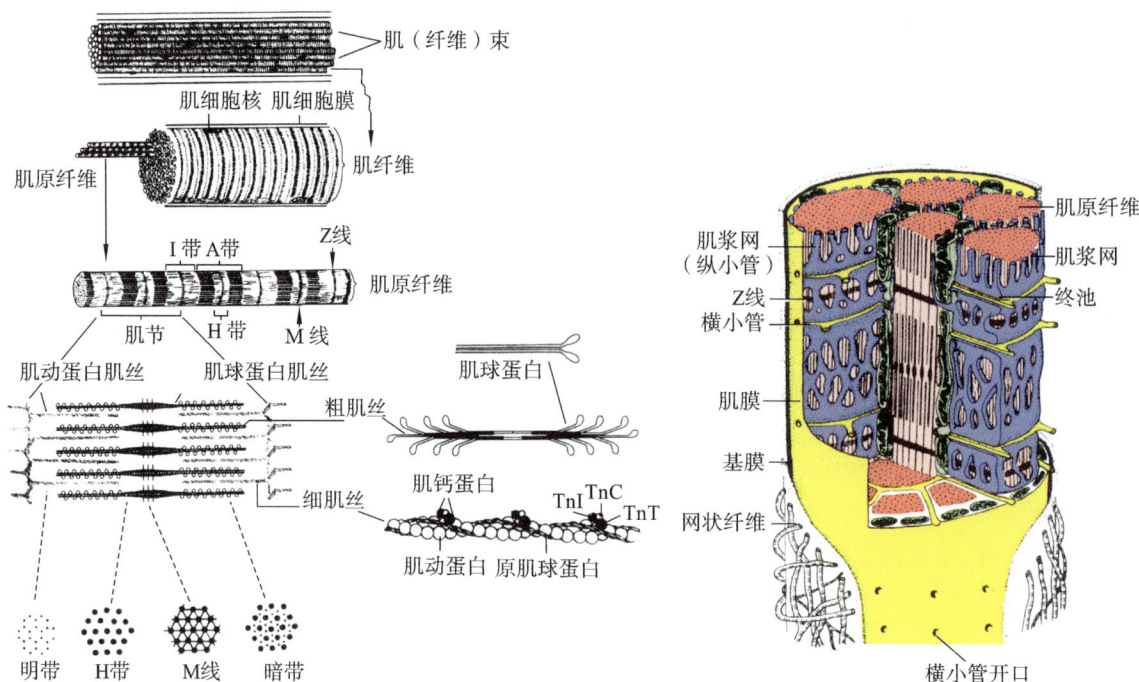

图 3-15　骨骼肌肌原纤维超微结构

### （二）骨骼肌纤维的电镜结构

**1. 肌原纤维**　电镜下可见肌原纤维由粗、细两种肌丝规则排列构成。粗肌丝平行排列于肌节的 A 带,中央固定于 M 线,两端游离;细肌丝位于 Z 线两侧,其一端固定于 Z 线,另一端游离并插入粗肌丝之间,到达 H 带外侧。因此,I 带内只有细肌丝,H 带内只有粗肌丝,H 带两侧的 A 带内则既有粗肌丝,又有细肌丝(图 3-15)。

肌丝的分子结构:粗肌丝由肌球蛋白分子有序排列而成;细肌丝由肌动蛋白、原肌球蛋白和肌钙蛋白三种蛋白质分子组成。在原肌球蛋白和肌钙蛋白的调节下,肌球蛋白和肌动蛋白的可逆性结合拖动细肌丝向粗肌丝内滑动,肌节缩短,完成肌纤维收缩过程。

**2. 横小管**　横小管也称 T 小管,是由肌膜向肌浆内凹陷形成的小管,其走向与肌纤维长轴垂直,位于 A 带与 I 带交界处。同一平面上的横小管分支吻合,环绕每条肌原纤维(图 3-15)。横小管可将肌膜的兴奋迅速传至肌纤维内部。

**3. 肌浆网**　肌浆网是肌纤维内特化的滑面内质网,位于相邻的横小管之间,纵向包绕于肌原纤维周围,也称纵小管。其两侧靠近横小管的部分横向扩大成扁囊状,称终池。每条横小管与其两侧的终池组成三联体,兴奋在此部位从肌膜传到肌浆网膜。肌浆网膜上有钙泵和 $Ca^{2+}$ 通道,具有储存 $Ca^{2+}$ 和调节肌浆内 $Ca^{2+}$ 浓度的功能。

知识拓展 3-2

### （三）骨骼肌的结构

每块骨骼肌外面都由一层致密结缔组织包裹,称为肌外膜。肌外膜的结缔组织及血管和神经伸入肌内,将其分割、包裹形成肌束,肌束外的结缔组织称为肌束膜。每条肌纤维周围也有少量结缔组织包裹,称为肌内膜。结缔组织对骨骼肌具有支持、连接、营养和功能调整作用。骨骼肌纤维的表面存在一种扁平、有突起的细胞,称肌卫星细胞,其具有干细胞特性,当肌纤维受到损伤后,它可增殖、分化形成肌纤维。

## 二、心肌

心肌主要由心肌纤维构成,分布于心壁和邻近心脏的大血管壁中。心肌可自动节律性地收缩,缓慢而持久,不易疲劳。

### (一) 心肌纤维的光镜结构

心肌纤维呈不规则的短圆柱状,有分支,互连成网(图3-16)。心肌纤维连接处称闰盘,在HE染色标本中呈着色较深的横形或阶梯状结构,是特化的细胞连接,能进行信息传递。心肌纤维通常只有一个位于细胞中央的卵圆形核,偶见双核。心肌纤维的肌浆较丰富,多聚集在细胞核的两端,其中含丰富的线粒体、糖原,少量的脂滴和脂褐素,脂褐素的数量随年龄的增长而增多。心肌纤维也有明暗相间的横纹,但不如骨骼肌的明显。

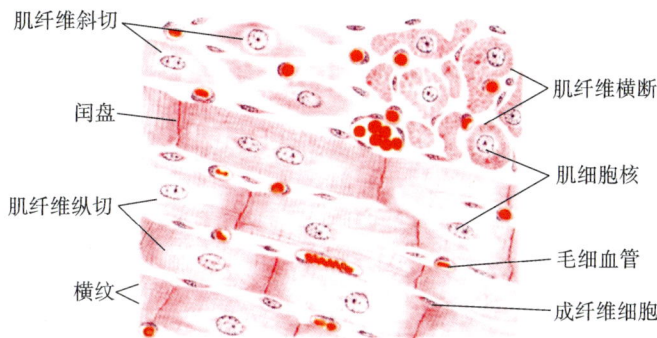

图 3-16 心肌纤维光镜图

### (二) 心肌纤维的电镜结构

电镜下,心肌纤维(图3-17)的特点如下:①肌原纤维粗细不等,分界不明显,肌原纤维间有大量纵向排列的线粒体。②横小管较粗短,位于Z线水平。③肌浆网不发达,纵小管稀疏,终池少而小,常见在横小管的一侧形成终池,与横小管相贴组成二联体。④闰盘常呈阶梯状。横向连接的部分位于Z线水平,有黏着小带和桥粒,可牢固连接相邻肌纤维;纵向连接的部分有缝隙连接,便于细胞间化学信息的交流和电冲动的传导,是心肌纤维收缩和舒张同步化的结构基础。⑤心房肌纤维肌浆内含有分泌颗粒,可分泌心房钠尿肽,具有内分泌功能。

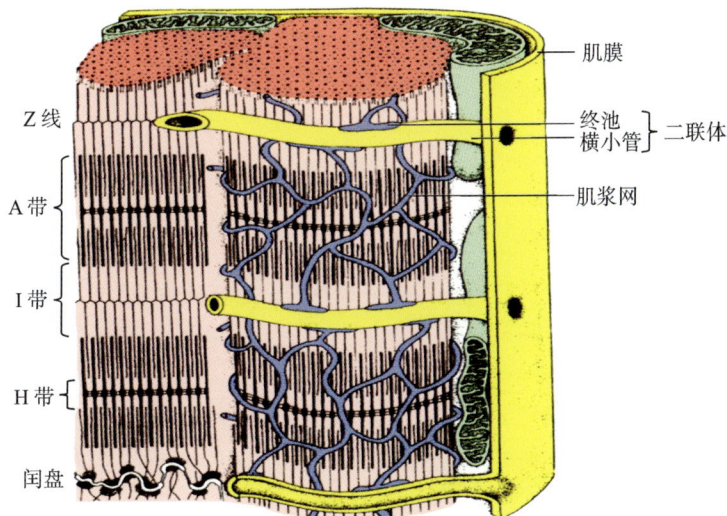

图 3-17 心肌纤维超微结构立体模式图

### 三、平滑肌

平滑肌主要由平滑肌纤维构成,广泛分布于消化道、呼吸道、子宫及血管等中空性器官的管壁中。

平滑肌纤维呈长梭形,细胞中央只有一个杆状或长椭圆形的细胞核,细胞质呈嗜酸性,无横纹。平滑肌纤维常成束或成层排列(图 3-18)。平滑肌的收缩较为缓慢和持久。

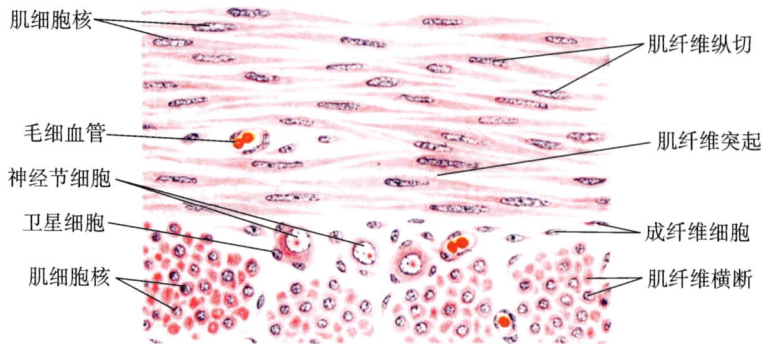

左侧标注(从上到下):肌细胞核、毛细血管、神经节细胞、卫星细胞、肌细胞核

右侧标注(从上到下):肌纤维纵切、肌纤维突起、成纤维细胞、肌纤维横断

图 3-18　平滑肌纤维光镜图

→ 思考题

1. 患者,男,26 岁,2 周前发热、全身乏力,诊断为"感冒",1 周前出现心慌、胸痛,就诊发现心影扩大、心电图异常、心肌酶谱升高。诊断为病毒性心肌炎。请分析:病变可能对心肌纤维的哪些结构产生影响?与骨骼肌纤维相比,心肌纤维的结构有何不同?

2. 骨骼肌纤维为什么会出现横纹?

　

思考题答案　　　练习题及答案

（王　舜）

# 第四节　神经组织

## 学习目标

**【知识目标】**

掌握神经组织的组成与功能,神经元的结构与功能,突触的概念、结构与功能,神经纤维的构成与类型。熟悉神经元的类型和神经胶质细胞的类型、结构特点与功能。了解各种神经末梢的结构特点与功能。

**【能力目标】**

能应用课程知识判断神经元的种类,通过所学知识分析不同神经胶质细胞损伤的表现。

**【思政目标】**

积极预防阿尔茨海默病,具有关爱老年人的意识。

## 导言

我们知道,人的所有的生理活动都与大脑有关系。从原理上讲,我们可以通过调控人的神经系统来干预这些生理活动。从临床的角度来看,直接与大脑相关的疾病有很多,如帕金森病、特发性震颤,导致很多老年人的手或脚不自主地震颤。那么,我们是不是可以通过调控与这些功能相关的大脑环路,或者说与这些疾病相关的特定的靶点,来改善疾病的症状,让患者的生活质量提高呢? 这就是现代医学正在做的研究工作。

脑起搏器是神经调控医疗器械的一种。它是通过把电极植入患者的大脑深部,调控与这些环路相关的特定的靶点,来治疗或者治愈相关疾病的一种医疗装备。为了更好地治疗神经系统的病变,让我们一起来学习,共同探寻人体生理活动的调控系统吧。

神经组织由神经元和神经胶质细胞组成。

## 思政课堂

案例:我国著名神经生理学家张香桐院士几十年如一日孜孜不倦地进行科学研究,没有什么事能分散他的精力。从实验记录、切片图谱,张香桐的手稿总像工艺品般精美,他做实验的手法也像艺术创作般精细。捕捉动物时,轻手轻脚;进行麻醉时,不带一丝粗暴;做动物外科手术时,分层解剖,有效止血,做得跟医院里的临床外科手术一样。张香桐的动手能力特别强,简单的木工活他都会,直到 70 多岁还坚持自己做实验。他对学生的要求也是如此:通常,第一天当助手,仔细观察;第二天,学生自己动手做实验,张香桐在旁指点。他还特别强调第一手资料的重要性,实验结果必须拍下原始结果,一一细核,口头汇报无效。一次在灯光下做诱发电位实验时,他偶然发现了光强效应。当荧光屏上出现一个特殊的电波时,他随手关灯,想将这电波拍摄下来。可是,灯一熄灭,电波也就消失了。他以为出现故障,又开灯进行检查,但是灯一亮,电波就又出现,反复多次,都是如此。这个现象启发他产生新的想法:光线对大脑的兴奋性有影响。反复论证,得出结论:背景光不但能提高视觉中枢的兴奋性,而且能提高中枢神经系统的兴奋性。国际上将这种现象命名为"张氏效应",以纪念张香桐的发现。

思政要点:张香桐院士对待科学研究孜孜不倦,坚持不懈,是求真务实、不断进取的具体体现,是我们学习的楷模。他重视实验研究,并能从生活的基础研究中去发现科学,验证科学,真正做到科学来源于生活,又应用于生活中去。张香桐的事迹可使教师和学生均获得极大的正能量,激发大家的科研兴趣,为科学献身,为祖国医学和文化的发扬光大而奋斗终生的情怀。对学生进行世界观、人生观、价值观、理想信念等方面的教育有着积极的导向作用。

## 一、神经元

神经细胞也称神经元,是神经系统结构和功能的基本单位,约有 $10^{12}$ 个,具有接受刺激、传导冲动和整合信息的功能,部分神经元还具有内分泌功能。

### (一)神经元的形态结构

神经元形态各异,大小不同,由胞体和突起两部分构成(图 3-19 和图 3-20)。

**1. 胞体** 胞体是神经元的营养和代谢中心,由细胞核、细胞质和细胞膜构成。大小不一,形

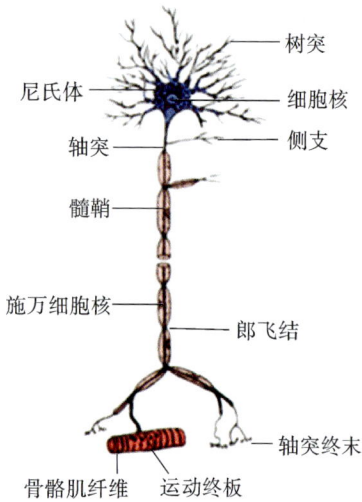

图 3-19 神经元的形态结构模式图

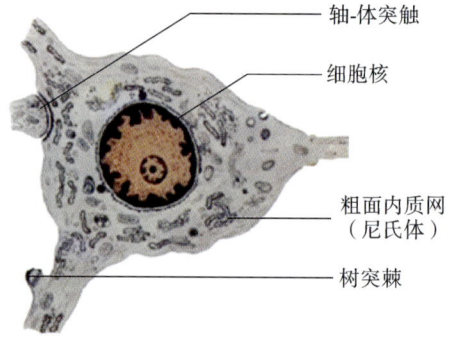

图 3-20 神经元的超微结构

态各异,常见的有圆形、锥形、梭形和星形等。细胞核大而圆,位于细胞中央,光镜下可见较明显的核膜,核仁大而圆,着色浅。光镜下,细胞质内除含有一般的细胞器外,还有两个神经元特征性结构。

(1)尼氏体:强嗜碱性的斑状或颗粒状物质,具有合成蛋白质和神经递质的功能。电镜下,尼氏体由发达的粗面内质网和游离核糖体组成(图 3-21),提示神经元合成蛋白质的功能活跃,主要合成更新细胞器所需的结构蛋白、合成神经递质所需的酶类以及肽类的神经调质。

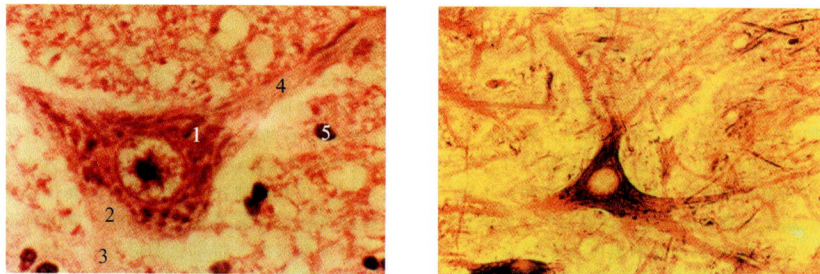

(a)尼氏体      (b)镀银染色示神经原纤维
1—尼氏体;2—轴丘;3—轴突;4—树突;5—神经胶质细胞核

图 3-21 尼氏体和神经原纤维特征性结构

(2)神经原纤维:主要成分为神经丝和微管,在 HE 染色的切片中难辨,在镀银染色切片中为棕黑色细丝。电镜下,可见神经原纤维伸入树突和轴突内(图 3-21),构成神经元的细胞骨架,参与物质运输。

神经元细胞膜是可兴奋膜,具有接受刺激、产生和传导神经冲动、处理信息的功能。

**2.突起** 胞体局部胞膜和胞质向表面伸展可形成突起。突起根据形状与功能分为树突和轴突两种。

(1)树突:每个神经元有一至多个树突,形如树枝。树突内胞质结构与胞体相似。树突上常见大量短小突起,称树突棘(图 3-20)。树突和树突棘使神经元接受刺激的有效表面积增大。树突的主要功能是接受刺激,并将冲动传入胞体,神经元整合信息的能力与树突的分支程度以及树突棘的数目有密切关系。

（2）轴突：每个神经元只有一个轴突，呈细索状，表面光滑，分支少。大部分轴突自胞体发出，还有部分从主树突干的基部发出。轴突的长短不一，短者仅数微米，长者达 1 m 以上，全长直径较均一，有侧支呈直角分出。光镜下，神经元胞体发出轴突的部位称轴丘，常呈圆锥形，此处无尼氏体，染色较淡。轴突内的细胞质称轴质，含有大量神经丝、微管、微丝、滑面内质网和线粒体。轴突表面的膜实际上是神经元细胞膜的延伸，称轴膜。起始段轴膜较厚，膜下有电子密度高的致密层，易引起电兴奋，神经冲动形成后沿轴膜向终末传递。轴突的主要功能是传导神经冲动至效应细胞。

### （二）神经元的分类

**1. 按突起数量分类**（图 3-22）

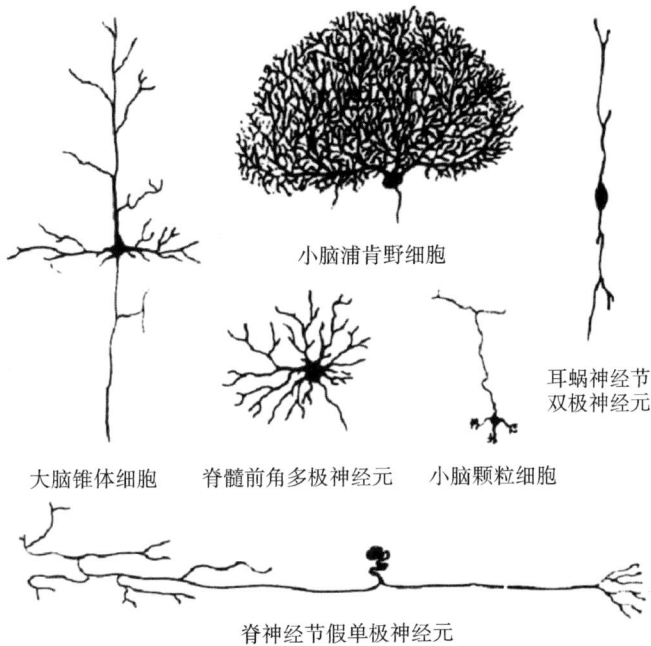

大脑锥体细胞　　　脊髓前角多极神经元　　　小脑颗粒细胞

小脑浦肯野细胞

耳蜗神经节双极神经元

脊神经节假单极神经元

图 3-22　各种形态的神经元

（1）多极神经元：有一个轴突和多个树突。

（2）双极神经元：有轴突和树突各一个。

（3）假单极神经元：从胞体发出一个突起，但在距胞体不远处呈 T 形分为两支，一支进入中枢神经系统，称中枢突，功能是传入冲动；另一支分布到周围的其他组织或器官，称周围突，功能是接受刺激。

**2. 按轴突长短分类**

（1）高尔基Ⅰ型神经元：轴突长，最长达 1 m 以上。

（2）高尔基Ⅱ型神经元：轴突短，仅数微米。

**3. 按功能分类**

（1）感觉神经元：又称传入神经元，多为假单极神经元，接受体内外刺激，并且将其转换为神经冲动传向中枢。

（2）运动神经元：又称传出神经元，一般为多极神经元，把神经冲动传递给效应细胞。

（3）中间神经元：主要为多极神经元，位于前两种神经元之间，具有信息加工和传递的功能。

**4. 按神经递质和神经调质的化学性质分类**

（1）胆碱能神经元：释放乙酰胆碱。

（2）去甲肾上腺素能神经元：释放去甲肾上腺素。

（3）胺能神经元：释放多巴胺、5-羟色胺等。

（4）氨基酸能神经元：释放 $\gamma$-氨基丁酸、甘氨酸、谷氨酸等。

（5）肽能神经元：释放脑啡肽、P 物质、神经降压素等，常统称神经肽。

## 二、突触

突触是神经元与神经元之间，或神经元与非神经元之间的一种特化的细胞连接，是神经元传递信息的重要结构（图 3-23）。

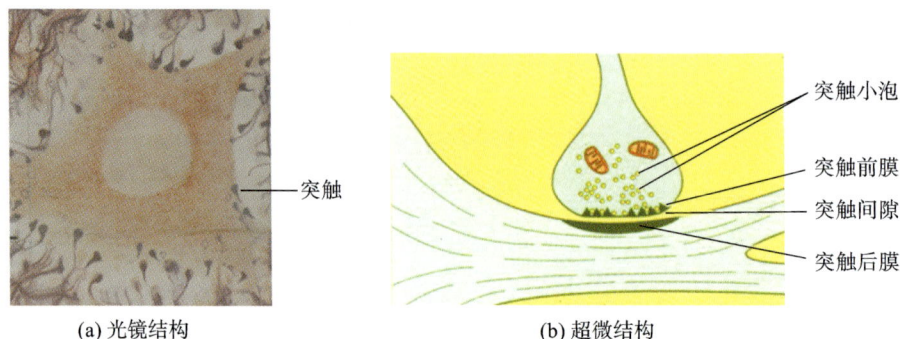

(a) 光镜结构　　　　　　　　(b) 超微结构

图 3-23　突触的光镜结构和超微结构

**1. 突触的分类**　根据其传递信息的方式，突触可分为电突触和化学突触两类。电突触以电流为信息载体通过缝隙连接的形式传导神经冲动，低等动物比较发达，哺乳动物及人很少。化学突触以神经递质为信息载体，一般所说的突触指化学突触。神经元通过其轴突终末与其他神经元的树突、树突棘或胞体连接形成突触传导信号，故根据轴突接触部位不同，突触又可分为轴-体、轴-树、轴-轴突触。

**2. 化学突触的结构**　电镜下，化学突触由突触前成分、突触间隙和突触后成分三部分构成（图 3-23）。突触前、后部彼此相对的细胞膜分别称突触前膜和突触后膜。

（1）突触前成分：通常是神经元的轴突终末，呈球状膨大，含许多突触小泡，小泡内含神经递质，并可通过突触前膜融合，将神经递质释放入突触间隙中。

（2）突触间隙：突触前膜和突触后膜之间宽 15～30 nm 的狭窄间隙。

（3）突触后成分：富含神经递质受体，当突触小泡与突触前膜融合将神经递质释放入突触间隙时，神经递质与突触后膜上相应受体结合，从而引起突触后神经元出现兴奋性或抑制性变化。

## 三、神经胶质细胞

神经胶质细胞分布于神经元之间，数量是神经元的 10～50 倍，对神经元起支持、保护、营养和绝缘等作用。神经胶质细胞各有不同的形态特点，HE 染色只显示其细胞核，用特殊的染色方法才能显示细胞全貌。

### （一）中枢神经系统的神经胶质细胞（图 3-24）

**1. 星形胶质细胞**　星形胶质细胞是神经胶质细胞中体积最大的一种，胞体呈星形，核呈圆形或卵圆形，较大、染色较浅。有很多细长的突起伸展充填在神经元胞体及其突起之间，起营养、支持和绝缘作用。突起末端扩大形成脚板，参与构成血脑屏障。

**2. 少突胶质细胞**　少突胶质细胞较星形胶质细胞小，胞体呈球形或多边形，核呈卵圆形，染色质致密。在镀银染色标本中，少突胶质细胞发出许多细微的突起。电镜下可见其突起末端扩展成扁平薄膜，包卷神经元轴突形成髓鞘，起绝缘作用。

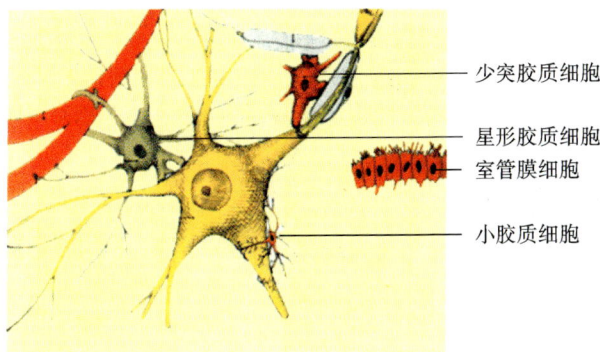

图 3-24 中枢神经系统神经胶质细胞

**3. 小胶质细胞** 小胶质细胞是最小的神经胶质细胞,细胞核小而扁平、染色深。胞体发出细长有分支的突起,突起表面有许多棘突。来源于血液中的单核细胞,具有吞噬功能,当中枢神经系统受损时可转变为巨噬细胞,吞噬死亡细胞的碎屑。

**4. 室管膜细胞** 室管膜细胞呈立方状或柱状,分布在脑室和脊髓中央管的腔面,形成单层立方或柱状上皮样的室管膜。在脉络丛的室管膜细胞可产生脑脊液,并防止脑脊液直接进入脑和脊髓,具有支持与保护功能。

### (二)周围神经系统的神经胶质细胞

**1. 施万细胞** 施万细胞又称神经膜细胞,包裹周围神经纤维轴突,可形成有髓神经纤维的髓鞘。在神经纤维的再生过程中发挥重要作用。

**2. 卫星细胞** 卫星细胞是神经节内包裹神经元胞体的一层扁平或立方形细胞。

## 四、神经纤维和神经

神经纤维由神经元长突起及包绕它的神经胶质细胞构成。包裹中枢神经纤维的胶质细胞是少突胶质细胞,包裹周围神经纤维的是施万细胞。根据包裹的神经胶质细胞是否形成髓鞘,神经纤维可分为有髓神经纤维和无髓神经纤维两类(图3-25)。

### (一)有髓神经纤维

**1. 周围神经系统的有髓神经纤维** 施万细胞呈同心圆状包卷轴突(或树突)而形成髓鞘。除起始段和终末外,神经纤维中的轴突均由髓鞘包裹,并分成许多节段。相邻髓鞘节段之间的缩窄部称郎飞结(图3-26),相邻郎飞结之间的一段神经纤维称结间体。

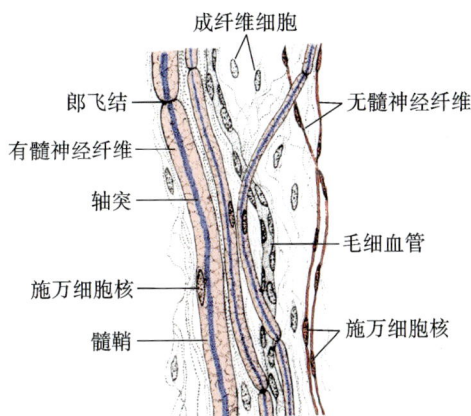

图 3-25 周围神经纤维仿真图

**2. 中枢神经系统的有髓神经纤维** 结构基本与周围神经系统的有髓神经纤维相同,髓鞘由少突胶质细胞形成。少突胶质细胞的胞体位于神经纤维之间,多个突起末端的扁平薄膜可包卷多个轴突。

### (二)无髓神经纤维

**1. 周围神经系统的无髓神经纤维** 施万细胞呈不规则长柱状,不形成髓鞘,表面有数量不等、

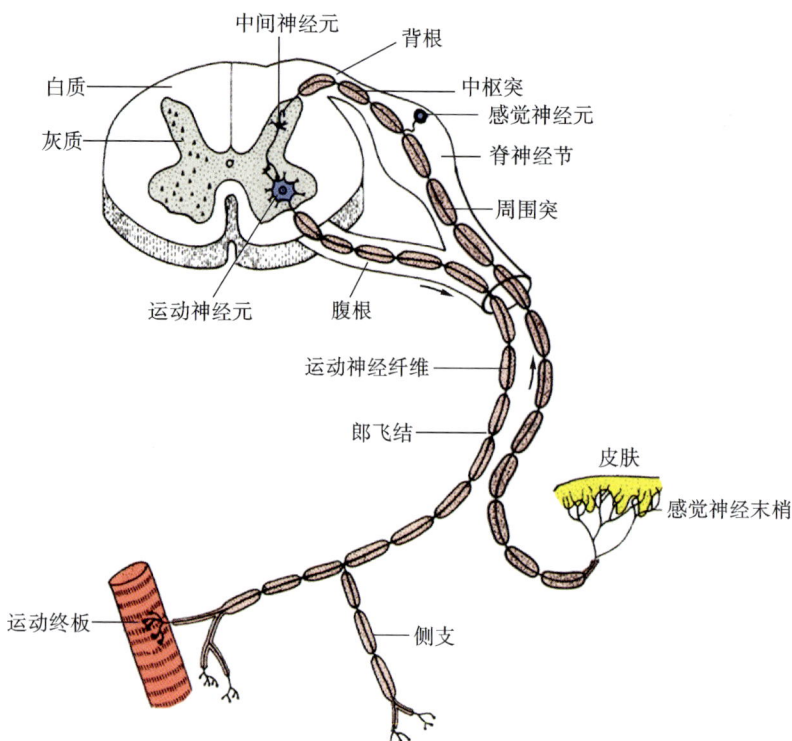

图 3-26　郎飞结

深浅不同的纵行凹沟,纵行凹沟内有较细的轴突,因此,一条无髓神经纤维可含多条轴突,由于相邻的施万细胞衔接紧密,故无郎飞结(图 3-25)。

**2. 中枢神经系统的无髓神经纤维**　由于没有特异性的神经胶质细胞包裹,轴突裸露地走行于有髓神经纤维或神经胶质细胞之间。

有髓神经纤维的神经冲动通过郎飞结处的细胞膜进行传导,从一个郎飞结跳到下一个郎飞结,呈跳跃式传导,故传导速度快。无髓神经纤维因无髓鞘和郎飞结,神经冲动只能沿轴膜连续传导,故传导速度慢。

### (三) 神经

在周围神经系统中,神经纤维集合在一起形成神经纤维束,若干条神经纤维束聚集构成神经。多数神经同时存在有髓和无髓两种神经纤维。由于有髓神经纤维的髓鞘含髓磷脂,故肉眼观察时神经通常呈白色。

每条神经纤维表面的薄层结缔组织称神经内膜。在神经纤维束表面的几层扁平细胞称神经束膜。神经外表面包裹的致密结缔组织称神经外膜。神经外膜的结缔组织可延伸到神经纤维束间。在这些结缔组织中都存在小血管和淋巴管。

## 五、神经末梢

神经末梢指周围神经纤维的终末部分,形成各种末梢装置,终止于人体全身各种其他组织或器官内。神经末梢按功能可分为感觉神经末梢和运动神经末梢两大类。

### (一) 感觉神经末梢

感觉神经末梢是感觉神经元(假单极神经元)周围突的终末部分。该终末部分与其他组织共同形成感受器,接受内、外环境的各种刺激,并将刺激转化为神经冲动,通过感觉神经纤维传向中枢,产生感觉。感受器按其形态结构,可分为游离神经末梢和有被囊的神经末梢两类。

**1. 游离神经末梢** 结构简单,由失去施万细胞的有髓或无髓神经纤维的裸露轴突反复分成细支而成(图3-27)。广泛分布于表皮、角膜等处,或分布在各型结缔组织内,如真皮、骨膜、脑膜、关节囊、肌腱、韧带、筋膜和牙髓等处。游离神经末梢能感受温度、压力和某些化学物质的刺激,产生冷、热、轻触和疼痛的感觉。

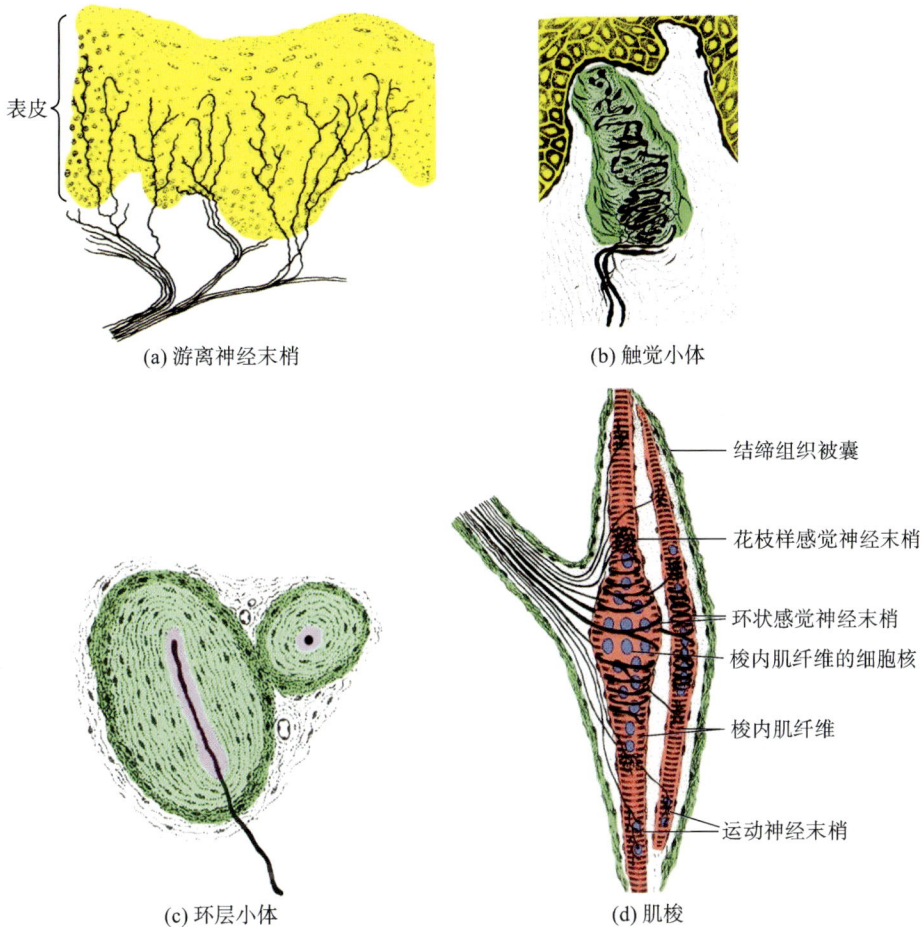

(a) 游离神经末梢　　(b) 触觉小体

(c) 环层小体　　(d) 肌梭

结缔组织被囊
花枝样感觉神经末梢
环状感觉神经末梢
梭内肌纤维的细胞核
梭内肌纤维
运动神经末梢

图 3-27　游离神经末梢仿真图、触觉小体、环层小体和肌梭

**2. 有被囊的神经末梢** 神经末梢的外面都有结缔组织被囊包裹,主要有触觉小体、环层小体和肌梭三种(图3-27)。触觉小体呈椭圆形,主要分布于皮肤真皮的乳头层,以手指掌侧最多,能感受触觉刺激。环层小体呈圆形或卵圆形,主要分布于真皮深层、胸膜、腹膜等处,能感受压觉和振动觉刺激。肌梭呈梭形,分布于骨骼肌内,能感受骨骼肌纤维的伸缩变化,是调控骨骼肌活动的本体感受器。

### (二)运动神经末梢

运动神经末梢是运动神经元的轴突分布在肌组织和腺体内的终末结构,也称效应器,支配和调节肌的活动和腺体的分泌。支配骨骼肌运动的躯体运动神经末梢抵达骨骼肌时失去髓鞘,其轴突反复发出分支,每一分支形成葡萄状终末,紧贴在骨骼肌纤维表面形成椭圆形板状隆起,称运动终板或神经肌连接(图3-28)。

分布于心肌、各种内脏及血管的平滑肌和腺体等处的内脏运动神经纤维较细,无髓鞘,分支末段呈串珠样膨大,贴附于肌纤维表面或穿行于腺细胞之间,与效应细胞建立突触。

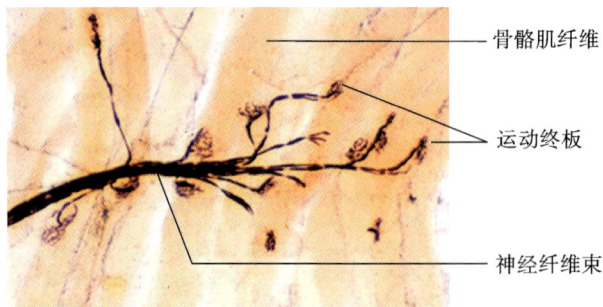

骨骼肌纤维

运动终板

神经纤维束

知识拓展 3-3

图 3-28　运动终板光镜图

→ 思考题

1．神经纤维是如何构成的？有髓神经纤维和无髓神经纤维有何区别？
2．中枢神经内的胶质细胞有哪些？血脑屏障是如何形成的？

思考题答案　　　练习题及答案

→ 本章小结

　　本章系统介绍了四种基本组织——上皮组织、结缔组织、肌组织和神经组织的结构、功能及分类。上皮组织以细胞紧密排列为特点，分为被覆上皮和腺上皮，具有保护、吸收、分泌等功能；结缔组织细胞外基质丰富，包括固有结缔组织、软骨、骨和血液等，主要起支持、连接和防御作用；肌组织分为骨骼肌、心肌和平滑肌，负责机体的运动和器官活动；神经组织由神经元和神经胶质细胞组成，负责信息的传递与整合。每种组织根据其形态和功能进一步细分，共同构成人体复杂而协调的生理系统基础。

（王　舜）

# 第四章

# 运动系统

本章 PPT

**【知识目标】**

掌握全身重要的骨性和肌性标志。熟悉运动系统的组成,全身各骨与肌肉的名称、位置、形态与功能。了解骨的构造、关节的组成及特点。

**【能力目标】**

能运用运动系统知识理解、分析运动系统相关临床疾病的病因诊治。

**【思政目标】**

深刻理解运动、健身的正确方式和对人体健康的意义,具备运用医学专业知识帮助运动失能人群做好康复的意识和能力。

## 导言

生命在于运动!运动是生命的源泉,是生命的动力,是生命的本质。你知道运动的解剖基础是什么吗?如何通过运动保持健康?老年人为什么容易发生骨质疏松?让我们通过本章的学习一起来探究这些奥秘。

运动系统由骨、骨连结和骨骼肌组成,形成人体的基本轮廓,具有支持、保护和运动的功能。全身各骨借不同的骨连结形式相连形成骨骼,构成人体的支架,支撑体重,形成人体基本形态。骨骼肌跨过一个或多个关节附着于骨骼上,在神经系统的支配下,牵拉骨骼完成各种随意运动。在运动中,骨起杠杆作用,关节是运动的枢纽,而骨骼肌则是动力器官。骨和关节是运动系统的被动部分,骨骼肌是运动系统的主动部分。在人体表面能直接看到或摸到的骨和肌的隆起或凹陷称为体表标志,临床上常用这些标志来确定器官、血管与神经的位置、走行,也可用于针灸取穴、穿刺定位等。

## 第一节　骨及骨连结

### 一、概述

#### (一)骨

骨是一种器官,主要由骨组织构成,有丰富的血管、淋巴管和神经。

**1. 骨的形态分类**　成人的骨共 206 块,除 6 块听小骨位于中耳外,其余按部位分为颅骨、躯干骨和四肢骨(图 4-1、图 4-2)。按形态,骨可分为长骨、短骨、扁骨和不规则骨。

**2. 骨的构造**　骨主要由骨质、骨膜和骨髓三部分构成(图 4-3)。

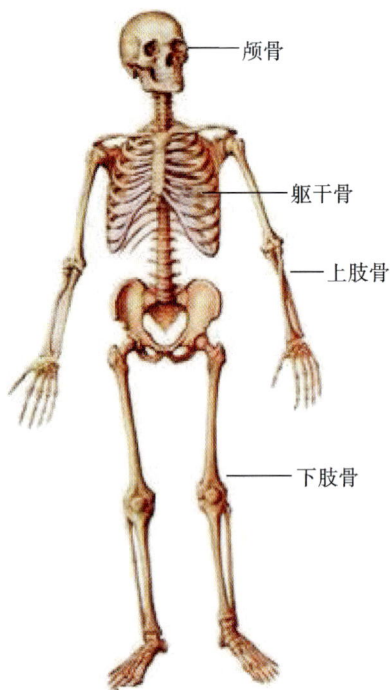

图 4-1　骨的分部

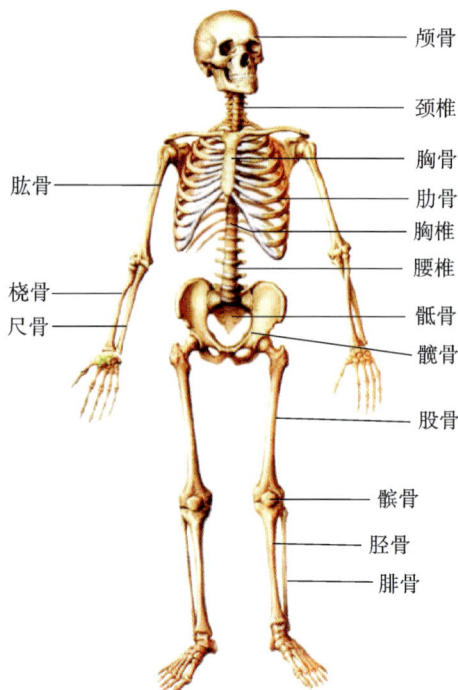

图 4-2　全身骨骼

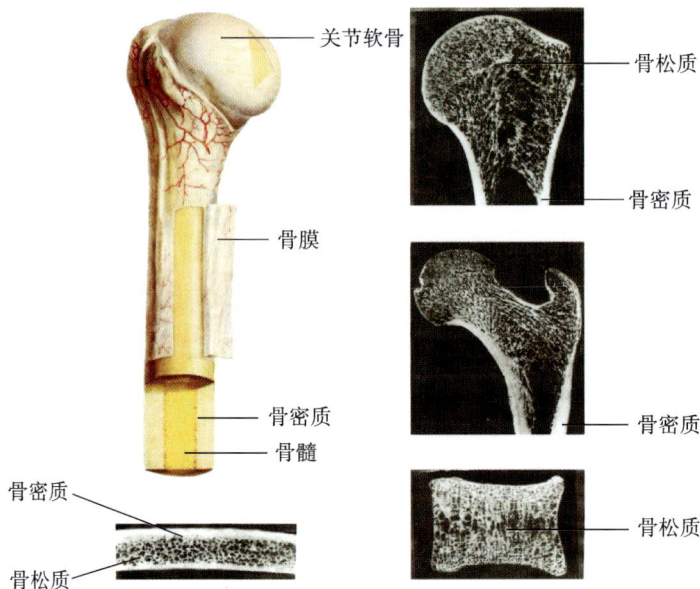

图 4-3　骨的构造

（1）骨质：由骨组织构成，是骨的主要组成部分。骨质按结构可分为骨密质和骨松质。骨密质结构致密坚硬，抗压、抗扭曲能力强，主要分布于长骨干和其他骨的表面。骨松质由许多片状的骨小梁构成，呈海绵状，位于骨的内部。

（2）骨膜：由致密结缔组织构成，位于骨的最外边，覆盖于关节面以外的骨表面，含有丰富的血管、神经和成骨细胞等。在骨的生长、修复和改建中起重要作用。

（3）骨髓：充填于骨髓腔和松质腔隙内，分黄骨髓和红骨髓。红骨髓内含不同发育阶段的红细胞和其他幼稚型血细胞，呈红色，具有造血功能。婴幼儿的骨髓腔内全部充满红骨髓，约 5 岁以后，骨髓腔中的红骨髓逐渐被黄色的脂肪组织代替,失去造血功能,称黄骨髓。但当机体严重缺血时,部分黄骨髓又可转变为红骨髓,重新恢复造血能力。在成人长骨的骺、短骨和扁骨的骨松质中终身保留红骨髓。因此,临床上常在髂骨等处进行骨髓穿刺取样检查骨髓象以诊断某些血液系统疾病。

**3. 骨的化学成分及物理性质**　骨的化学成分包括有机质和无机质两种,有机质主要是胶原纤维,无机质主要是钙盐。

骨的化学成分直接决定骨的物理性质。有机质使骨具有韧性和弹性,无机质使骨具有较强的硬度。由于骨中有机质与无机质两种成分的比例,随年龄的增长而发生变化,因此骨的物理性质亦随之发生变化。幼儿有机质和无机质各占一半,故骨的弹性较大而柔软,易发生变形,在外力作用下不易骨折,或折而不断,称青枝骨折。成人骨有机质和无机质的比例约为 3:7,最为合适,使骨既具有较大硬度又有一定的弹性。老年人的骨无机质所占比例更大,故韧性较差,脆性较大,易发生骨折。

知识拓展 4-1

**(二) 骨连结**

骨和骨之间的连接装置称为骨连结,按骨连结的形式不同可分为直接连接和间接连接两种。

**1. 直接连接**　骨与骨之间借纤维结缔组织、软骨或骨直接相连,其间无间隙,连结比较牢固,一般无活动或活动范围极小。根据连结组织不同,直接连接可分为纤维连结、软骨连结和骨性结合三种类型。

**2. 间接连接**　间接连接又称滑膜关节,简称关节,骨与骨之间借膜性的结缔组织囊连结而成,其结构特点是骨与骨之间有腔隙,内充滑液,因而通常具有较大的活动性。

(1) 关节的基本结构:包括关节面、关节囊和关节腔(图 4-4)。关节面是构成关节的各骨之间的接触面。关节面上覆盖一层光滑的关节软骨,具有弹性,有减小摩擦、缓冲外力的作用;关节囊由外层的纤维膜和内层的滑膜组成。关节腔是由关节面与关节囊滑膜层所围成的密闭腔隙,内有少量滑液,可润滑关节、减小摩擦,腔内为负压,有利于关节的稳定。

(2) 关节的辅助结构:除上述基本结构外,一些关节为适应其功能需要还形成了一些特殊的辅助结构,如韧带、关节盘和关节唇等。这些辅助结构对增加关节的灵活性、稳固性及缓冲震荡等有重要作用。

(3) 关节的运动:主要有屈和伸、内收和外展、旋转和环转等运动形式。

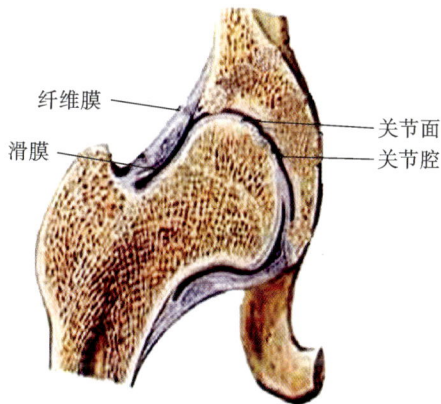

图 4-4　关节的基本结构

## 二、全身骨及其连结

**(一) 躯干骨及其连结**

成人躯干骨共 51 块,包括 26 块椎骨(颈椎 7 块、胸椎 12 块、腰椎 5 块、1 块骶骨、1 块尾骨),1 块胸骨和 12 对肋骨。它们借骨连结组成脊柱和胸廓。

**1. 脊柱**　由 24 块椎骨、1 块骶骨、1 块尾骨及其骨连结构成。

(1) 椎骨的一般形态:成人椎骨共 26 块,包括颈椎 7 块、胸椎 12 块、腰椎 5 块、骶骨 1 块(由 5 块骶椎融合而成)、尾骨 1 块(由 4 块尾椎融合而成)。椎骨由椎体和椎弓两部分组成。椎体在前,呈短圆柱状,椎弓在椎体后方。椎体和椎弓共同围成椎孔。各椎骨的椎孔连成贯穿脊柱的椎管,以容纳、保护脊髓。椎弓又分为连接椎体的椎弓根和宽阔的椎弓板。椎弓根上、下各有一切迹,分别称椎上切迹和椎下切迹,相邻椎骨之间在椎弓根处的上、下切迹共同围成椎间孔,孔内有脊神经通过。椎弓板上有七个突起:向后方伸出的一个称棘突;一对横突分别向左、右两侧伸出;椎弓向上、向下各伸出一对突起,分别称上关节突和下关节突(图4-5)。

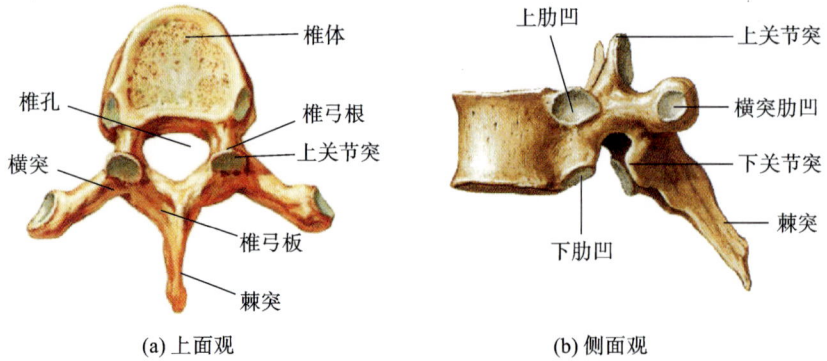

(a) 上面观

(b) 侧面观

**图4-5 椎骨(胸椎)的一般形态**

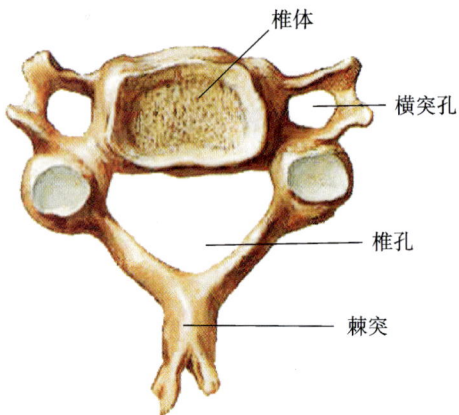

**图4-6 颈椎**

(2)各部椎骨的主要特征:不同部位的椎骨,除了上述的一般结构外,还有各自的特点。

①颈椎:椎体较小,棘突末端分叉,横突有孔,称横突孔,是颈椎的识别标志(图4-6)。另外,特化颈椎有如下几种。第1颈椎:又称寰椎,无椎体和棘突,呈环形(图4-7(a)(b))。第2颈椎:又称枢椎,有齿突(图4-7(c))。第7颈椎:棘突特长,又称隆椎,其棘突是计数椎骨的重要体表标志(图4-7(d))。

②胸椎:椎体呈心形,椎孔较小。椎体两侧有半圆形的上、下肋凹,与肋骨头形成关节;横突末端的前面有横突肋凹,与肋结节形成关节。棘突较长,斜向后下方,呈叠瓦状排列。关节突关节面几乎呈冠状位(图4-5)。

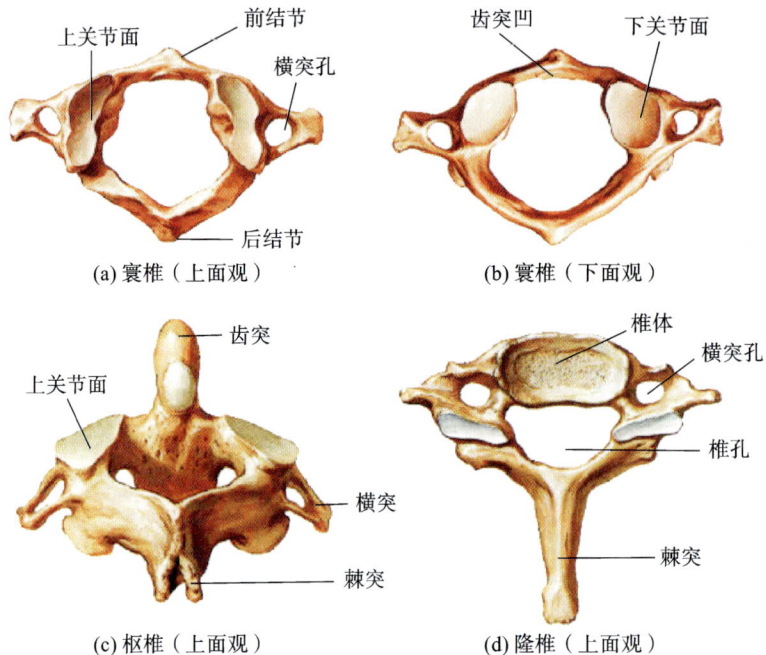

(a) 寰椎(上面观)

(b) 寰椎(下面观)

(c) 枢椎(上面观)

(d) 隆椎(上面观)

**图4-7 特化颈椎**

③腰椎:在全部椎骨中椎体最大,椎弓发达,椎孔较大,呈三角形。椎体粗壮,棘突宽厚,呈板状,水平后伸(图4-8)。棘突间空隙较宽,临床上常在下位腰椎棘突之间行腰椎穿刺。关节突关节面近乎呈矢状位。

④骶骨(图4-9):由5块骶椎融合而成,呈三角形,骶骨底向上,与第5腰椎体相接,底的前缘中部向前突出,称岬。骶骨尖向下,接尾骨。骶骨前面(盆面)光滑,有4对骶前孔。背面粗糙隆凸,沿中线有棘突融合而成的骶正中嵴,其外侧有4对骶后孔。骶前、后孔分别有骶神经的前支和后支通过。

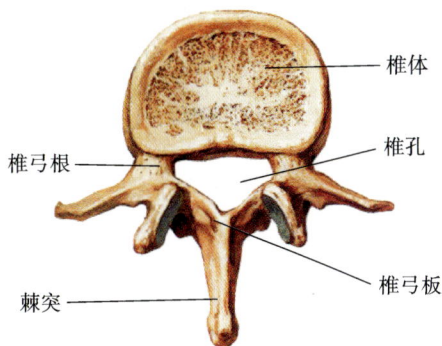

图 4-8 腰椎

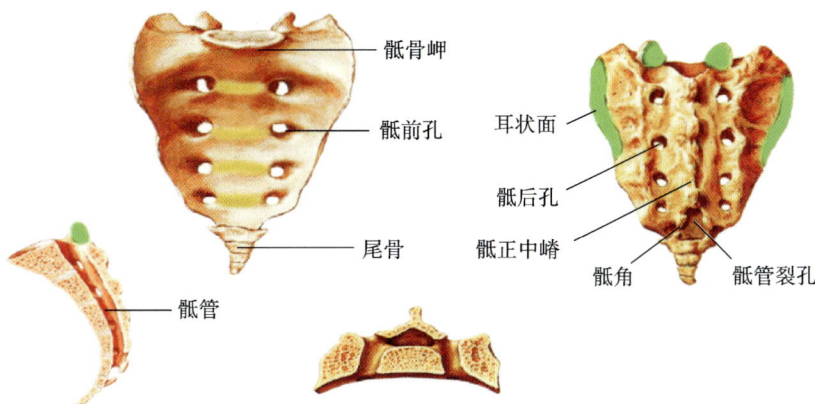

图 4-9 骶骨和尾骨

骶正中嵴下端有形状不整齐的开口,称骶管裂孔,此孔向上通骶管,其两侧有明显的突起,称骶角,可作为骶管裂孔的定位标志。临床上经骶管裂孔进行骶管麻醉。骶骨外侧部上宽下窄,上份有耳状面,与髂骨的耳状面构成骶髂关节,耳状面后方骨面凹凸不平,称骶粗隆。

⑤尾骨(图4-9):由3~4块退化的尾椎融合而成,略呈三角形,底与骶骨相接,尖向前下游离。

(3)椎骨间的连结:相邻的椎骨通过椎间盘、韧带和关节相连。

①椎间盘:位于相邻椎体之间,将其连接在一起的纤维软骨盘(第1、2颈椎间除外),由纤维环和髓核构成(图4-10)。髓核是位于中央部的柔软且富有弹性的胶冻状物质。纤维环是位于周围部的多层纤维软骨环,呈同心圆排列在髓核周围,质坚韧,牢固连接各椎体上、下面,保护髓核并限制髓核向周围膨出(图4-11)。椎间盘坚韧且富有弹性,承受压力时被压缩,除去压力后又复原,具有"弹性垫"样缓冲作用,并允许脊柱做各个方向的运动。成人23个椎间盘的厚薄不同,其中胸部最薄、颈部较厚、腰部最厚。颈、腰部的纤维环前厚后薄,尤其后外侧较薄弱,用力过猛时可致纤维环破裂,髓核膨出,压迫脊髓或脊神经根引起牵涉痛,临床上称为椎间盘突出症,腰部多见。

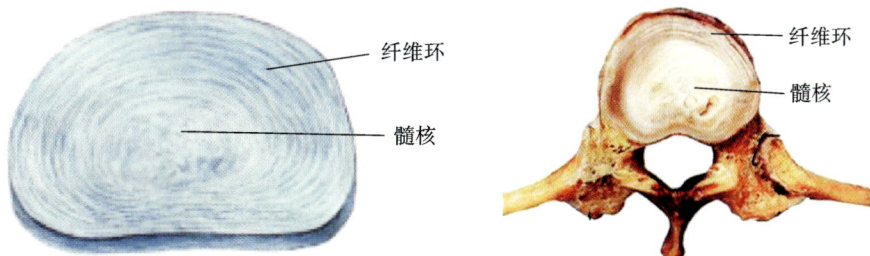

图 4-10 椎间盘

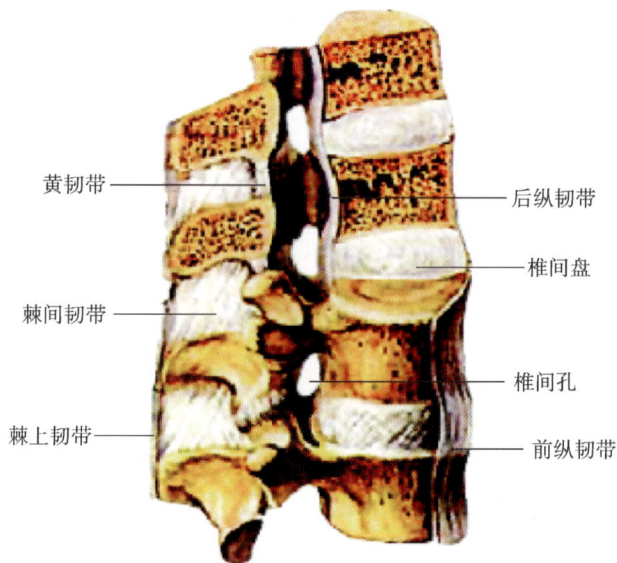

图 4-11　椎间盘与椎骨的韧带连接

②韧带：分别连接椎体和椎弓（图 4-11）。

连接椎体和椎间盘的韧带有前纵韧带和后纵韧带。前纵韧带是位于椎体和椎间盘前面的纵行长韧带，宽而坚韧，上至枕骨大孔前缘，下达第 1 或第 2 骶椎体，其纤维与椎体及椎间盘牢固连接，有防止脊柱过度后伸和椎间盘向前脱出的作用。后纵韧带是位于椎体和椎间盘后面的纵行长韧带，窄而坚韧；起自枢椎，下达骶管，有限制脊柱过度前屈和防止椎间盘向后脱出的作用。

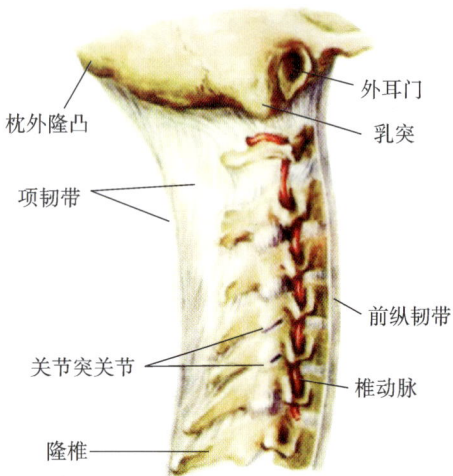

图 4-12　项韧带

连接椎弓间的韧带包括椎弓板、棘突、横突间的韧带连结，主要有黄韧带、棘间韧带、棘上韧带和横突间韧带。黄韧带位于椎管内，是连接相邻两椎弓板之间的短韧带，由黄色的弹性纤维构成，坚韧且富有弹性，协助围成椎管后壁，并有限制脊柱过度前屈的作用。棘间韧带是连接棘突之间的短韧带。棘上韧带是附于颈椎、胸椎、腰椎、骶椎各棘突尖之后的纵行长韧带，在颈部扩展为三角形板状的弹性膜，称为项韧带（图 4-12）。临床上行腰椎穿刺时，穿刺针依次穿过皮肤、皮下组织、棘上韧带、棘间韧带和黄韧带后进入椎管。

③关节：主要有关节突关节、寰枕关节和寰枢关节。关节突关节由相邻椎骨的上、下关节突的关节面构成。寰枕关节由寰椎侧块的上关节面与枕髁构成，属联动关节，可使头做俯仰、侧屈和环转运动。寰枢关节由寰椎和枢椎构成，寰椎以齿突为轴，可使头部做旋转运动。

（4）脊柱的整体观与运动：成年男性脊柱长约 70 cm，女性略短（图 4-13）。脊柱的长度可因姿势不同而略有差异，站立时因椎间盘被压缩而致长度比卧位时短 2～3 cm。椎间盘的总厚度约占脊柱全长的 1/4，老年人因椎间盘变薄，骨质萎缩，脊柱变短，而身高变矮。

①前面观：成年男性椎体自上而下依次增大，到第 2 骶椎为最宽，这与椎体的负重逐渐增加有关。自骶骨耳状面以下，因重力经髋骨传至下肢骨，椎体已无承重意义，故骶尾部椎体又逐渐缩小。

②后面观：所有椎骨棘突连贯形成纵嵴，在背部正中线上排列成一条直线。各部位棘突的走行

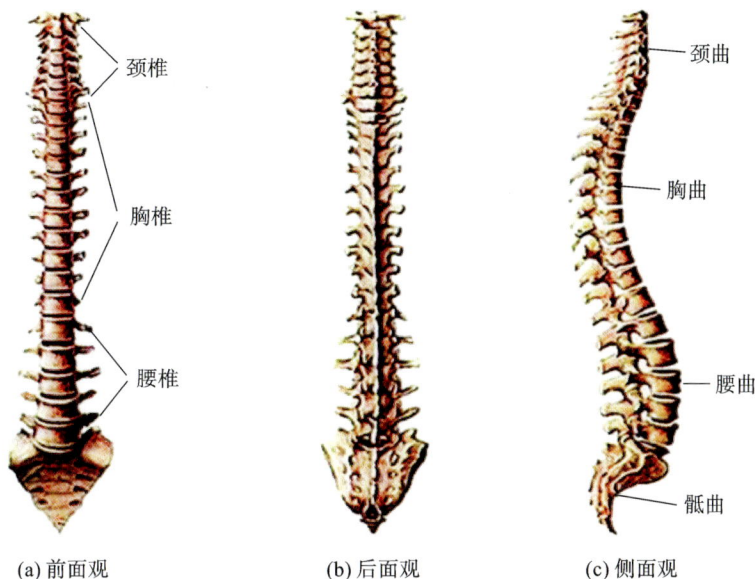

(a) 前面观　　　　　(b) 后面观　　　　　(c) 侧面观

图 4-13　脊柱整体观

方向有所不同,颈部棘突较短并分叉;胸部棘突向后下方,呈叠瓦状排列;腰部棘突呈板状,水平后伸。

③侧面观:可见颈曲、胸曲、腰曲、骶曲四个生理弯曲,颈曲和腰曲凸向前,胸曲和骶曲凸向后。脊柱的这些弯曲增大了脊柱的弹性,主要起维持人体重心稳定和减缓震荡的作用。胸曲和骶曲在胚胎时已形成。当婴儿开始抬头时,出现颈曲;婴儿开始坐起和站立时,出现腰曲。

④脊柱的运动:可做前屈、后伸、侧屈、旋转和环转运动。因各部位椎骨关节突关节的方向和形状、椎间盘的厚度、韧带的位置及厚薄等不同,脊柱各部位的运动性质和范围都有差异,同时也与年龄、性别和锻炼程度有关。在颈部,颈椎关节突的关节面略呈水平位,关节囊松弛,椎间盘较厚,故屈伸及旋转运动幅度较大。在胸部,因胸椎与肋骨相连,椎间盘较薄,关节突关节面呈冠状位,棘突呈叠瓦状等因素限制了胸椎的运动,故活动范围较小。在腰部,椎间盘最厚,关节突关节面几乎呈矢状位,故屈伸运动灵活但旋转运动受限。由于颈、腰部运动灵活,故损伤、骨质增生、椎间盘突出等多见于颈、腰部。

**2. 胸廓**　由 12 块胸椎、12 对肋、1 块胸骨和它们之间的连结共同构成。

(1) 胸骨:位于胸前壁正中的扁骨,上宽下窄,由上而下分为胸骨柄、胸骨体和剑突三部分(图 4-14)。胸骨柄近乎四边形,上缘中部凹陷,称颈静脉切迹,其两侧有锁切迹与锁骨相连接。胸骨体呈长方形,两侧有与第 2～7 肋软骨相连接的切迹。胸骨柄、体交界处略微向前隆凸,称胸骨角,其两侧连接第 2 肋软骨,在体表可扪及,是临床计数肋的重要骨性标志。剑突窄而薄,下端游离。

(2) 肋:共 12 对,左右对称,由肋骨和肋软骨构成。肋骨(图 4-15)是呈弯弓形的扁骨,分为头、颈和体三部分。肋骨后端稍膨大,称肋头,与胸椎椎体的肋凹形成关节。肋体扁薄,其下缘的内面有一浅沟,称肋沟,有肋间神经和血管经过。肋软骨由终身不骨化的透明软骨构成。肋骨前端连接肋软骨,后端与胸椎相连接。

(3) 胸廓的连结:构成胸廓的主要关节有肋椎关节和胸肋关节。肋椎关节包括肋头关节和肋横突关节。肋头关节由肋头的关节面与相应的胸椎椎体的肋凹构成,肋横突关节由肋结节的关节面与相应的横突肋凹构成。这两个关节在功能上是联动关节,运动时肋骨沿肋头至肋结节的轴线旋转,使肋的前部上升或下降,以增大或缩小胸廓前后径和横径,从而改变胸腔的容积。胸肋关节由第 2～7 肋软骨与胸骨相应的肋切迹构成。第 1 肋与胸骨柄之间为软骨结合。第 1～7 肋前端借肋软骨与

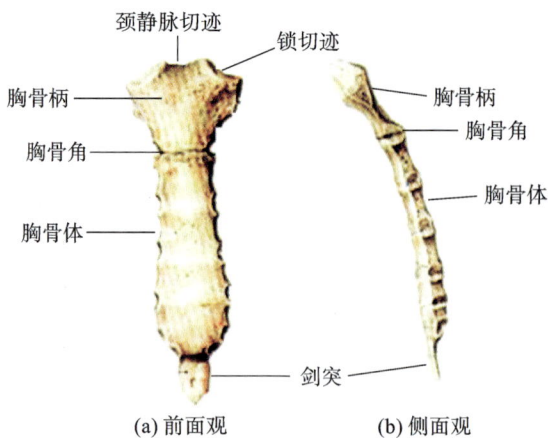

图 4-14　胸骨

(a) 前面观　　　(b) 侧面观

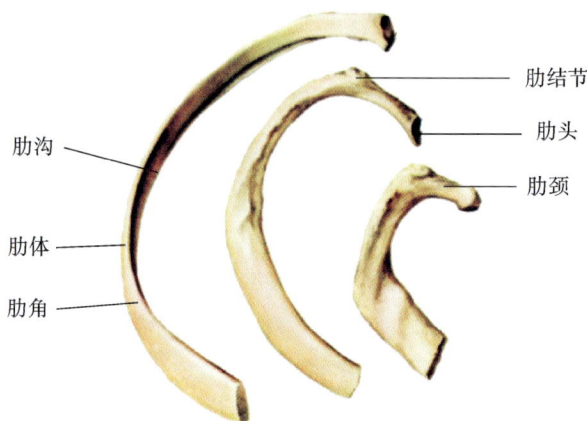

图 4-15　肋骨

胸骨直接连接,称为真肋;第 8～10 肋前端不直接与胸骨相连,而是依次与上位肋软骨形成软骨连结,称为假肋,并分别在两侧各形成一个肋弓。肋弓是临床触诊肝、脾的重要体表标志。第 11～12 肋前端游离于腹壁肌肉之中,称浮肋。

(4) 胸廓的整体观及其运动:成人胸廓(图 4-16)呈前后略扁的圆锥形,上窄下宽。胸廓有上、下两口和前、后、外侧壁。胸廓上口较小,由胸骨上缘、第 1 肋和第 1 胸椎围成,是胸腔与颈部的通道,有气管、食管及头颈上肢的大血管等结构通过。胸廓下口宽大,前高后低,由第 12 胸椎、第 11～12 肋前端、肋弓和剑突围成,由膈肌封闭。两侧肋弓在中线构成向下开放的胸骨下角。剑突尖约平对第 10 胸椎下缘。胸廓前壁最短,由胸骨、肋软骨及肋骨前端构成;后壁较长,由胸椎和肋角内侧的部分肋骨构成;外侧壁最长,由肋骨体构成。相邻两肋之间的间隙称肋间隙。

胸廓除具有保护和支持功能外,主要参与呼吸运动。吸气时,在肌的作用下,肋的前部抬高,伴胸骨上升,从而加大胸廓的前后径;肋上提时,肋体向外扩展,加大胸廓横径,使胸腔容积增大。呼气时,在重力和肌肉作用下,胸廓做相反的运动,使胸腔容积减小。

### (二) 颅骨及其连结

颅骨共 23 块(不包括中耳的 3 对听小骨),彼此借关节形成颅(图 4-17)。颅以眶上缘、外耳门上缘和枕外隆凸的连线为界,分为后上部的脑颅和前下部的面颅。

**1. 脑颅骨**　脑颅骨共 8 块,包括成对的颞骨和顶骨,不成对的额骨、筛骨、蝶骨和枕骨,它们共同围成颅腔。颅腔的顶是穹隆形的颅盖,由额骨、枕骨和顶骨构成。颅腔的底由蝶骨、枕骨、颞骨、额骨

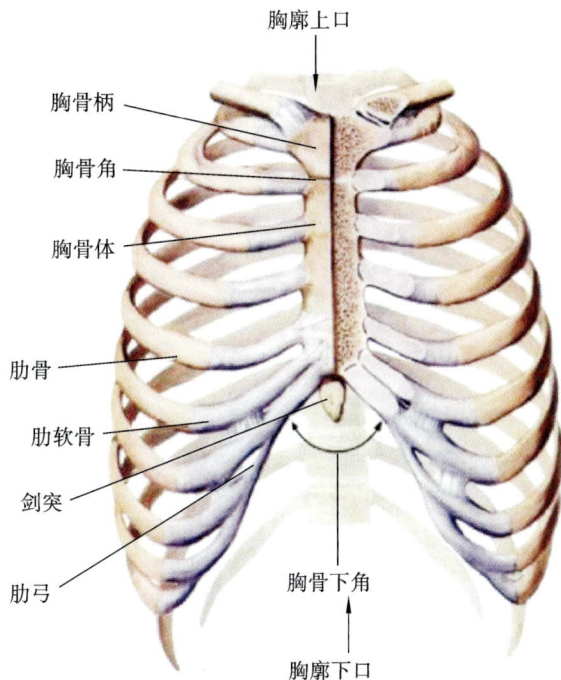

图 4-16 胸廓

和筛骨构成。

**2. 面颅骨** 共 15 块,其中成对的有鼻骨、泪骨、颧骨、上颌骨、下鼻甲和腭骨,不成对的有犁骨、下颌骨和舌骨。面颅骨参与构成眶、骨性鼻腔和骨性口腔。

下颌骨是最大的面颅骨,位于上颌骨下方,呈蹄铁形,分一体两支(图 4-18)。下颌体呈弓状,上缘构成牙槽弓,有容纳下牙根的牙槽。下缘圆钝,称下颌底。下颌体前外侧有一对颏孔。下颌支末端分叉形成前方的冠突、后方的髁突。下颌支后缘与下颌体的结合部称为下颌角,体表可摸到。下颌支内面有下颌孔,由此向前通过下颌管与颏孔相连通。

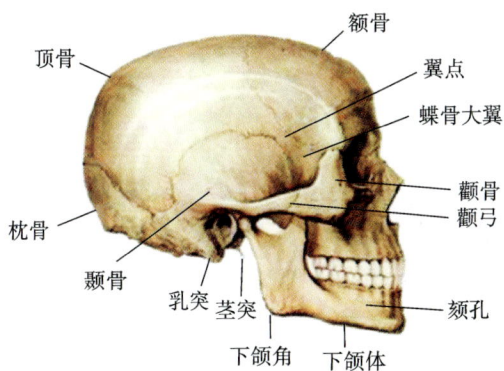

图 4-17 颅骨

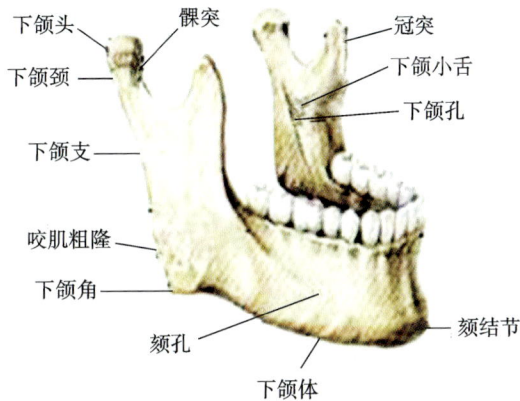

图 4-18 下颌骨

**3. 颅的整体观**

(1)颅的顶面观:成人颅顶呈卵圆形,前窄后宽,光滑隆凸。额骨与两侧顶骨连接处是冠状缝,位于正中两侧顶骨之间的称矢状缝;后方顶骨与枕骨之间的称人字缝。新生儿颅缝交界处由未完全骨化的结缔组织膜封闭,称为囟(图 4-19)。位于额骨和两侧顶骨之间的为前囟,呈菱形,于 1.5 岁左右闭合;位于两侧顶骨和枕骨之间的为后囟,呈三角形,出生后不久即闭合。

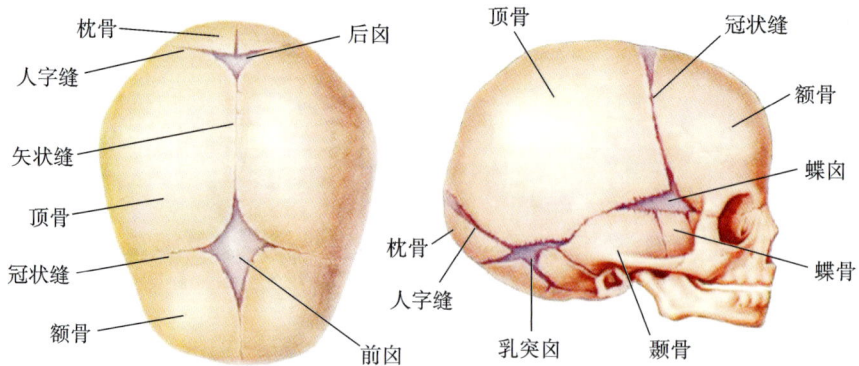

图 4-19　新生儿颅骨

（2）颅的侧面观：由额骨、蝶骨、顶骨、颞骨及枕骨构成，还可见到面颅的颧骨和上、下颌骨。侧面中部有外耳门，向内通外耳道，自外耳门向前有一骨梁，称颧弓。外耳门后方向下的突起称乳突。颧弓将颅侧面分为上方的颞窝和下方的颞下窝。颞窝内在额骨、顶骨、颞骨、蝶骨交汇处呈"H"形，称为翼点，内面有脑膜中动脉通过。此处骨质薄弱，受暴力打击时易骨折并损伤该血管，引起颅内血肿而危及生命。

（3）颅的前面观：前面自上而下分为额区、眶、骨性鼻腔及骨性口腔（图 4-20）。眶成对，略呈四棱锥体形，容纳视器，分一尖一底和上、下、内侧、外侧四壁。眶尖朝向后内，有视神经管通颅中窝；底即眶口，略呈四边形，其上、下缘分别称眶上缘、眶下缘。眶上缘中、内 1/3 交界处有眶上孔，眶下缘中点下方有眶下孔。上壁前外侧有泪腺窝，容纳泪腺。外侧壁较厚，由颧骨和蝶骨构成。上、外侧壁交界处的后份有眶上裂，通颅中窝。下壁中份有眶下沟前行，经眶下管向外开口于眶下孔。下、外侧壁交界处的后份有眶下裂。骨性鼻腔位于面颅中央，被骨性鼻中隔分为左、右两半。鼻腔外侧壁上有上、中、下三个卷曲的骨片，分别称为上鼻甲、中鼻甲和下鼻甲。各鼻甲下方都有独立的骨道，分别称为上鼻道、中鼻道、下鼻道。各鼻甲与鼻中隔之间共同的狭窄空间称总鼻道。上鼻甲后上方与蝶骨之间的浅窝称蝶筛隐窝。

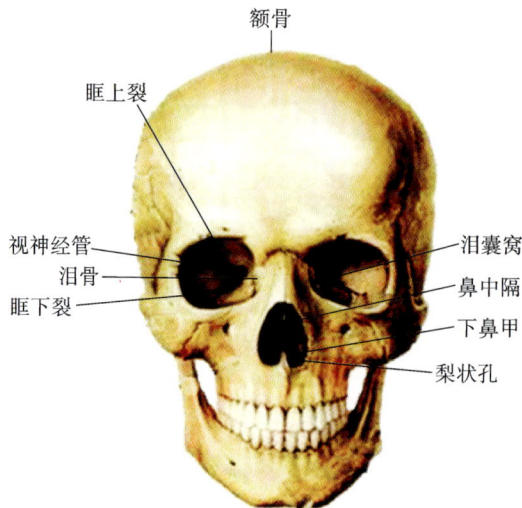

图 4-20　颅的前面观

骨性鼻腔周围有些颅骨内有含气的空腔，与鼻腔相通，称鼻旁窦，有减轻重量、发音共鸣作用。鼻旁窦主要有额窦、筛窦、蝶窦、上颌窦四对。额窦位于额骨眉弓深面，左、右各一，开口于中鼻道。蝶窦位于蝶骨体内，被内板隔成左、右两腔，开口于蝶筛隐窝。筛窦位于筛骨迷路内，呈蜂窝状，分前、中、后三群,前、中群开口于中鼻道,后群开口于上鼻道。上颌窦最大,位于上颌骨体内,开口于中鼻道,因其窦口高于窦底,故直立时不易引流。

(4)颅的后面观:可见枕鳞和人字缝。枕鳞中央最凸出处为枕外隆凸,由此向两侧延伸至乳突根部的骨嵴称上项线,其下方与之平行的是下项线。

(5)颅的内面观:颅盖内面光滑但不平坦,有许多脑回及血管分支的压迹。颅底内面高低不平,与脑底面形态一致,分为颅前窝、颅中窝及颅后窝。窝内有很多孔和裂,大多与颅底外面相通,为血管、神经穿过的通道,如筛孔、垂体窝、圆孔、卵圆孔、棘孔、眶上裂、视神经管、枕骨大孔等(图4-21)。

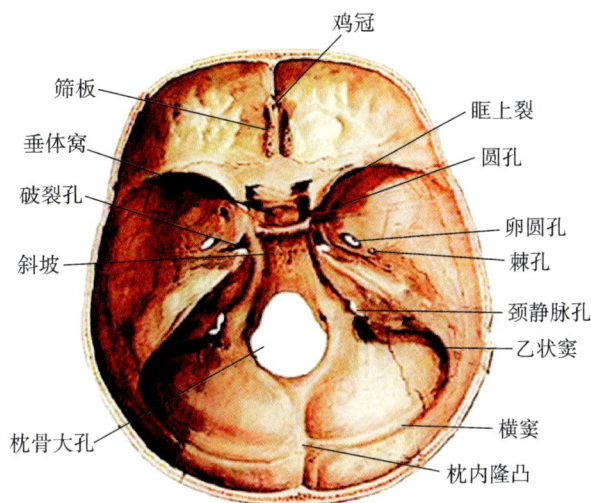

图 4-21 颅的内面观

(6)颅的下面观:颅底外面高低不平,有很多神经、血管通过的孔裂,如卵圆孔、棘孔、颈静脉孔、颈动脉管外口、破裂孔等(图4-22)。

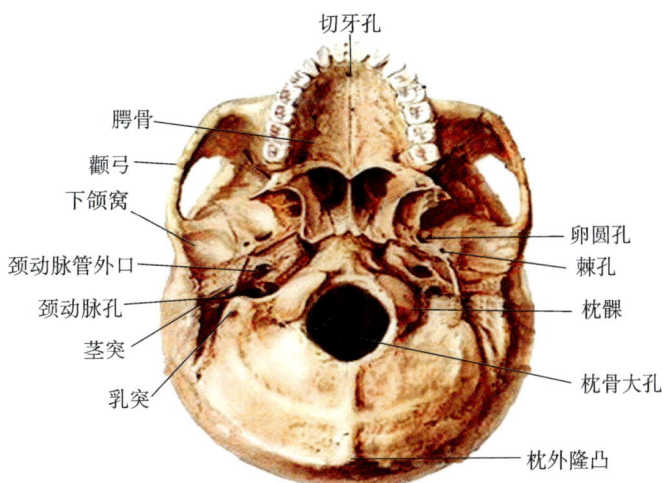

图 4-22 颅的下面观

**4. 颅骨间的连结** 颅骨之间多为直接连接,十分牢固,只有颞下颌关节可以活动。颞下颌关节由下颌骨的髁突与颞骨下颌窝及关节结节构成(图4-23),可使下颌骨做上下、前后及左右运动。关节腔内含有关节盘,关节囊松弛,容易脱位。

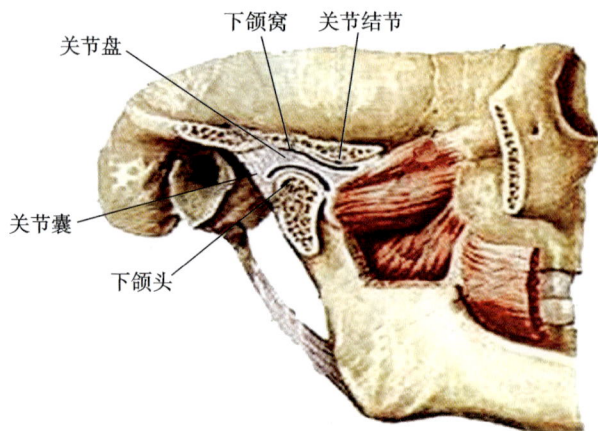

图 4-23　颞下颌关节

### （三）上肢骨及其连结

**1. 上肢骨**　由上肢带骨和上肢自由骨组成，每侧 32 块，共 64 块。上肢带骨包括锁骨与肩胛骨，上肢自由骨包括肱骨、尺骨、桡骨、手骨（腕骨、掌骨、指骨）。

（1）锁骨：呈"～"形，位于胸廓前上方，全长于皮下均可摸到，是重要的骨性标志。其内侧 2/3 凸向前，外侧 1/3 凸向后。内侧端粗大，与胸骨柄相连，称为胸骨端；外侧端扁平，称肩峰端（图 4-24）。锁骨具有固定上肢、支持肩胛骨、方便上肢灵活运动的重要作用。

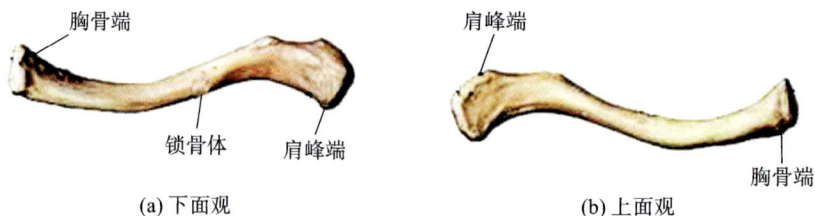

(a) 下面观　　　　　　　　　　　(b) 上面观

图 4-24　锁骨

（2）肩胛骨：呈三角形，附于胸廓后外面，可分为两面、三缘、三角（图 4-25）。前面微凹，称肩胛下窝。后面有一横嵴，称肩胛冈，末端延为肩峰，是肩部最高点。肩胛冈上、下方的浅窝分别称为冈上窝和冈下窝。肩胛上角、肩胛下角分别平对第 2 肋、第 7 肋，易于摸到，是计数肋骨的重要体表标志。

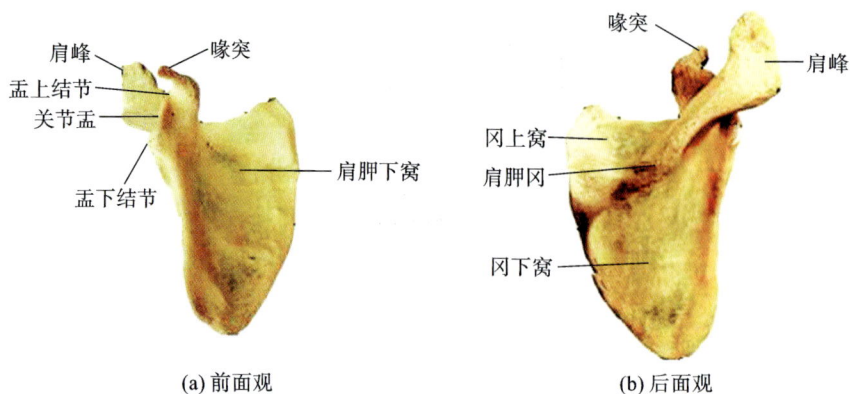

(a) 前面观　　　　　　　　　　　(b) 后面观

图 4-25　肩胛骨

（3）肱骨：位于臂部，分一体两端（图 4-26）。上端为膨大的半球状肱骨头。肱骨头外下方缩细处，称解剖颈，肱骨上端与体交汇处为外科颈，此处最易发生骨折。肱骨体外侧面中部有粗糙的三角肌粗隆。后面有一自上斜向外下的浅沟，称桡神经沟，桡神经和肱深动脉沿此沟紧贴肱骨干下行，肱骨中段骨折时易损伤桡神经。下端外侧部前面有半球状的肱骨小头；内侧部有形如滑车的肱骨滑车。肱骨小头外侧和滑车内侧各有一突起，分别称为肱骨外上髁和肱骨内上髁。肱骨内上髁后下方有尺神经沟，有尺神经经过，肱骨内上髁骨折时易损伤尺神经。

（4）尺骨（图 4-27）：位于前臂内侧。上端粗大，前面有滑车切迹，为一半球状深凹。切迹后上方的突起称为鹰嘴。下端为尺骨头，头后内侧的椎状突起，称尺骨茎突。

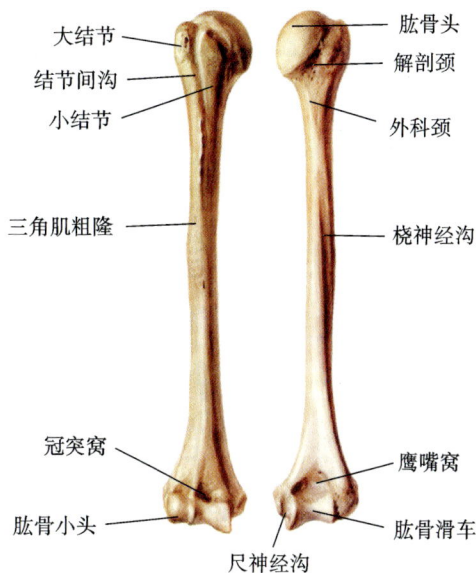

图 4-26 肱骨

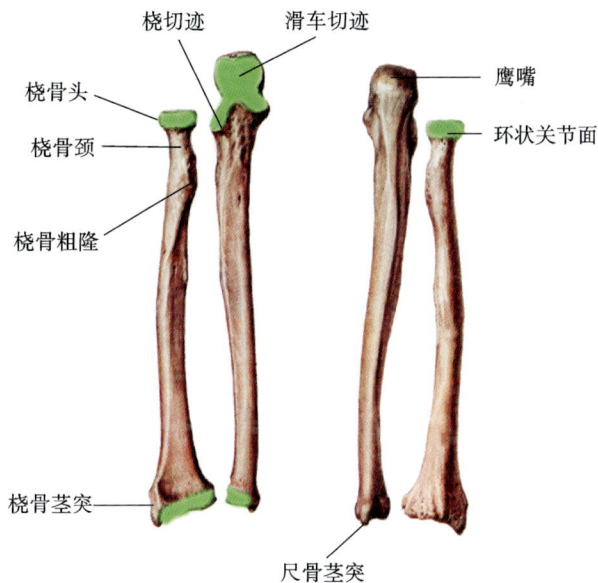

图 4-27 尺、桡骨

（5）桡骨（图 4-27）：位于前臂外侧。上端膨大为桡骨头，下端外侧向下突出，称桡骨茎突。

（6）手骨：包括 8 块腕骨、5 块掌骨和 14 块指骨（图 4-28）。

**2. 上肢骨的连结**

（1）肩关节：由肩胛骨的关节盂和肱骨头构成（图 4-29）。肱骨头大而圆，关节盂较浅小，关节囊薄而松弛，其前、后和上方都有肌肉和韧带加强，下方最为薄弱，故肩关节易向前下方脱位。肩关节为全身最灵活的关节，可做屈、伸、内收、外展、旋内、旋外及环转运动。

（2）肘关节：由肱骨下端和尺骨、桡骨上端构成（图 4-30）。一个关节囊内包括三组关节，即肱桡关节、肱尺关节、桡尺近侧关节。肘关节囊前、后壁薄而松弛，两侧壁厚而紧张，并有韧带加强。后壁最为薄弱，故桡、尺骨易向后方脱位。肘关节可做屈、伸运动。肱骨内、外上髁与尺骨鹰嘴在屈肘时呈三角形，伸肘时呈一条直线。当肘关节发生脱位时，三点位置关系发生改变。

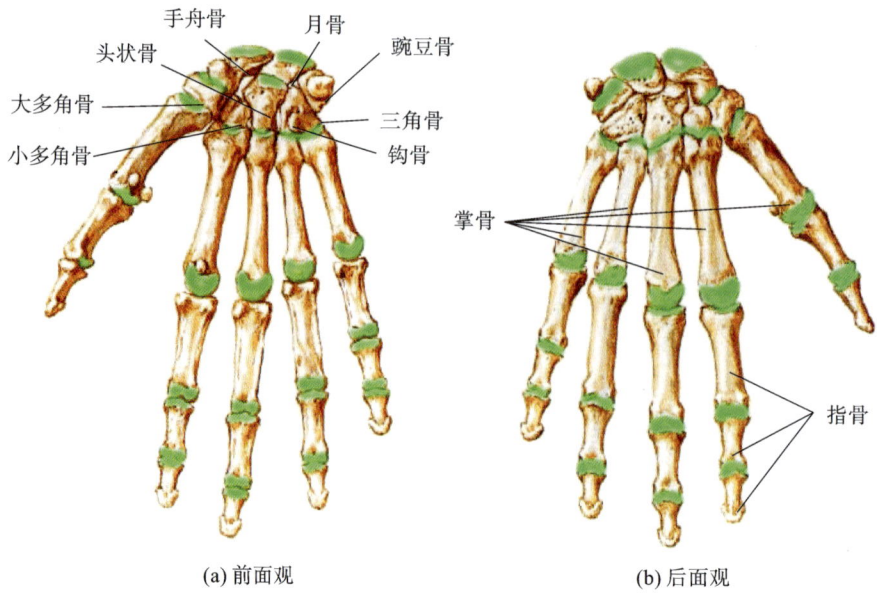

手舟骨　月骨
头状骨　　　腕豆骨
大多角骨
小多角骨　　三角骨
　　　　　钩骨

掌骨

指骨

(a) 前面观　　　　　　　　　　　(b) 后面观

图 4-28　手骨

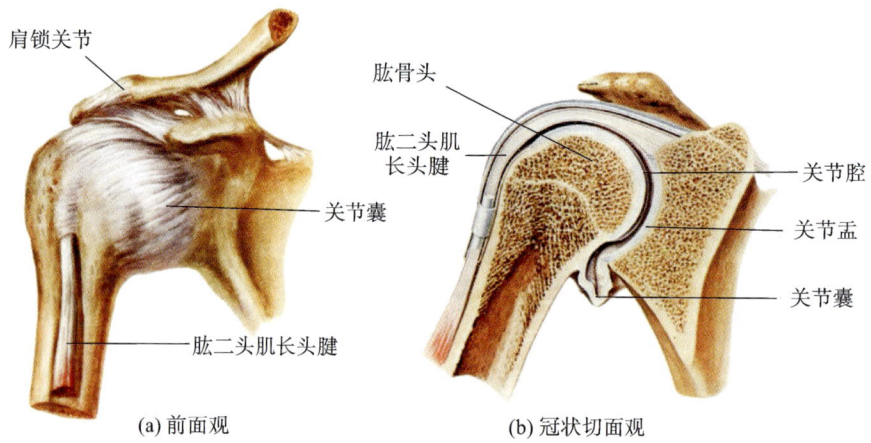

肩锁关节
　　　　　　　肱骨头
　　　　　　肱二头肌
　　　　　　长头腱
关节囊
　　　　　　　　　　　　　关节腔
　　　　　　　　　　　　　关节盂
　　　　　　　　　　　　　关节囊
肱二头肌长头腱

(a) 前面观　　　　　　　　　　　(b) 冠状切面观

图 4-29　肩关节

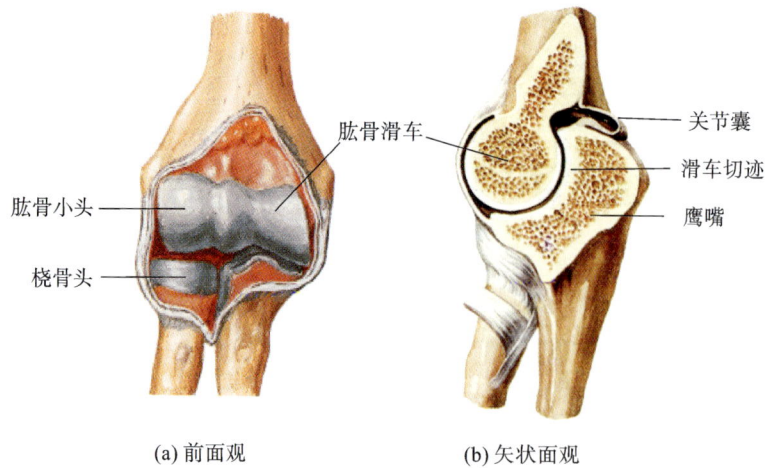

　　　　　　肱骨滑车
肱骨小头
桡骨头
　　　　　　　　　　　　　关节囊
　　　　　　　　　　　　　滑车切迹
　　　　　　　　　　　　　鹰嘴

(a) 前面观　　　　　　　　　　　(b) 矢状面观

图 4-30　肘关节

（3）桡腕关节：由桡骨下端的腕关节面和尺骨头下方的关节盘与手舟骨、月骨、三角骨构成。桡腕关节可做屈、伸、收、展以及环转运动。

### （四）下肢骨及其连结

**1. 下肢骨** 下肢骨由下肢带骨和自由下肢骨组成，每侧 31 块，两侧共 62 块。

（1）髋骨：由髂骨、耻骨和坐骨组成，左右各一（图 4-31）。左右髋骨与骶骨、尾骨共同组成骨盆。幼年时髂骨、耻骨和坐骨三骨之间由软骨连接，至 16 岁左右软骨完全骨化后三骨合为一块骨。髋骨下外侧髂骨、耻骨、坐骨三骨汇合处称髋臼，是一大而深的窝，与股骨头构成髋关节。髋臼下部有一大孔，称闭孔。髂骨上方为宽阔的骨板，其上缘肥厚，称髂嵴。髂嵴前、后端分别称为髂前上棘和髂后上棘。髂前上棘向后 5~7 cm 处，髂嵴较厚且向外突出，称为髂结节，是重要的骨性标志，临床上常在此处进行骨髓穿刺，抽取红骨髓检验其骨髓象。两侧髂嵴最高点的连线约平对第 4 腰椎棘突，是确定脊柱下部椎骨序数的骨性标志，临床上腰椎穿刺或麻醉多依此定位。髂骨翼内面的平滑浅窝称髂窝，髂窝下界的圆钝骨嵴称弓状线，向前延续为耻骨梳，终于耻骨结节。髂骨翼后下方粗糙的骨面称耳状面，与骶骨耳状面构成骶髂关节。坐骨位于髋骨的后下部，分为坐骨体和坐骨支两部分。坐骨体组成髋臼的后下 2/5，肥厚粗壮，后缘有一向后伸出的三角形突起，称坐骨棘，棘下方有坐骨小切迹。坐骨棘上方与髂后下棘之间即为坐骨大切迹。坐骨体下后部为较细的坐骨支，其末端与耻骨下支结合。坐骨体与坐骨支移行处的后部为粗糙厚实的隆起，称坐骨结节。耻骨位于髋骨的前下部，分为一体两支。耻骨体构成髋臼的前下 1/5，向前内伸出耻骨上支，其末端急转向下，成为耻骨下支。耻骨上支上面有一条锐嵴，称耻骨梳，向后移行于弓状线，向前终于耻骨结节，是重要的体表标志。耻骨上、下支相互移行处内侧为一椭圆形粗糙面，称耻骨联合面，两侧联合面借软骨相接，构成耻骨联合。

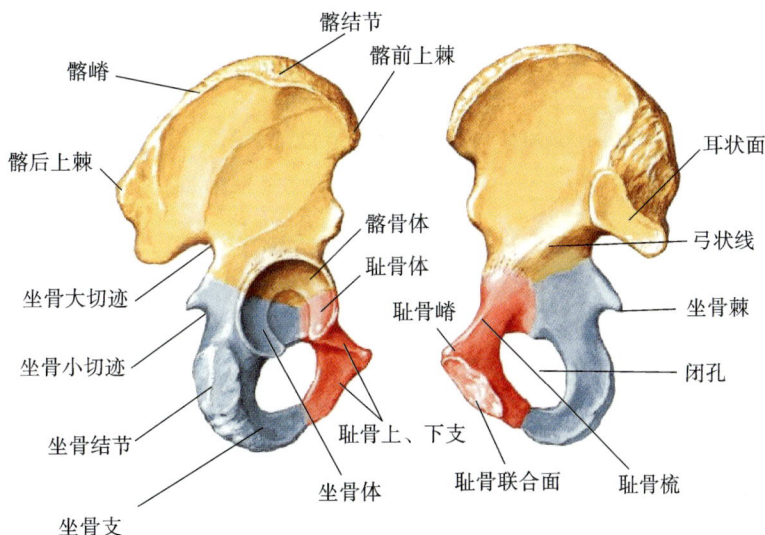

图 4-31　髋骨

（2）股骨：位于股部，是人体最长最粗的长骨，约占身高的 1/4，分一体两端（图 4-32）。上端朝向内上方，包括股骨头、股骨颈及大、小转子。股骨头呈球形，头的外下方较细部分为股骨颈。股骨颈与股骨体的交界处有两个隆起，上外侧的大隆起为大转子，是重要的体表标志；内下侧的小隆起为小转子。股骨体粗壮、略向前凸，上段呈圆柱形，中段呈三棱形，下段前后略扁。股骨体的前面光滑，后面有粗糙的臀肌粗隆。股骨下端有两个向后下方的膨大突起，分别称为内侧髁和外侧髁。内、外侧髁的前、下、后面都是光滑的关节面。两髁前方的关节面彼此相连形成髌面，与髌骨相接。两髁之间的深窝称髁间窝。两髁侧面的最凸出处分别为内上髁和外上髁。

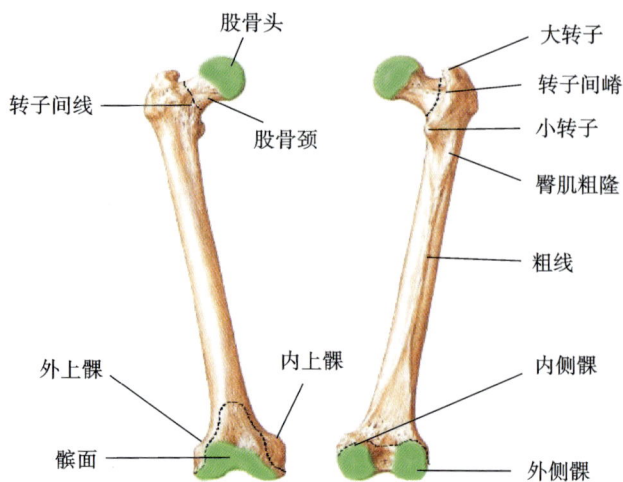

图 4-32　股骨

（3）髌骨：略呈三角形，位于股骨下端前面，包埋于股四头肌腱内，是全身最大的籽骨（图 4-33）。前面粗糙，后面为光滑的关节面，参与膝关节的构成。髌骨可在体表扪及。

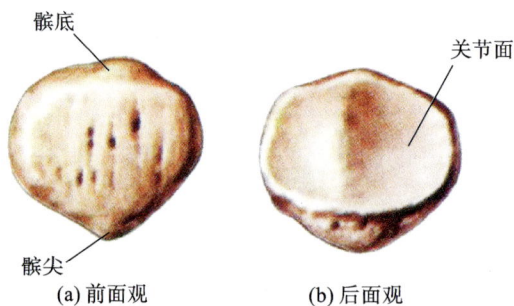

(a) 前面观　　　　(b) 后面观

图 4-33　髌骨

（4）胫骨：位于小腿内侧的粗大长骨，分为一体两端（图 4-34）。上端膨大形成内侧髁和外侧髁，两髁之间的骨面隆凸称为髁间隆起。上端前面的粗糙隆起称胫骨粗隆。内、外侧髁和胫骨粗隆均可于体表扪及。胫骨体呈三棱柱形，前缘锐利，内侧面光滑平坦、无肌肉覆盖，均可在体表扪及。下端稍膨大，向内下方伸出一突起，称内踝。

（5）腓骨：位于小腿的外侧，细而长，分为一体两端（图 4-34）。上端稍膨大，称腓骨头。下端稍膨大，形成外踝，其内侧有关节面与胫骨下端的关节面共同参与构成踝关节。腓骨头和外踝都可在体表扪及。

（6）足骨：由 7 块跗骨、5 块跖骨和 14 块趾骨组成（图 4-35）。

**2. 下肢骨的连结**

（1）骨盆：由骶骨、尾骨和左右髋骨连接而成（图 4-36）。骨盆以界线为界，可分为上方的大骨盆和下方的小骨盆。界线是由骶骨岬、弓状线、耻骨梳、耻骨联合上缘构成的环形线。小骨盆有上、下两口，上口即界线；下口高低不平，由尾骨尖、骶结节韧带、坐骨结节、坐骨支、耻骨下支、耻骨联合下缘围成；上、下口之间为骨盆腔。两侧耻骨联合面借纤维软骨连接形成耻骨联合，两侧坐骨支与耻骨下支连成耻骨弓，它们之间的夹角称为耻骨下角。青春期以后，骨盆的形态出现性别差异（表 4-1、图 4-37）。

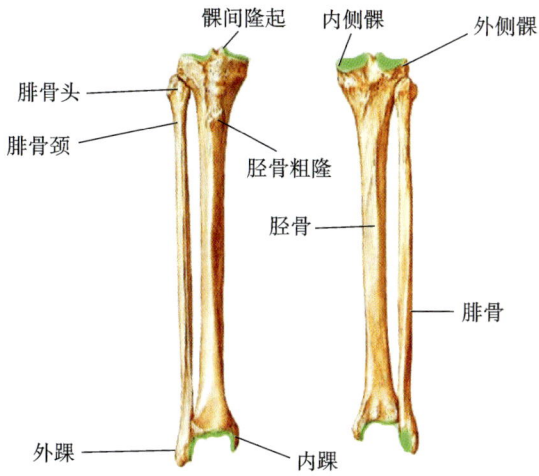

图 4-34 胫骨、腓骨

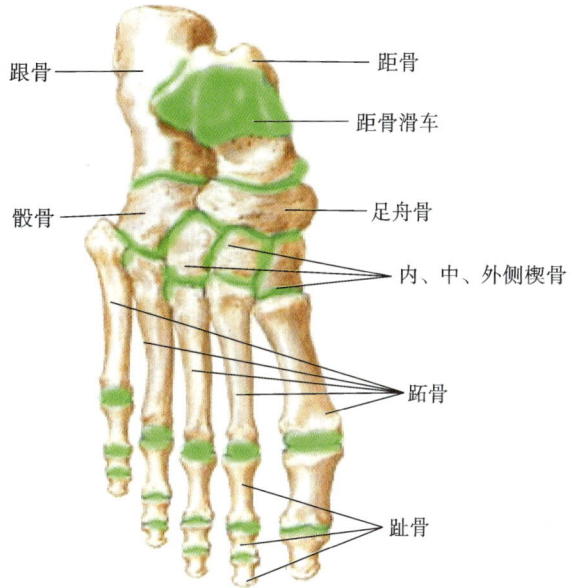

图 4-35 足骨

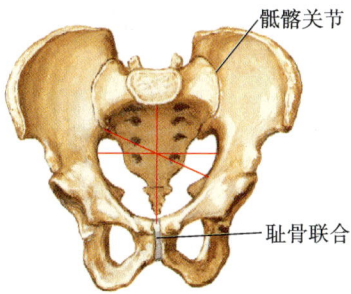

(a) 骨盆的前面观

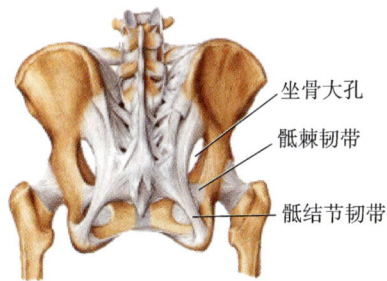

(b) 骨盆韧带后面观

图 4-36 骨盆

表 4-1 男、女性骨盆形态差异

| 区别要点 | 男 性 | 女 性 |
| --- | --- | --- |
| 骨盆下口 | 较窄 | 较宽 |
| 骨盆腔形状 | 漏斗形 | 圆桶形 |
| 耻骨下角 | 70°～75° | 90°～100° |

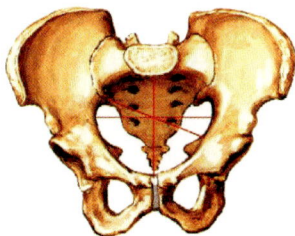

(a) 男性

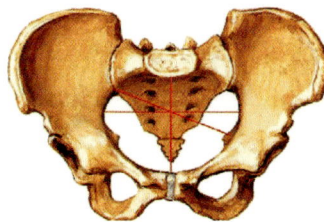

(b) 女性

图 4-37 男性与女性骨盆比较

（2）髋关节：由髋臼和股骨头构成（图 4-38）。纤维软骨附着在髋臼周缘构成髋臼唇，以增加髋臼的深度。股骨头的关节面约占整个圆球的 2/3，几乎全部纳入髋臼内与髋臼的关节面接触。关节囊厚而坚韧，囊内有股骨头韧带，囊外有髂股韧带等韧带加强。髋关节可做屈、伸、内收、外展、旋内、旋外和环转运动。关节囊后下壁较薄弱，股骨头易向下脱位。

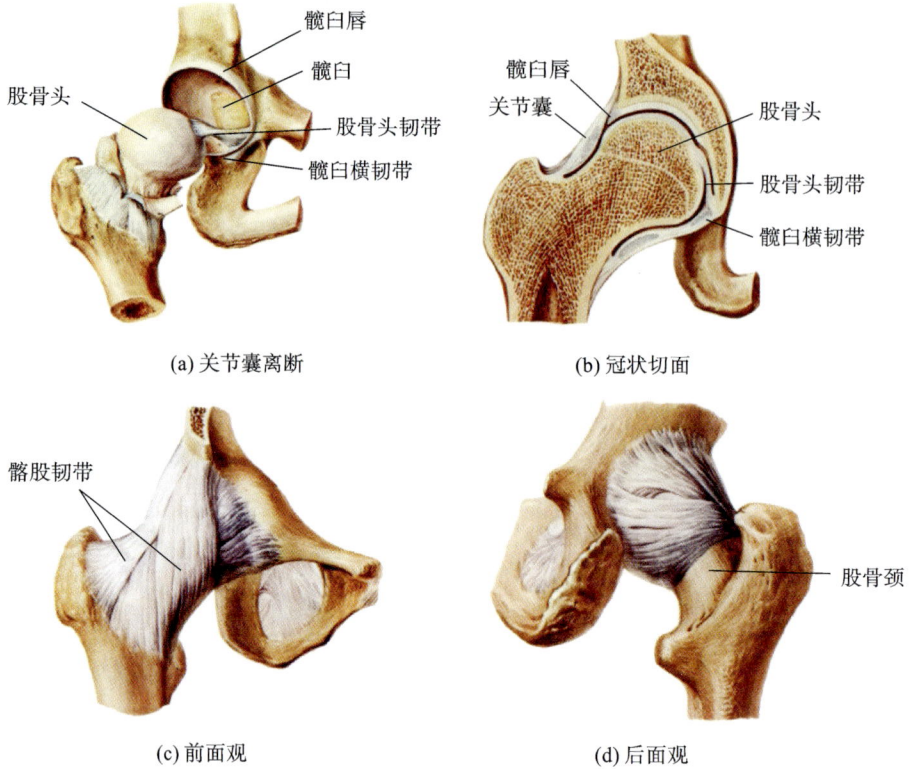

（a）关节囊离断      （b）冠状切面

髋臼唇　髋臼　股骨头　股骨头韧带　髋臼横韧带　关节囊

髂股韧带

（c）前面观      （d）后面观　股骨颈

图 4-38　髋关节

（3）膝关节：人体最大、最复杂的关节，由股骨内、外侧髁与胫骨内、外侧髁及髌骨构成（图 4-39）。膝关节囊薄而松弛，附于各关节面的周缘，由囊内的前、后交叉韧带，前壁的髌韧带，两侧的胫、腓侧副韧带等加强加固，以增加关节的稳定性。

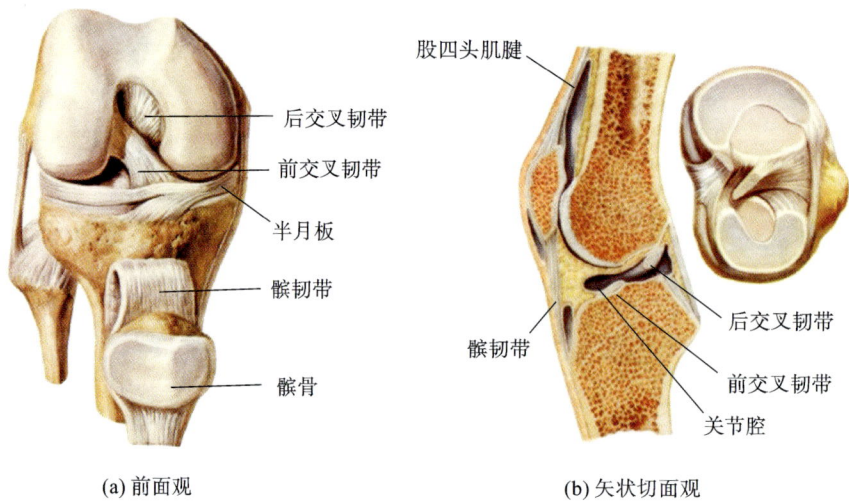

（a）前面观：后交叉韧带　前交叉韧带　半月板　髌韧带　髌骨

（b）矢状切面观：股四头肌腱　髌韧带　后交叉韧带　前交叉韧带　关节腔

图 4-39　膝关节

在股骨和胫骨的内、外侧髁关节面之间垫有两块由纤维软骨构成的内、外侧半月板。半月板外缘厚、内缘薄,内侧半月板呈较大的"C"形,外侧半月板呈较小的"O"形,既增大了关节窝的深度,又使胫骨内、外侧髁关节面与股骨内、外侧髁关节面相适应,具有缓冲压力、吸收震荡的作用。由于半月板的形态和位置随膝关节的运动而改变,故膝关节突然进行强力运动时,易造成半月板损伤或撕裂。膝关节主要做屈、伸运动。

(4) 距小腿关节:亦称踝关节,由胫骨、腓骨的下端和距骨构成(图 4-40)。关节囊前、后壁薄而松弛,两侧有韧带加强,内侧的三角韧带很坚韧,外侧的三条韧带较薄弱。踝关节能做背屈(伸)和跖屈(屈)运动。踝关节做跖屈运动时稳定性较弱,易发生内外翻扭伤(内翻多见)。

(5) 足弓:由跗骨、跖骨借其骨连结形成的一个凸向上方的弓,称足弓(图 4-41)。足弓可分为前后方向的内、外侧纵弓和内外方向的横弓。足弓增加了足的弹性,使足成了具有弹性的"三脚架",既保证直立时足底着地支撑的稳固性,又能在行走和跳跃时发挥缓冲震荡的作用,还可保护足底的血管和神经免受压迫。足弓主要借骨连结、肌腱、韧带来维持,当这些结构发育不良或损伤时,足弓便可能塌陷,形成扁平足。

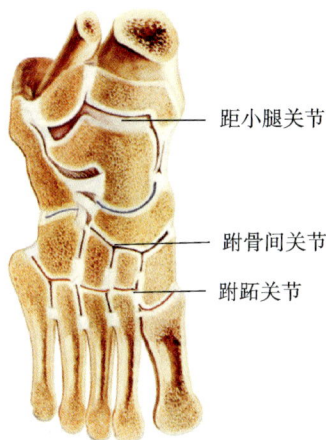

图 4-40　距小腿关节　　　　　　　　图 4-41　足弓

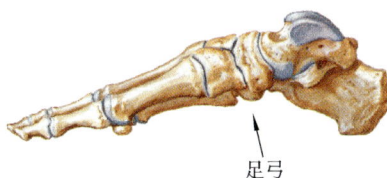

# 第二节　骨　骼　肌

## 一、概述

运动系统的肌均属骨骼肌,受人的意识支配,故又称随意肌。骨骼肌约有 600 块,约占体重的 40%。每块肌都是一个器官,具有一定的形态、结构和辅助装置,执行一定的功能,且有丰富的血管和淋巴管分布。

### (一) 肌的基本构造和分类

每块骨骼肌均包括肌腹和肌腱两部分。肌腹主要由肌纤维组成,色红、柔软,具有一定的收缩和舒张功能。肌腱主要由致密结缔组织构成,色白、强韧而无收缩功能。阔肌的肌腱又称腱膜。

肌根据其形态可分为长肌、短肌、扁肌和轮匝肌四种(图 4-42)。

肌根据其功能分为屈肌、伸肌、内收肌、外展肌、旋内肌、旋外肌等。

肌根据其位置分为头肌、颈肌、躯干肌、四肢肌等。

### (二) 肌的起止和配布

肌通常以两端附着于两块或两块以上的骨面上,中间跨过一个或多个关节。肌收缩时两骨彼此

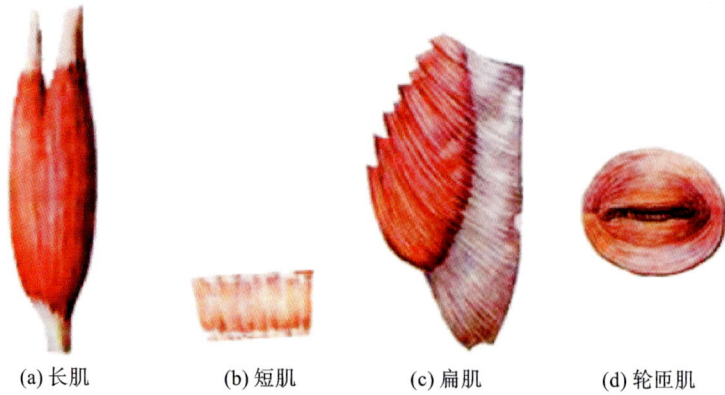

(a) 长肌　　　(b) 短肌　　　(c) 扁肌　　　(d) 轮匝肌

图 4-42　肌的形态

靠近而产生运动,其中一骨的位置相对固定,另一骨相对移动。通常把肌在固定骨上的附着点称为起点,而在移动骨上的附着点称为止点(图 4-43)。每一个关节至少配布有两组运动方向完全相反的肌,这些在作用上相互对抗的肌称为拮抗肌,而作用相同的肌称为协同肌。

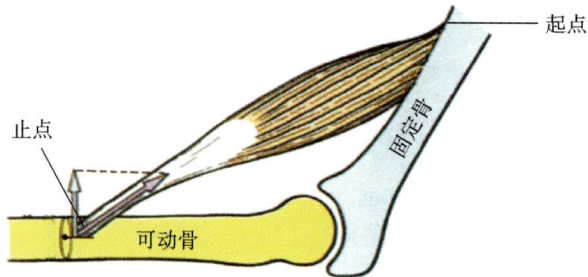

图 4-43　肌的起止点

### (三) 肌的辅助装置

肌的辅助装置有筋膜、滑膜囊和腱鞘等。它们具有协助肌的活动、保持肌的位置、减少运动时的摩擦等功能。

**1. 筋膜**　由结缔组织构成,分为浅筋膜和深筋膜(图 4-44)。浅筋膜又称皮下筋膜,位于真皮下,包被全身各部,由疏松结缔组织构成,内含浅动脉、皮下静脉、皮神经、淋巴管及脂肪等。深筋膜又称固有筋膜,位于浅筋膜深面,由致密结缔组织构成,包被体壁、四肢的肌肉和血管、神经等。

**2. 滑膜囊**　封闭的结缔组织小囊。内有滑液,多位于肌腱与骨面相接触处,以减少两者之间的摩擦。滑膜囊炎症可影响肢体局部的运动功能。

**3. 腱鞘**　包围在肌腱外面的鞘管,存在于腕、踝、手指和足趾等活动性较大的部位,可分为纤维层和滑膜层两部分(图 4-45)。腱鞘可使肌腱固定于一定的位置,可减少肌腱与骨面的摩擦。若肌腱长期过度活动,可导致腱鞘损伤,产生疼痛并影响肌腱的滑动,临床上称为腱鞘炎,为常见多发病之一。

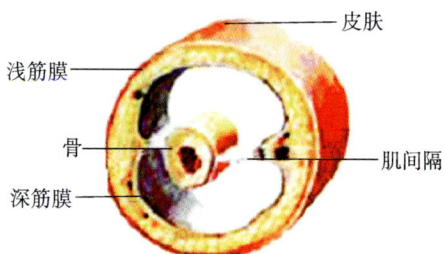

图 4-44　筋膜

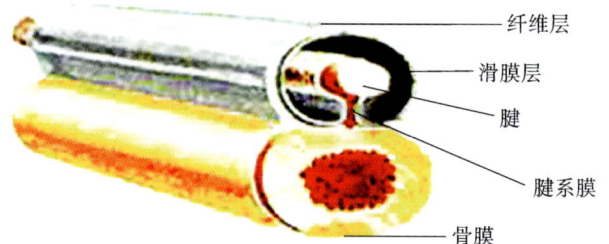

图 4-45　腱鞘

## 二、头肌

头肌分为面肌和咀嚼肌(图 4-46、图 4-47)。

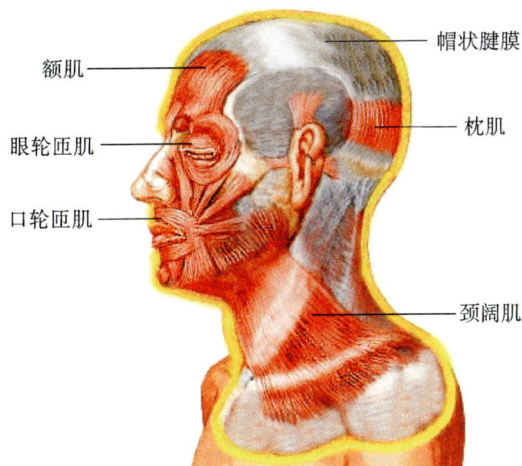

**图 4-46　面肌**

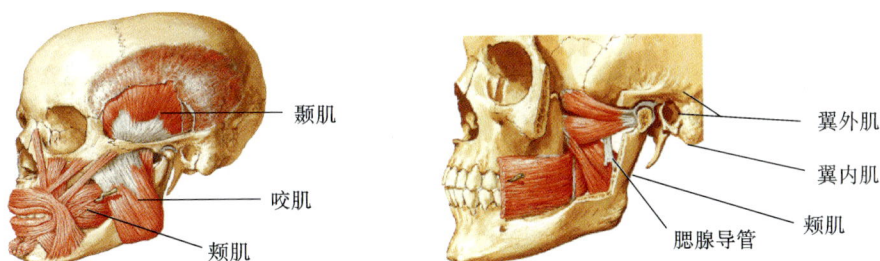

**图 4-47　咀嚼肌**

### (一) 面肌

面肌为扁薄的皮肌,数量众多,位置浅表,多起自颅骨,止于面部皮肤,主要分布于口裂、眼裂和鼻孔周围,如眼轮匝肌和口轮匝肌等。面肌收缩时可开大或关闭孔裂,同时牵动皮肤,产生各种不同的表情,故又称表情肌。颅顶左右各有一块扁而薄的枕额肌,它由前方额肌的肌腹和后方枕肌的肌腹以及中间坚韧的帽状腱膜构成。

### (二) 咀嚼肌

咀嚼肌包括咬肌、颞肌、翼内肌和翼外肌四对,配布于颞下颌关节周围,参与咀嚼运动。

## 三、颈肌

颈肌可分为浅群和深群,主要有胸锁乳突肌、舌骨上肌群和舌骨下肌群等(图 4-48)。胸锁乳突肌位于颈部两侧,一侧收缩使头向同侧倾斜,面转向对侧;双侧同时收缩使头后仰。胸锁乳突肌位置表浅,体表可见其轮廓,是重要的肌性标志。

## 四、躯干肌

躯干肌包括背肌、胸肌、腹肌、膈和会阴肌。

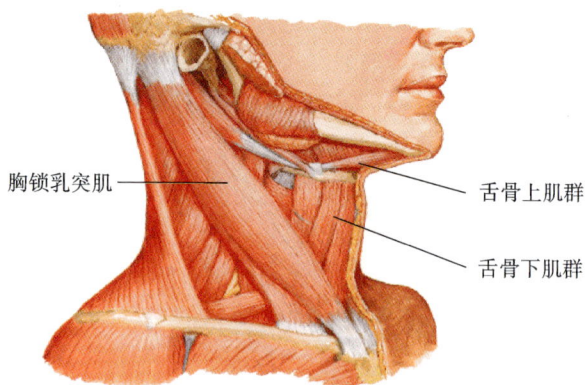

图 4-48 颈肌

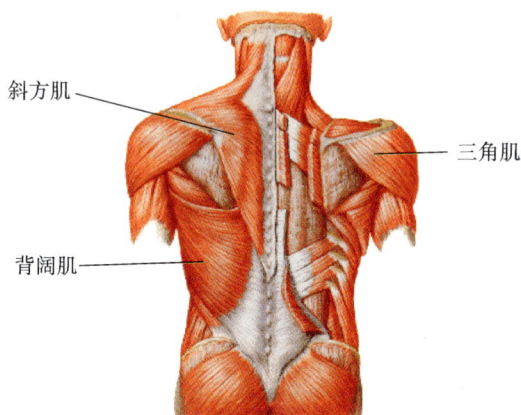

图 4-49 背肌

### (一) 背肌

背肌是位于躯干背面的肌群,分浅、深两群,主要有斜方肌、背阔肌和竖脊肌等(图 4-49)。

**1. 斜方肌** 位于项部及背上部浅层。一侧呈三角形,两侧呈斜方形。上部肌束收缩上提肩胛骨,下部肌束收缩下降肩胛骨,全肌收缩使肩胛骨向脊柱靠拢。

**2. 背阔肌** 全身最大的扁肌,位于背下部、腰部和胸侧壁。收缩时可使肩关节内收、旋内和后伸,上肢固定时可上提躯干。

**3. 竖脊肌** 又称骶棘肌,为背肌中最长、最大的肌,纵行于脊柱棘突两侧沟内,斜方肌和背阔肌深面。双侧同时收缩时使脊柱后伸和仰头,一侧收缩时使脊柱侧屈。

### (二) 胸肌

胸肌主要有胸大肌、胸小肌、前锯肌、肋间内肌和肋间外肌等(图 4-50),其中胸大肌位置表浅,覆盖胸廓前的大部分。胸大肌收缩时可使肩关节内收、旋内,上肢固定时可上提躯干,并上提肋,协助吸气。

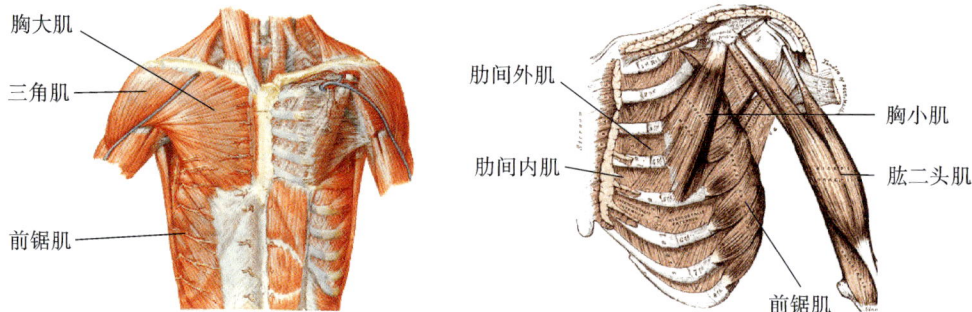

图 4-50 胸肌

### (三) 膈

膈为一向上隆凸的穹隆形扁薄阔肌,位于胸腔与腹腔之间,封闭胸廓下口。膈的外周是肌腹,中央为腱膜,称中心腱。膈上有三个裂孔:主动脉裂孔在第 12 胸椎前方,有主动脉及胸导管通过;食管裂孔位于主动脉裂孔的左前方,约平对第 10 胸椎,有食管及迷走神经通过;腔静脉孔位于食管裂孔右前方的中心腱内,约平对第 8 胸椎,有下腔静脉通过(图 4-51)。膈为主要的呼吸肌,收缩时,膈穹隆下降,胸腔容积扩大,引起吸气;舒张时,膈穹隆上升恢复原位,胸腔容积减小,引起呼气。

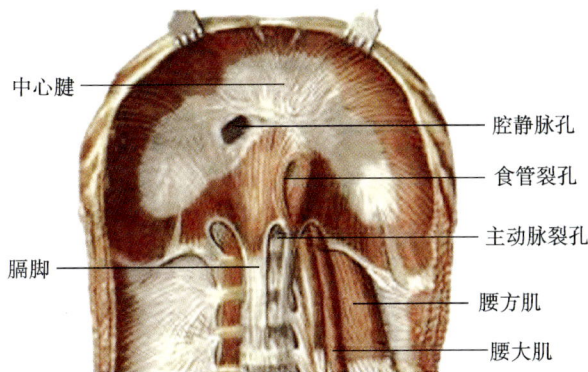

图 4-51 膈

#### (四)腹肌

腹肌位于胸廓与骨盆之间,参与构成腹壁,按其位置分为前外侧群和后群。

**1. 前外侧群** 形成腹腔的前外侧壁,包括腹直肌、腹外斜肌、腹内斜肌、腹横肌。腹直肌是位于腹前壁正中线两侧、腹直肌鞘内上宽下窄的带形多腹肌,其全长被 3～4 条横行的肌腱划分成多个肌腹。腹外斜肌是位于前外侧壁浅层的宽阔扁肌。腹内斜肌位于腹外斜肌深面。腹横肌又位于腹内斜肌深面,较薄弱,是腹壁最深层的扁肌(图 4-52、图 4-53)。

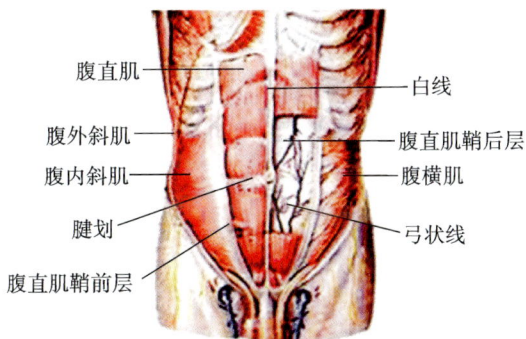

图 4-52 腹前壁肌

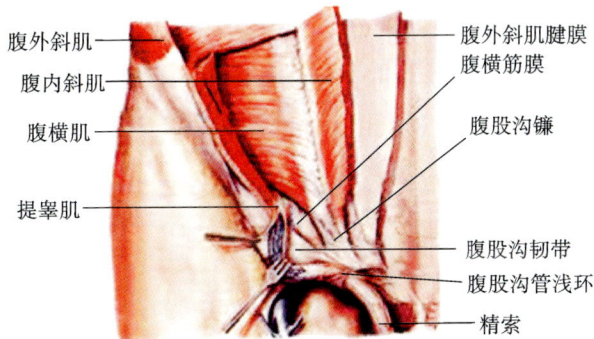

图 4-53 腹肌前外侧群

**2. 后群** 由腰大肌和腰方肌组成。

**3. 腹肌形成的特殊结构**

(1)腹股沟韧带:连于髂前上棘与耻骨结节之间,由腹外斜肌腱膜下缘增厚卷曲形成(图 4-53)。腱膜在耻骨结节的外上方有一个近三角形的裂孔,为腹股沟管浅(皮下)环。

(2)腹直肌鞘:由腹外侧壁三层扁肌的腱膜包裹腹直肌形成的纤维鞘。其分前、后两层,前层由腹外斜肌腱膜与腹内斜肌腱膜的前层愈合而成,后层由腹内斜肌腱膜的后层与腹横肌腱膜愈合而成。在脐下 4～5 cm 以下,构成腹直肌鞘后层的腹内斜肌腱膜的后层和腹横肌腱膜全部转至腹直肌前面,参与构成腹直肌鞘的前层,导致腹直肌鞘的后层缺如,其下缘游离呈凸向上方的弧形线,称弓状线。弓状线以下的腹直肌后面直接与腹横筋膜相贴(图 4-54)。

(3)白线:位于腹前壁正中线上、两侧腹直肌鞘之间,上至剑突,下至耻骨联合,由腹外侧壁三层扁肌的腱膜在前正中线交织而成的白色纤维索,坚韧,血管少。白线是腹部手术切口的常选部位。

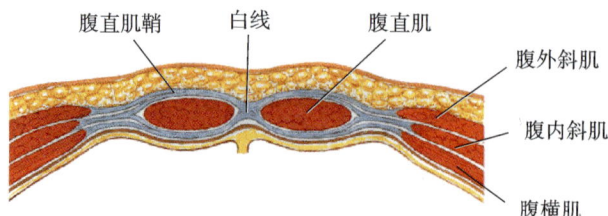

图 4-54 腹直肌鞘

（4）腹股沟管：位于腹前外侧壁下部、腹股沟韧带内侧半的上方，是腹前壁肌和肌腱之间长 4～5 cm 的斜行裂隙，有两口四壁。内口称腹股沟管深（腹）环，在腹股沟韧带中点上方约 1.5 cm 处；外口即腹股沟管浅（皮下）环，男性有精索通过，女性有子宫圆韧带通过。腹股沟管为腹壁的薄弱区，是斜疝的好发部位。

（5）腹股沟（海氏）三角：位于腹前壁下部、腹直肌外侧缘，是由腹壁下动脉和腹股沟韧带围成的三角区域。病理状态下腹腔内容物从海氏三角处膨出，形成腹股沟直疝。

### （五）会阴肌

会阴肌是封闭小骨盆下口的肌，主要有肛提肌、会阴深横肌和尿道括约肌等。

## 五、四肢肌

### （一）上肢肌

上肢肌可分为上肢带肌、臂肌、前臂肌及手肌。

**1. 上肢带肌** 配布于肩关节周围，主要有三角肌、冈上肌、冈下肌、小圆肌、大圆肌、肩胛下肌等。它们均起自上肢带骨，止于肱骨，能运动肩关节。其中三角肌包围肩关节的前、后和外侧，可使臂外展、前屈、后伸、旋内和旋外。

**2. 臂肌** 臂肌覆盖肱骨，分前、后两群。前群主要为肱二头肌，后群主要有肱三头肌（图 4-55、图 4-56）。

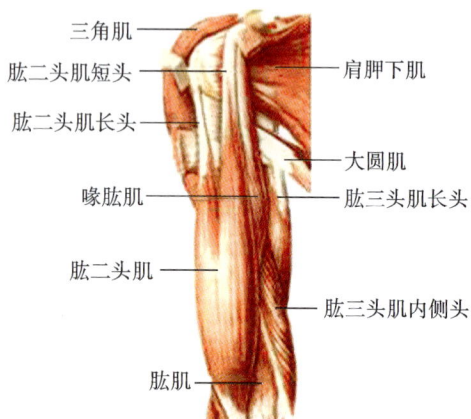

图 4-55 臂肌前群

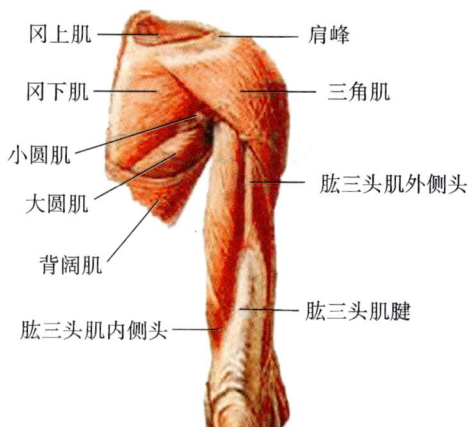

图 4-56 臂肌后群

（1）肱二头肌：呈梭形，位于臂部屈侧，收缩时可屈肩、肘关节。

（2）肱三头肌：位于臂部后部，收缩时可伸肩、肘关节。

**3. 前臂肌** 位于桡骨、尺骨周围，包括前、后两群，均可分为浅、深两层。前群共有 9 块屈肌，后群共有 10 块伸肌（图 4-57、图 4-58）。

**4. 手肌** 短小，集中分布于手的掌面，分外侧、内侧和中间三群。

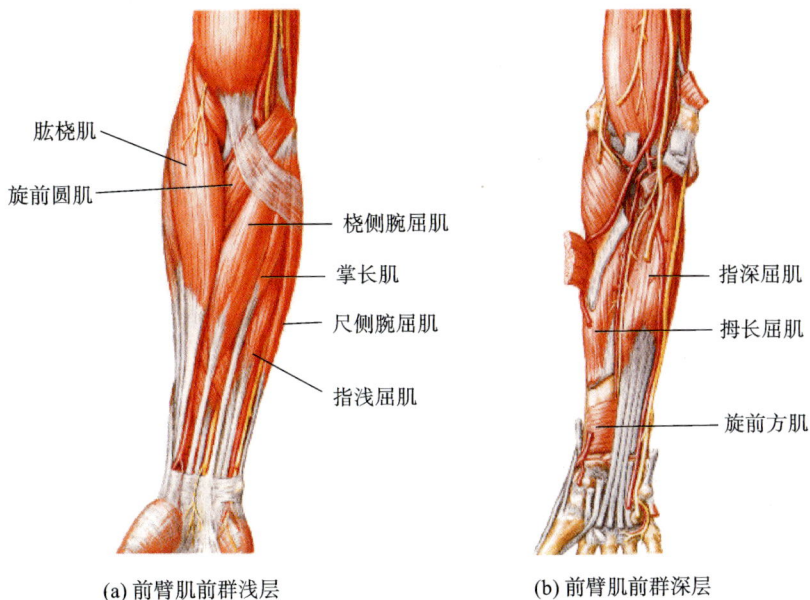

肱桡肌
旋前圆肌
桡侧腕屈肌
掌长肌
尺侧腕屈肌
指浅屈肌

指深屈肌
拇长屈肌
旋前方肌

(a) 前臂肌前群浅层    (b) 前臂肌前群深层

图 4-57　前臂肌前群

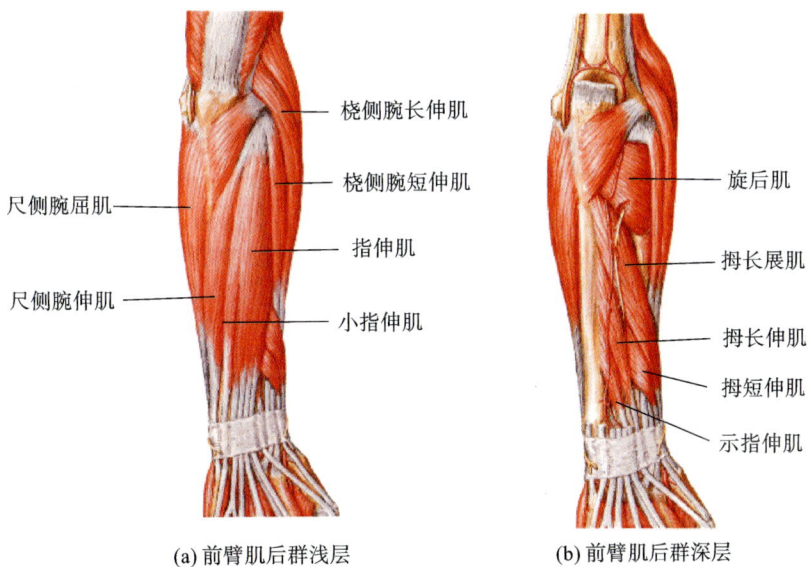

桡侧腕长伸肌
桡侧腕短伸肌
尺侧腕屈肌
指伸肌
尺侧腕伸肌
小指伸肌

旋后肌
拇长展肌
拇长伸肌
拇短伸肌
示指伸肌

(a) 前臂肌后群浅层    (b) 前臂肌后群深层

图 4-58　前臂肌后群

## (二) 下肢肌

下肢肌可分为髋肌、大腿肌、小腿肌及足肌。

**1. 髋肌**　位于髋关节周围,分前、后两群,前群主要有髂腰肌,后群主要有臀大肌、臀中肌、臀小肌和梨状肌等。其中臀大肌位于臀部浅层,大而肥厚。作用于髋关节,使其后伸和外旋。

**2. 大腿肌**　分前群、后群和内侧群(图 4-59、图 4-60)。

(1) 前群:包括股四头肌和缝匠肌。股四头肌位于股前部,可屈髋关节、伸膝关节。缝匠肌位于股前部,可屈髋屈膝。

(2) 内侧群:包括长收肌、短收肌、大收肌、耻骨肌、股薄肌,位于大腿内侧,均可使髋关节内收。

(3) 后群:包括股二头肌、半腱肌、半膜肌,位于大腿后部,可屈膝关节、伸髋关节。

**3. 小腿肌**　分为前群、外侧群和后群(图 4-61、图 4-62)。前群包括踇长伸肌、趾长伸肌、胫骨前肌等,使足背屈和内翻。后群包括小腿三头肌、胫骨后肌、踇长屈肌、趾长屈肌等,使足跖屈。外侧群

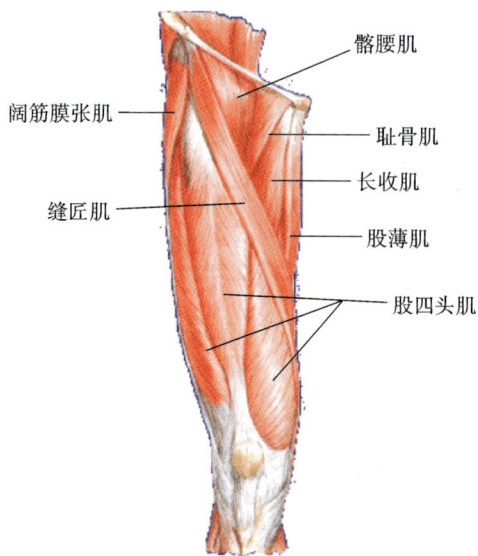

图 4-59  大腿肌前群

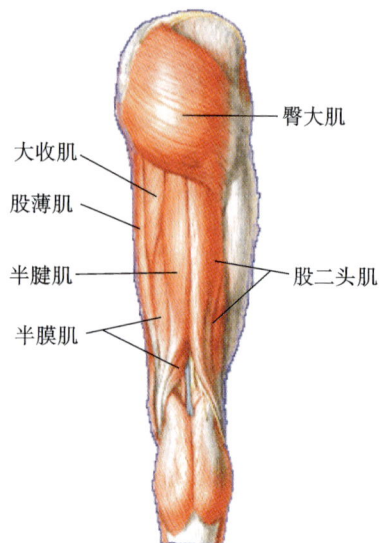

图 4-60  大腿肌后群

包括腓骨长肌、腓骨短肌,使足外翻。

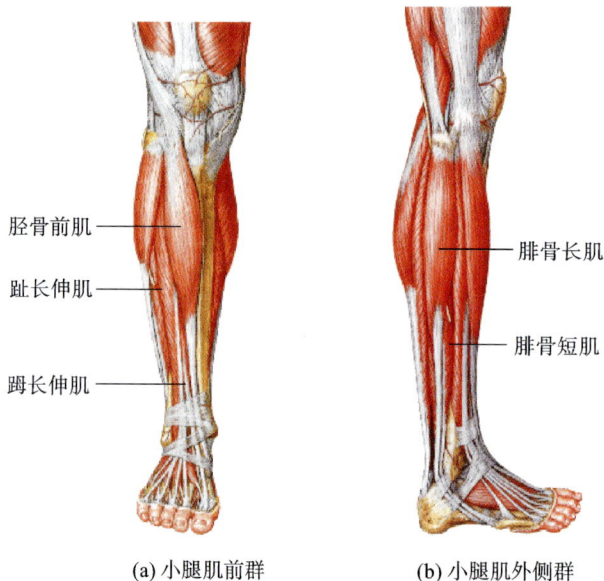

(a) 小腿肌前群

(b) 小腿肌外侧群

图 4-61  小腿肌前、外侧群

**4. 足肌**  可分为足背肌和足底肌。

**(三) 四肢肌形成的局部结构**

四肢肌形成的局部结构主要有腋窝、肘窝、股三角和腘窝等。

**1. 腋窝**  位于臂上部内侧和胸外侧壁之间的锥形空隙,窝内有腋动脉、腋静脉、臂丛、淋巴管、大量的淋巴结和脂肪等。

**2. 肘窝**  位于肘关节前面,为三角形凹窝,窝内主要结构自外向内有肱二头肌腱、正中神经、肱动脉及其分支等。

**3. 股三角**  在大腿前面的上部,上界为腹股沟韧带,内侧界为长收肌内侧缘,外侧界为缝匠肌内侧缘。由内而外依次有股静脉、股动脉、股神经通过股三角。

**4. 腘窝**  在膝关节的后方,呈菱形。腘窝内有腘动脉、腘静脉、胫神经、腓总神经、脂肪和淋巴结等。

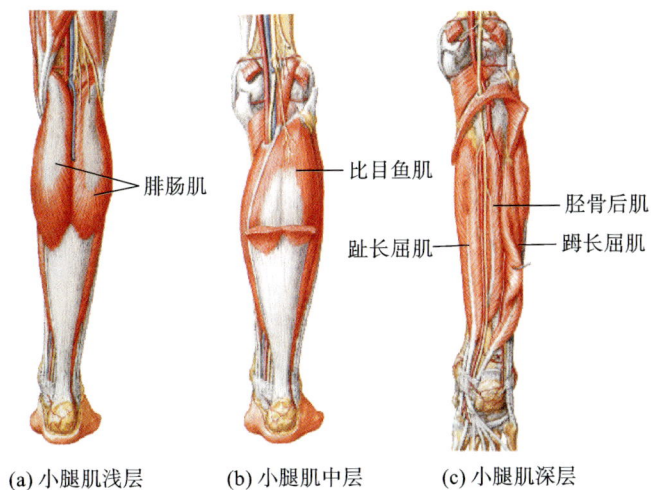

(a) 小腿肌浅层　　　(b) 小腿肌中层　　　(c) 小腿肌深层

图 4-62　小腿肌后群

**思政课堂**

　　运动系统的锻炼是一个长期积累的过程,运动员们克服伤病,通过长期高强度训练来提升肌肉力量和骨骼强度。像苏炳添,多年如一日地进行艰苦训练,不断挑战人类极限,他通过科学训练优化自身肌肉力量与运动系统功能,在赛场上突破黄种人在短跑项目的速度瓶颈。这种坚持不懈、勇于挑战自我的精神,正是体育精神的核心。同学们也应像运动员一样,凭借顽强意志克服生活和学习中的困难。

**本章小结**

　　运动系统由骨、骨连结和骨骼肌组成。骨按部位分为颅骨、躯干骨和四肢骨,按形态分为长骨、短骨、扁骨和不规则骨,由骨质、骨髓和骨膜构成,其化学成分决定物理性质。幼儿骨弹性大,老年人骨脆性大。骨连结分为直接连接和间接连接,间接连接即关节,关节具有关节面、关节囊和关节腔等基本结构及韧带等辅助结构,可做屈和伸等多种运动。全身骨及其连结包括躯干骨及其连结、颅骨及其连结、上肢骨及其连结、下肢骨及其连结。骨骼肌由肌腹和肌腱组成,可按多种方式分类,其起止和配布有其独有的特点,辅助装置有筋膜等,头肌分面肌和咀嚼肌,颈肌分浅群和深群,躯干肌包括背肌、胸肌等,四肢肌分上肢肌和下肢肌,四肢肌可形成腋窝等局部结构。

**思考题**

　　一名老年女性因跌倒导致髋部骨折,检查发现其骨密度明显降低。结合骨的化学成分(有机质和无机质)随年龄发生的变化,分析为何老年人更易发生骨折? 作为护理人员,在照顾老年患者时,如何提醒他们预防骨折?

　　

思考题答案　　　　练习题及答案

（胡煜辉）

# 消化系统

本章 PPT

**【知识目标】**

掌握消化系统的组成及上、下消化道的概念;咽的位置、分部及其交通;食管的三个生理性狭窄及临床意义;胃的形态、位置及分部;十二指肠的分部及其主要结构;阑尾的位置及阑尾根部的体表投影;肝的形态、位置,肝门的位置、形态和肝的上、下界体表投影;肝外胆道系统的组成,胆囊的位置、形态,胆囊底的体表投影,胆囊三角的概念及其临床意义,胆汁的排出途径。

熟悉牙的形态和结构;小肠和大肠的分部;直肠、肛管的形态、位置;胰的位置、分部及导管的开口部位。

了解口腔的分部、境界,牙的萌出时间及命名方式;空肠、回肠的主要区别;肝的毗邻;消化管和消化腺的微细结构。

**【能力目标】**

能说出消化系统的组成;能在标本上辨认出消化系统各器官的位置、形态和结构;能运用消化系统的解剖学知识简单地分析人体常见的生理现象。

**【思政目标】**

具有崇尚科学、敬业奉献、仁爱之心、敬畏生命的品格。

导言

人类在生命活动过程中需要不断摄取营养物质,人每天摄入的食物需要经过哪些消化管?这些消化管的位置、形态、分部和结构特点如何? 消化腺对营养物质进行进一步加工,它又具有怎样的位置、形态和结构呢? 下面让我们一起来研究消化系统的知识。

# 第一节　概　　述

消化系统由消化管和消化腺组成,主要功能是摄食、消化、吸收、排泄(图 5-1)。

消化管是指从口腔到肛门的管道,其各部的功能不同,形态各异,可分为口腔、咽、食管、胃、小肠(十二指肠、空肠和回肠)和大肠(盲肠、阑尾、结肠、直肠和肛管)。临床上通常把从口腔到十二指肠的这段管道称上消化道,空肠及以下的部分称下消化道。

消化腺按大小和位置不同,分为大消化腺和小消化腺两种。大消化腺位于消化管壁外,成为一个独立的器官,所分泌的消化液经导管流入消化管腔内,如大唾液腺、肝和胰。小消化腺分布于消化管壁内,位于黏膜层或黏膜下层,如唇腺、颊腺、舌腺、食管腺、胃腺和肠腺等。

消化系统的大部分器官位于胸、腹腔内,且位置比较恒定。为方便描述各器官的正常位置和体表投影,通常在胸、腹部体表确定若干标志线和分区(图 5-2)。

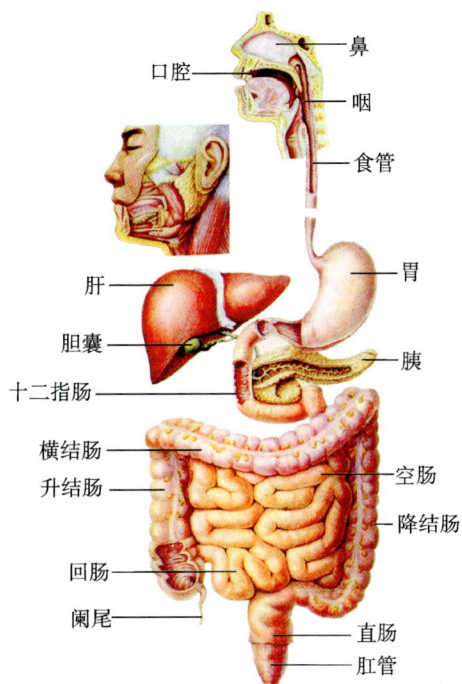

图 5-1 消化系统的组成

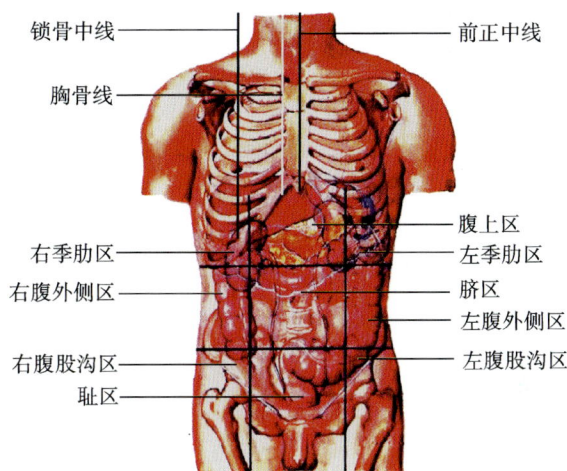

图 5-2 胸部标志线和腹部分区

### (一)胸部的标志线

**1. 前正中线** 沿身体前面正中所作的垂线。

**2. 胸骨线** 沿胸骨外侧缘最宽处所作的垂线。

**3. 锁骨中线** 经锁骨中点所作的垂线,相当于经男性乳头所作的垂线。

**4. 胸骨旁线** 经胸骨线与锁骨中线之间的中点所作的垂线。

**5. 腋前线** 经腋前襞所作的垂线。

**6. 腋后线** 经腋后襞所作的垂线。

**7. 腋中线** 经腋前、后线的中点所作的垂线。

**8. 肩胛线** 经肩胛骨下角所作的垂线。

**9. 后正中线** 沿身体后面正中所作的垂线。

### (二)腹部分区

**1. 四区分法** 通过脐部作水平线和垂线,将腹部分为左上腹部、右上腹部、左下腹部和右下腹部四个区。这是临床上常用的简便方法。

**2. 九区分法** 通过左、右肋弓最低点和左、右髂结节分别作 2 条横线,通过左、右腹股沟韧带中点分别作 2 条垂线。临床上通常用以上 2 条横线和 2 条垂线将腹部分为九个区,即左季肋区、腹上区、右季肋区、左腹外侧区、脐区、右腹外侧区、左腹股沟区、腹下(耻)区和右腹股沟区(图 5-2)。

# 第二节　消　化　管

## 一、消化管壁的一般结构

消化管除口腔与咽外,其他处管壁均可分为四层,自内向外依次为黏膜层、黏膜下层、肌层和外膜(图 5-3)。

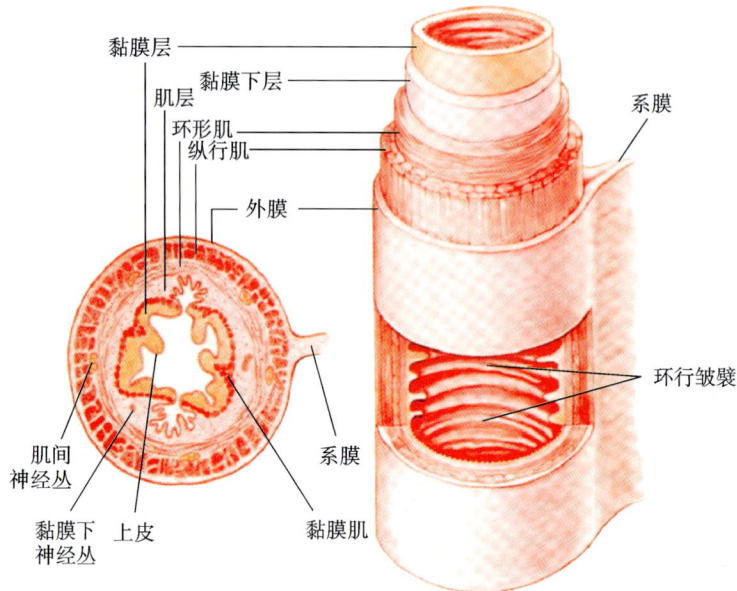

图 5-3　消化管微细结构模式图

### (一) 黏膜层

黏膜层为消化管壁最内层,由内向外分为上皮、固有层和黏膜肌层 3 层,具有消化、吸收和保护作用。

**1. 上皮**　衬贴在消化管的内表面。因分布部位不同,上皮的结构和功能各异。如口腔、咽、食管和肛管下部的上皮为复层扁平上皮,其他部位消化管的上皮则为单层柱状上皮。

**2. 固有层**　由疏松结缔组织构成,内含腺、血管、神经、淋巴管和淋巴组织。

**3. 黏膜肌层**　由薄层平滑肌组成,收缩时可使黏膜微弱活动,促进固有层内的腺体分泌物排出、血液运行、食物消化和营养物质的吸收。

### (二) 黏膜下层

黏膜下层由较致密的结缔组织构成,含有较丰富的血管、淋巴管和黏膜下神经丛。黏膜下神经丛由多极神经元与无髓神经纤维组成,可调节黏膜肌收缩和腺体分泌。食管及十二指肠的黏膜下层内分别有食管腺与十二指肠腺。

### (三) 肌层

除口腔、咽、食管上段和肛门外括约肌为骨骼肌外,其余部位的肌层为平滑肌。肌层一般分为两层,即内环形肌和外纵行肌。在某些部位,环形肌可增厚形成括约肌。

### (四) 外膜

外膜位于最外层,由疏松结缔组织构成。在咽、食管、直肠下部的外膜称纤维膜,具有连接、固定作用；其余部位的外膜多为浆膜，含有间皮，能分泌、吸收滑液，可减少器官活动时的摩擦。

## 二、口腔

口腔是消化管的起始部，其前壁为上、下唇，侧壁为颊，上壁为腭，下壁为口腔底。口腔向前经口唇围成的口裂通向外界，向后经咽峡与咽相通。

整个口腔借上、下牙弓和牙龈分为前外侧部的口腔前庭和后内侧部的固有口腔。口腔前庭是口唇和颊与上、下牙弓和牙龈之间的狭窄间隙；固有口腔是由上、下牙弓和牙龈所围成的空间，其顶为腭，底由黏膜、肌和皮肤组成。当上、下颌牙咬合时，口腔前庭与固有口腔可借第三磨牙后方的间隙相通。临床上当患者牙关紧闭时，可借此间隙置入开口器或插管。

### （一）口唇

口唇分为上、下唇，其结构从外至内为皮肤、口轮匝肌、黏膜。上、下唇之间的裂隙为口裂，在口裂两侧上、下唇汇合处为口角。在上唇外面中线处有一纵行浅沟，称为人中。唇游离缘皮肤与黏膜的移行部呈红色，称为唇红，是体表毛细血管极丰富的部位之一。当机体缺氧时唇呈绛紫色，临床上称为发绀。

### （二）颊

颊构成口腔的两侧壁，其构造与唇相似，即从外向内由皮肤、颊肌、黏膜构成。在上颌第2磨牙牙冠相对的颊黏膜上有腮腺管乳头，其上有腮腺管的开口。

### （三）腭

腭构成口腔的顶，分隔鼻腔与口腔。腭分硬腭和软腭，硬腭位于腭的前2/3，主要由骨腭表面覆盖黏膜构成；软腭位于腭的后1/3，主要由肌、肌腱和黏膜构成。软腭的前份呈水平位；后份斜向后下，称腭帆。腭帆后缘游离，其中部有垂向下方的突起，称腭垂。自腭帆两侧各向外下方分出两条黏膜皱襞，前方的一对为腭舌弓，延续至舌根的外侧；后方的一对为腭咽弓，向下延至咽侧壁。两弓间的三角形凹陷区称扁桃体窝，里面容纳腭扁桃体。腭垂、腭帆游离缘、两侧腭舌弓和舌根共同围成咽峡，是口腔与咽的分界处（图5-4）。

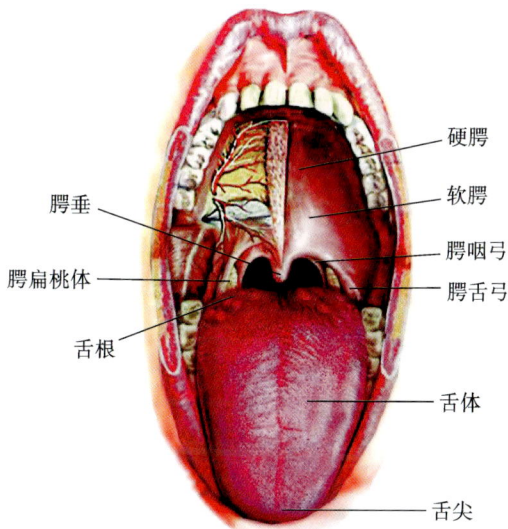

图5-4　口腔与咽峡

### （四）牙

牙是人体最坚硬的器官，嵌于上、下颌骨的牙槽内，分别排列成上牙弓和下牙弓。牙具有咬切、咀嚼食物和辅助发音等功能。

**1. 牙的种类和排列方式**　人的一生中先后有两组牙发生，即乳牙和恒牙。乳牙一般在出生后6个月左右开始萌出，3岁左右出齐。乳牙包括乳切牙、乳尖牙和乳磨牙，上、下颌的左、右半侧各5颗，共20颗。6岁左右乳牙开始逐渐脱落更换成恒牙。恒牙中，第1磨牙首先长出，除第3磨牙外，其他各牙在14岁左右出齐。第3磨牙萌出时间最晚，有的要迟至28岁或更晚，故又称迟牙或智牙，终生不萌出者约占30%。恒牙包括切牙、尖牙、前磨牙和磨牙。恒牙全部出齐时，上、下颌的左、右半侧各8颗，共32颗。

临床上常用部位记录法记录牙的位置，即以被检查者的方位为准，以"＋"记号划分成4区，并用罗马数字Ⅰ～Ⅴ标示乳牙（图5-5），用阿拉伯数字1～8标示恒牙（图5-6）。

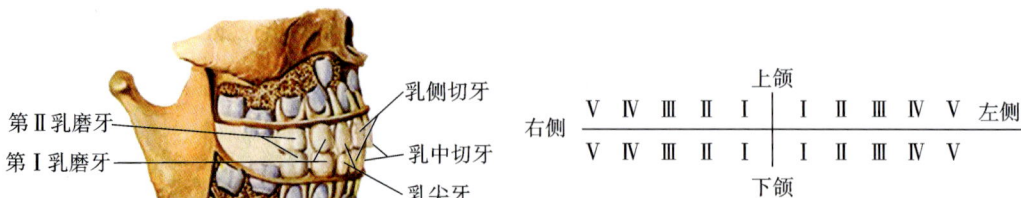

图 5-5　乳牙的名称及符号

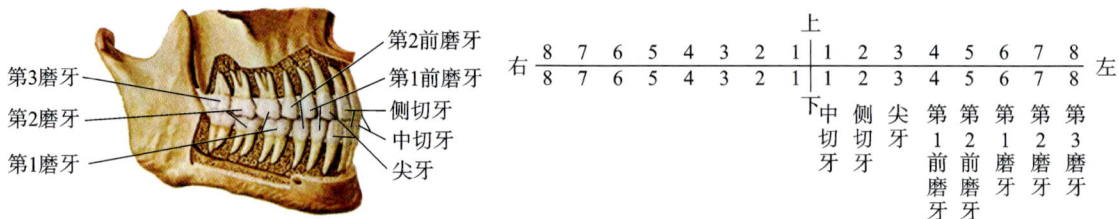

图 5-6　恒牙的名称及符号

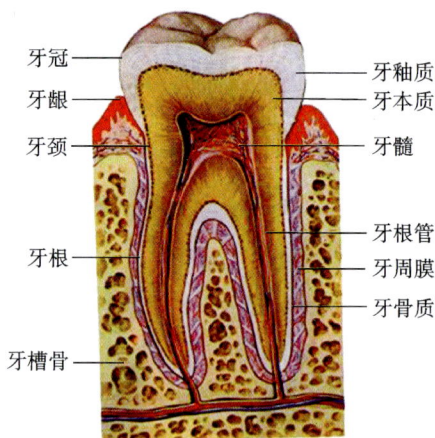

图 5-7　牙的形态与构造纵切面

**2. 牙的形态**　每颗牙在外形上可分为牙冠、牙颈和牙根三部分(图 5-7)。牙冠是露在牙龈外面的部分,色白而有光泽。牙根是嵌于牙槽内的部分。牙颈是牙冠与牙根之间的部分,被牙龈覆盖。牙的内腔称牙腔,在牙冠内的部分称牙冠腔,在牙根内的部分称牙根管。牙根尖端有根尖孔,牙的血管、淋巴管和神经由此出入牙腔,并与牙腔内的结缔组织合称为牙髓。

**3. 牙的构造**　牙主要由牙本质、牙釉质、牙骨质和牙髓构成(图 5-7)。牙本质构成牙的大部分,呈黄色。牙冠表面有一层具白色光泽的牙釉质,牙根表面有牙骨质。牙髓位于牙腔,由结缔组织、神经和血管共同组成。

**4. 牙周组织**　牙周组织由牙龈、牙周膜和牙槽骨共同构成(图 5-7),对牙有保护、支持和固定作用。牙周膜是连于牙根与牙槽骨之间的致密结缔组织,使牙根固定于牙槽内。牙龈是口腔黏膜的一部分,呈淡红色,包被牙颈,与牙槽骨的骨膜紧密相连。

### (五) 舌

舌位于口腔底部,主要由骨骼肌及覆盖在其表面的黏膜构成。舌具有协助咀嚼、搅拌、吞咽、感受味觉和辅助发音等功能。

**1. 舌的形态**　舌分为舌根和舌体两部分。舌体占舌的前 2/3,其前端称舌尖,舌根占舌的后 1/3,两者在舌背以"Λ"形的界沟为界。

**2. 舌黏膜**　舌背和舌侧缘的黏膜呈淡红色,其上有许多小突起,称舌乳头。舌乳头有丝状乳头、菌状乳头、叶状乳头和轮廓乳头四种。其中轮廓乳头、菌状乳头、叶状乳头以及软腭、会厌等处的黏膜上皮中含有味觉感受器(即味蕾),能感受酸、甜、苦、咸等味觉。丝状乳头呈白色,数目最多、体积最小,遍布于舌背前 2/3,没有味蕾。舌根背面的黏膜上有许多大小不等突起淋巴组织,为舌扁桃体。

舌下面正中线处有一连于口腔底的黏膜皱襞,称舌系带,其根部两侧的黏膜各形成一个小的隆起,称舌下阜,阜上有下颌下腺管和舌下腺大管的开口。在舌下阜的后外方,有一条纵行的黏膜皱襞,称舌下襞,其深面有舌下腺等结构(图5-8)。

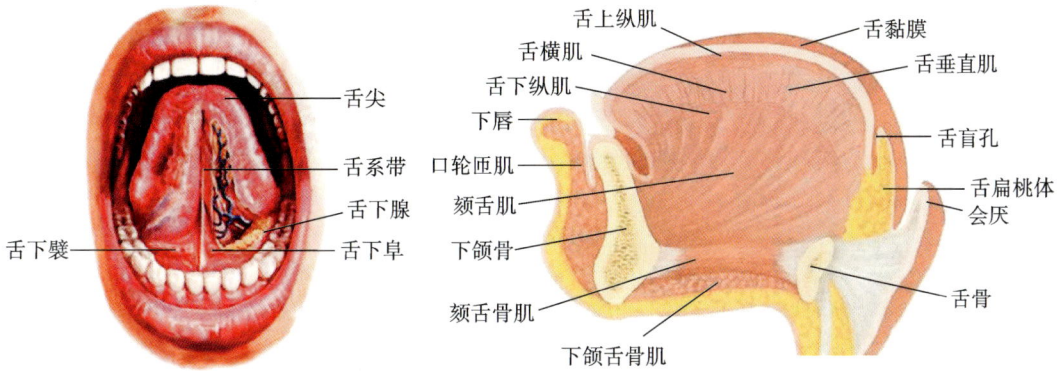

图5-8 口腔底和舌下面的结构

**3. 舌肌** 包括舌内肌和舌外肌。舌内肌构成舌的主体,肌束排列成纵、横、垂直三个方向,收缩时可改变舌的形态。舌外肌起于舌周围各骨,止于舌内,包括颏舌肌、舌骨舌肌和茎突舌肌等,舌外肌收缩时可改变舌的位置。

## 三、咽

咽是上宽下窄、前后略扁的漏斗形肌性管道,位于第1~6颈椎的前方,上端起于颅底,向下于第6颈椎下缘平面续于食管,长约12 cm。咽可分为鼻咽、口咽和喉咽三部分,是呼吸道和消化道的共同通道(图5-9)。

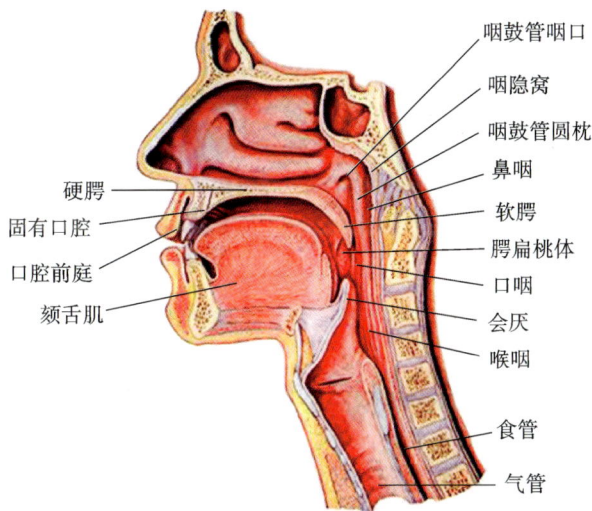

图5-9 头颈部的正中矢状切面

### (一)鼻咽

鼻咽是咽的上部,位于鼻腔后方,上达颅底,下至腭帆游离缘平面续于口咽,向前经鼻后孔与鼻腔相通。鼻咽的两侧壁上,正对下鼻甲后方有咽鼓管咽口,咽腔经此与中耳鼓室相通。鼻咽侧壁上有一纵行深窝,称为咽隐窝,是鼻咽癌的好发部位。鼻咽后上壁的黏膜内有丰富的淋巴组织,称咽扁桃体。

### （二）口咽

口咽位于腭帆游离缘与会厌上缘平面之间，向前经咽峡与口腔相通。口咽侧壁上有腭扁桃体。腭扁桃体、舌扁桃体和咽后上方的咽扁桃体共同构成咽淋巴环，对消化道和呼吸道具有防御和保护功能。

### （三）喉咽

喉咽是咽的最下部，稍狭窄，上起自会厌上缘平面，下至第 6 颈椎下缘平面与食管相续。喉咽的前壁上方有喉口通入喉腔。在喉口的两侧各有一深窝，称梨状隐窝，异物常易滞留于此处。

## 四、食管

### （一）食管的位置和分部

食管是一前后扁平的肌性管状器官，上端与咽相连，下端连于胃的贲门，是消化管各部中最狭窄的部分，长约 25 cm，可分为颈部、胸部和腹部三部分。颈部长约 5 cm，平对第 6 颈椎下缘至胸骨颈静脉切迹平面之间，前方借结缔组织与气管后壁相贴。胸部最长，为 18～20 cm，位于胸骨颈静脉切迹平面至膈的食管裂孔处，前方从上而下依次与气管、左主支气管、左心房及心包相邻。腹部最短，仅 1～2 cm，自食管裂孔至贲门。

### （二）食管的狭窄

食管全长有三个生理性狭窄：第一狭窄为食管的起始处，相当于第 6 颈椎下缘水平，距中切牙约 15 cm；第二狭窄为食管在左主支气管的后方与其交叉处，相当于第 4、5 胸椎水平，距中切牙约 25 cm；第三狭窄为食管通过膈的食管裂孔处，相当于第 10 胸椎水平，距中切牙约 40 cm。这些狭窄既是食管内异物容易滞留的部位，也是损伤和肿瘤的好发部位（图 5-10）。

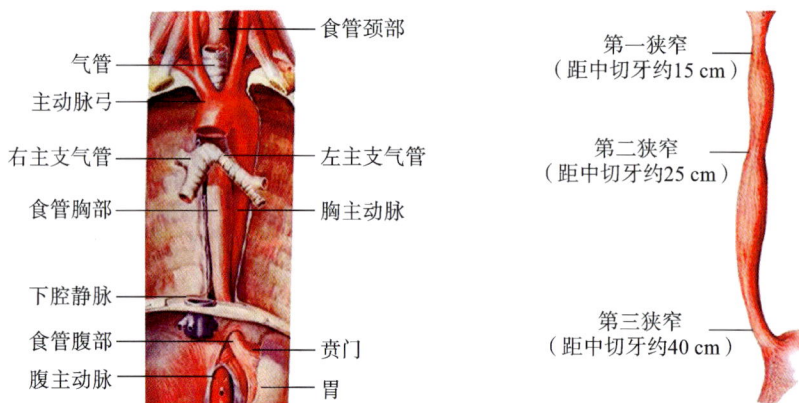

图 5-10　食管的位置及三个狭窄

### （三）食管壁的微细结构特点

食管壁从内向外依次为黏膜、黏膜下层、肌层、外膜 4 层（图 5-11）。黏膜上皮为复层扁平上皮，具有保护功能。黏膜处形成 7～10 条纵行黏膜皱襞，食物通过时，管腔扩张，皱襞变平。黏膜下层含有食管腺，其分泌物可润滑食管壁，利于食物通过。食管上 1/3 的肌层为骨骼肌，下 1/3 的肌层为平滑肌，中 1/3 的肌层由骨骼肌和平滑肌混合构成。外膜较薄，为结缔组织构成的纤维膜。

## 五、胃

胃是消化管中最膨大的部分，上接食管，下连十二指肠。成人胃的容量约 1500 mL。胃具有容纳食物、分泌胃液、搅拌食糜、消化食物和内分泌的功能。

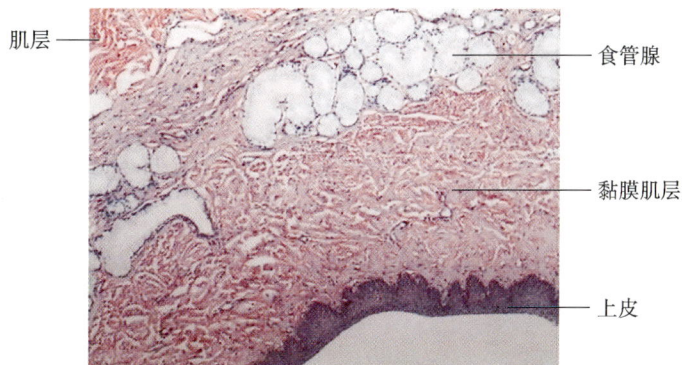

图 5-11　食管壁的微细结构

### （一）胃的位置、形态和分部

胃在中度充盈时,大部分位于左季肋区,小部分位于腹上区。胃具有两壁、两弯和两口。两壁为胃的前壁和后壁。两弯:上弯较短且凹,称胃小弯,朝向右上,其最低点转角处形成一切迹,称角切迹;下弯较长而凸,称胃大弯,朝向左下。两口:胃的入口称贲门,与食管相接;胃的出口称幽门,与十二指肠相连。

胃可分为四部分。①贲门部:位于贲门附近,与其他部分无明显分界。②胃底:贲门平面以上的部分,呈穹隆状,与膈相邻。③胃体:胃底与角切迹之间的部分。④幽门部:角切迹与幽门之间的部分,临床上又称为胃窦。在幽门部的大弯侧有一不明显的浅沟,其将幽门部分为右侧较窄的幽门管和左侧的幽门窦(图 5-12)。幽门窦常位于胃的最底部,胃癌和胃溃疡常发生于幽门窦近胃小弯处。

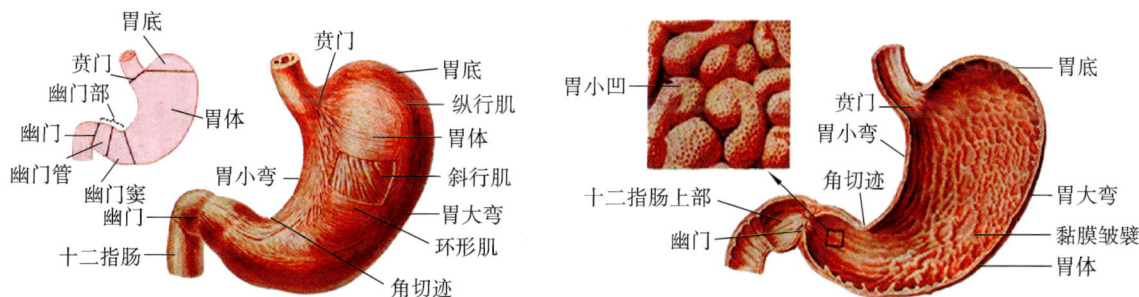

图 5-12　胃的形态和分部

### （二）胃的毗邻

胃前壁的右侧与肝左叶和方叶相邻,左侧与膈相贴,并被左侧肋弓遮盖。剑突下部分胃前壁直接与腹前壁相贴,是临床上触诊胃的部位。胃后壁邻近脾、左肾、左肾上腺和胰等器官。

### （三）胃壁的微细结构特点

胃壁由黏膜、黏膜下层、肌层和浆膜构成(图 5-13)。

**1. 黏膜**　活体胃黏膜呈橙红色,平滑柔软。胃空虚或半充盈时,胃黏膜有许多皱襞,在胃小弯处有 4～5 条恒定的纵行皱襞。黏膜表面形成许多针状小窝,称为胃小凹,胃小凹底部有胃腺开口。

（1）上皮:单层柱状上皮。该上皮细胞能分泌黏液,覆盖于上皮细胞表面,与上皮细胞紧密连接,共同构成胃黏膜屏障,有阻止胃液内的盐酸和胃蛋白酶消化自身黏膜的作用。

（2）固有层:由结缔组织构成,内含大量管状的胃腺。不同部位的胃腺结构有所差异,可分为贲门腺、幽门腺和胃底腺。这些腺体的分泌物经胃小凹排入胃内,形成胃液。贲门腺和幽门腺分别位

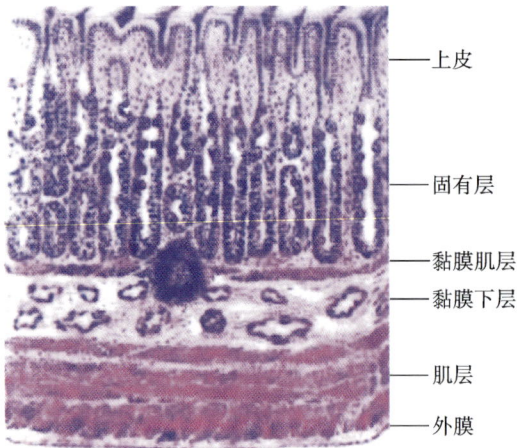

图 5-13　胃壁的微细结构

于贲门部和幽门部的固有层内,分泌黏液和溶菌酶。

胃底腺(图 5-14)位于胃底和胃体的固有层内,数量较多,为分泌胃液的主要腺体,主要包括主细胞和壁细胞两种。主细胞又称胃酶细胞,数量较多,分布于胃底腺的中、下部。主细胞分泌胃蛋白酶原。胃蛋白酶原经盐酸激活后成为有活性的胃蛋白酶,可参与蛋白质的分解。壁细胞又称盐酸细胞,多分布于胃底腺的中、上部。壁细胞分泌盐酸,盐酸具有杀菌和激活胃蛋白酶原的作用。此外,壁细胞还能分泌内因子,可促进回肠对维生素 $B_{12}$ 的吸收。

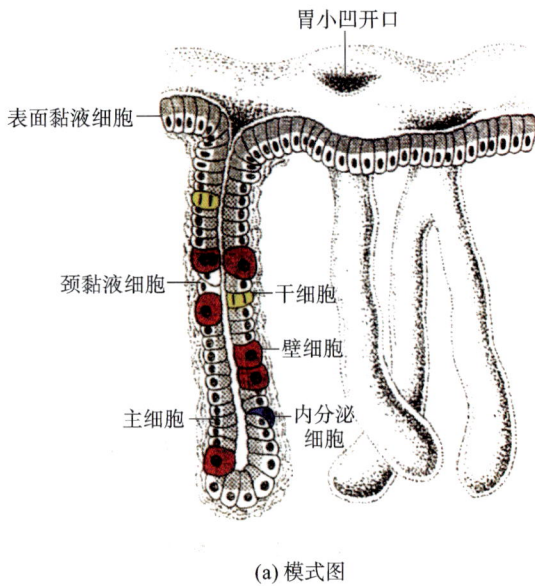

(a) 模式图

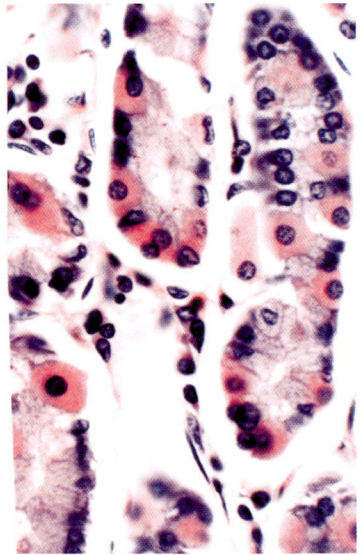

(b) 光镜图

图 5-14　胃底腺的微观结构

**2. 其他**　黏膜下层由疏松结缔组织构成,内有丰富的血管、淋巴管和神经丛,当胃扩张和蠕动时起缓冲作用。肌层较厚,由外纵行、中环形、内斜行的三层平滑肌构成。环形肌环绕于胃的全部,在幽门瓣的深面较厚,称为幽门括约肌,与幽门瓣一起有延缓胃内容物排空和防止肠内容物逆流至胃的作用。胃的外膜为浆膜。

## 六、小肠

小肠是消化管中最长的一段,在成人中长 5～7 m。小肠上接胃的幽门,下接盲肠,分为十二指肠、空肠和回肠三部分(图 5-15)。小肠是进行食物消化和吸收的重要器官,并具有某些内分泌功能。

### (一) 十二指肠

十二指肠为小肠起始部,全长约 25 cm,呈"C"形,大部分位于腹腔上部深处,紧贴腹后壁,是小肠中长度最短、管径最大、位置最深且最为固定的部分。十二指肠既接受胃液,又接受胰液和胆汁,所以其消化功能十分重要。十二指肠从右侧包绕胰头,可分为上部、降部、水平部和升部四部分(图 5-16)。上部与降部转折处形成的弯曲称十二指肠上曲。十二指肠起始部肠管部较薄,黏膜无皱襞,称十二指肠球部,是十二指肠溃疡及穿孔的好发部位。降部后内侧壁有一纵行黏膜皱襞,称十二指肠纵襞,其下端有隆起的十二指肠大乳头,胆总管和胰管共同开口于此。

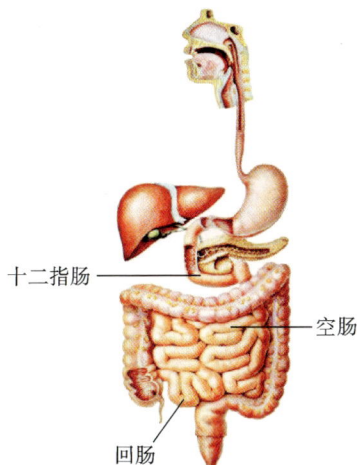

图 5-15　小肠

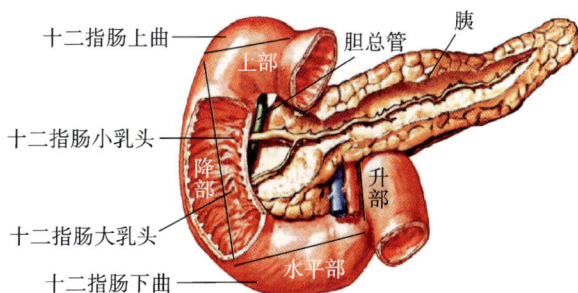

图 5-16　十二指肠

### (二) 空肠与回肠

空肠上端接十二指肠,回肠下端连盲肠。空肠与回肠之间没有明显的分界,近侧 2/5 为空肠,主要位于左上腹;远侧 3/5 为回肠,主要位于右下腹(图 5-15)。

### (三) 小肠壁的微观结构

小肠壁具有消化管壁典型的四层结构(图 5-17),在管腔内形成环行皱襞和小肠绒毛,在固有层内有大量肠腺。环行皱襞是由黏膜和黏膜下层共同向管腔内突起形成的。在小肠的不同部位,黏膜皱襞的高矮、疏密程度不同。小肠绒毛是黏膜上皮和固有层向管腔内突出的细小指状突起,为小肠特有的结构。黏膜上皮为单层柱状上皮,其游离面有密集的纹状缘。环行皱襞、小肠绒毛、纹状缘等极大地增加了小肠的内表面积,有利于小肠对营养物质的吸收。肠腺是由黏膜上皮陷入固有层而形成的管状腺(图 5-18),其开口于相邻绒毛根部之间。肠腺主要由柱状细胞、杯状细胞和帕内特细胞构成。十二指肠腺能分泌碱性黏液,可保护十二指肠黏膜免受酸性胃液的侵蚀。小肠黏膜固有层内散布淋巴组织,是小肠重要的防御结构。淋巴组织在小肠各段的分布有所不同:十二指肠处分布较疏散;空肠有较多的粟状孤立淋巴滤泡;回肠则形成集合淋巴滤泡。肠伤寒和结核病变多发于集合淋巴滤泡,可并发肠穿孔或肠出血。

## 七、大肠

大肠是消化管的下段,全长约 1.5 m,全程围绕在空肠、回肠的周围,可分为盲肠、阑尾、结肠、直肠和肛管五部分(图 5-19)。大肠的主要功能为吸收水分、维生素和无机盐,并将食物残渣形成粪便以排出体外。

大肠管径较粗、管壁较薄,其中盲肠和结肠均具有三种特征性结构,即结肠带、结肠袋和肠脂垂(图 5-20)。结肠带共 3 条,由肠壁的纵行肌束增厚而成,走行与肠管的纵轴一致。结肠袋是肠壁由横沟隔开并向外膨出的囊状突起,这是由结肠带短于肠管而使肠管皱缩所形成的。肠脂垂分布于结肠带两侧,是由脂肪组织聚集形成的大小不同、形态各异的突起。

### (一) 盲肠

盲肠为大肠的起始部,位于右髂窝内,粗而短,一般长 6~8 cm。盲肠下端为盲端,上续升结肠,左侧与回肠相连接。回肠末端向盲肠的开口称回盲口,此处肠壁内的环形肌增厚,并覆以黏膜而形成上、下两片半月形的皱襞,称回盲瓣。此瓣的作用为阻止小肠内容物过快地流入大肠,以便食物在小肠内

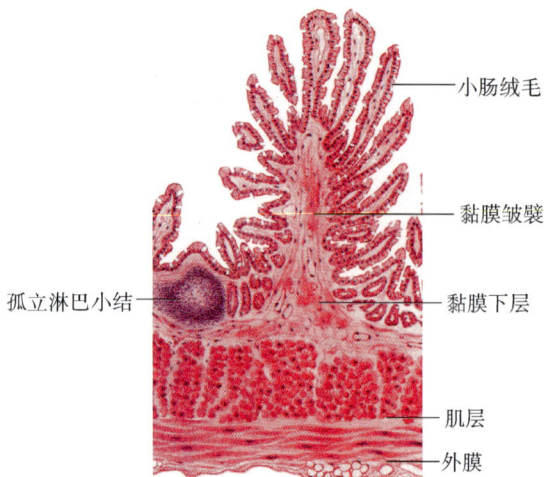
图 5-17 小肠黏膜的微细结构

小肠绒毛
黏膜皱襞
孤立淋巴小结
黏膜下层
肌层
外膜

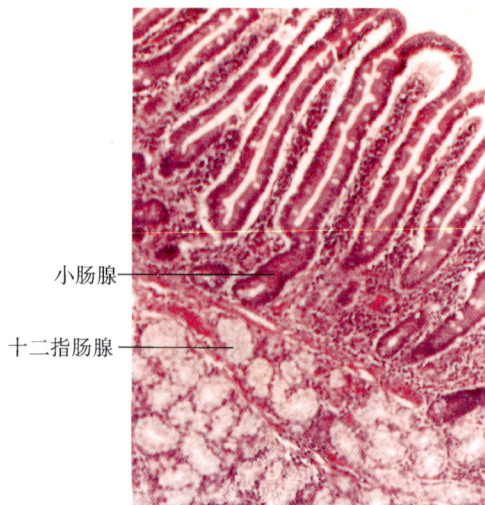
图 5-18 肠腺的微细结构

小肠腺
十二指肠腺

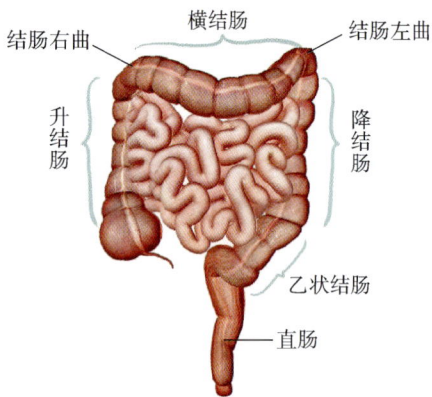
图 5-19 大肠

横结肠
结肠右曲
结肠左曲
升结肠
降结肠
乙状结肠
直肠

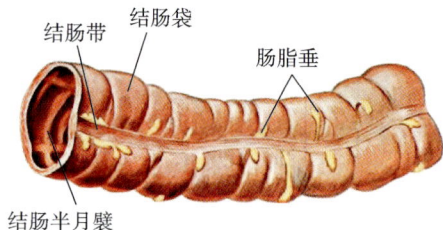
图 5-20 结肠的特征性结构

结肠带
结肠袋
肠脂垂
结肠半月襞

充分消化吸收,并可防止盲肠内容物逆流回小肠。在回盲口下方约 2 cm 处,有阑尾的开口(图 5-21)。

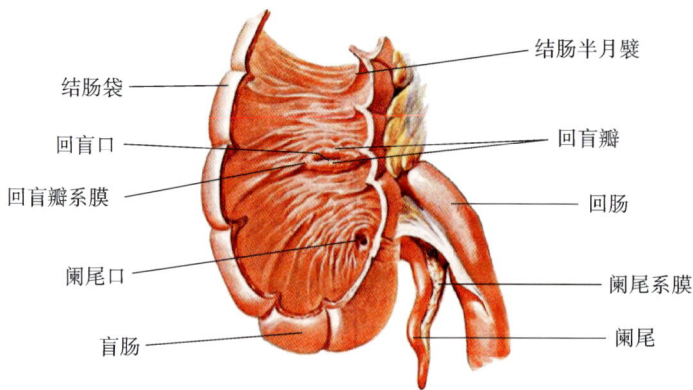
图 5-21 盲肠和阑尾

结肠袋
结肠半月襞
回盲口
回盲瓣
回盲瓣系膜
回肠
阑尾口
阑尾系膜
盲肠
阑尾

## (二) 阑尾

阑尾是附于盲肠后内侧壁的一条蚓状盲管,长 5～7 cm(图 5-21)。其根部的体表投影在脐至右髂前上棘连线的中、外 1/3 交界处,称麦氏(McBurney)点;阑尾炎时此点常有明显压痛。盲肠的 3 条结肠带均汇合于阑尾的根部,这可作为手术时寻找阑尾的依据。

### (三) 结肠

结肠是介于盲肠与直肠之间的一段大肠,按其行程和部位分为升结肠、横结肠、降结肠和乙状结肠四部分(图5-19)。结肠黏膜表面光滑,无小肠绒毛,有半环形的结肠半月襞。黏膜内有大量杯状细胞和丰富的淋巴组织。

### (四) 直肠

直肠于第3骶椎前方与结肠相续,沿骶、尾骨前面下行,穿经盆膈与肛管相连,全长10~14 cm(图5-22)。直肠并不直,矢状面观,直肠有两个弯曲:上部的弯曲与骶骨的弯曲相一致,凸向后,称直肠骶曲;下部在尾骨尖的前方转向后下,形成一凸向前的弯曲,称直肠会阴曲。冠状面观,直肠有三个弯曲:中间的弯曲一般较大,凸向左侧,上、下两个弯曲凸向右侧。直肠的下段肠腔膨大,形成直肠壶腹。直肠内面有三个由环形平滑肌和黏膜形成的半月形皱襞,称直肠横襞,其中第二个直肠横襞最大、位置最恒定,位于直肠壶腹的右前壁,距肛门约7 cm,是临床上直肠镜、乙状结肠镜检查时的定位标志。

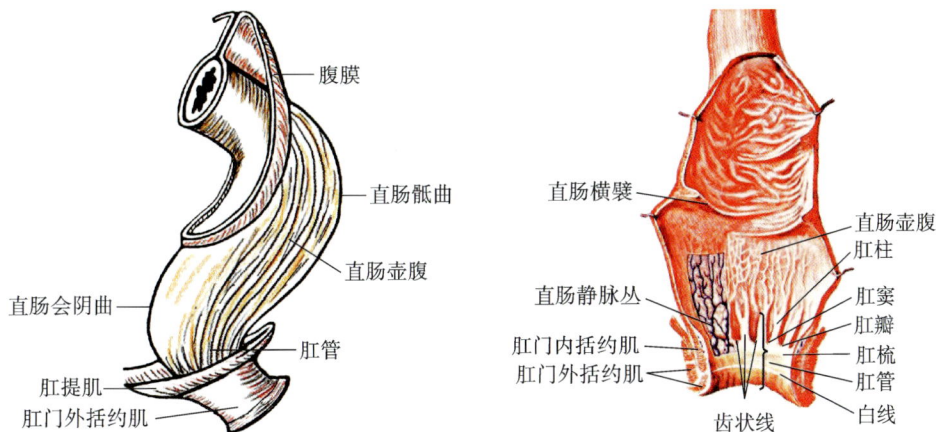

图 5-22　直肠和肛管

### (五) 肛管

肛管是盆膈以下的消化管,长约4 cm,上端接续直肠,下端终于肛门(图5-22)。肛管内面有6~11条纵行皱襞,称肛柱。肛柱下端借半月形的肛瓣相连。肛瓣与两个相邻肛柱下端之间围成的小陷窝,称肛窦,窦内常有粪便存积,易感染而引起肛窦炎。肛柱下端与肛瓣连成锯齿状的环形线,称齿状线,此线是黏膜和皮肤的分界标志。齿状线下方距肛门1.5 cm处,有一环形浅沟,称白线,活体行肛门指检时可触及。齿状线与白线之间为肛梳(痔环)。在齿状线上、下的黏膜下层和皮下组织内,均含有大量静脉丛。静脉丛淤血、曲张时,常向管腔内突起,称痔。发生在齿状线以上的痔为内痔,齿状线以下的为外痔,齿状线上、下同时出现的为混合痔。肛管和肛门周围布有肛门内、外括约肌。肛门内括约肌是直肠的环形肌在肛管部增厚形成的,可协助排便,但无明显括约肛门的作用。在肛门内括约肌的外周和下方,分布有由骨骼肌形成的肛门外括约肌,有较强的控制排便的功能。

# 第三节　消　化　腺

消化腺包括大消化腺和小消化腺。大消化腺包括大唾液腺、肝和胰;小消化腺指位于消化管壁内的小腺体。消化腺的主要功能是分泌消化液,参与对食物的消化。

### 一、口腔腺

口腔腺又称唾液腺,包括腮腺、下颌下腺、舌下腺3对大唾液腺以及分布于口腔黏膜的小腺体。

腮腺体积最大,位于耳的前下方,导管开口于平对上颌第 2 磨牙的颊黏膜上。下颌下腺位于下颌体深面,导管开口于舌下阜。舌下腺位于舌下壁的深面,导管开口于舌下阜和舌下壁(图 5-23)。

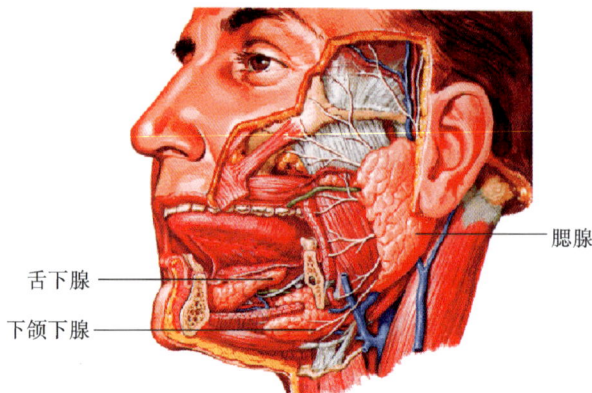

　　　　　　　　　　　　　　　　　　腮腺
舌下腺
下颌下腺

图 5-23　消化腺

## 二、肝

肝是人体最大的腺体,也是人体内最大的实质性器官。肝的血液供应十分丰富,故活体肝呈棕红色。肝的质地柔软而脆弱,受外力冲击易破裂而发生腹腔内大出血。肝主要功能有分泌胆汁,参与蛋白质、脂类、糖类和维生素等物质的合成、转化与分解,以及参与激素、药物等物质的转化和解毒。胚胎时期肝还有造血功能。

### (一)肝的位置

肝大部分位于右季肋区和腹上区,小部分位于左季肋区。肝的前面大部分被肋所掩盖,仅在腹上区的左、右肋弓之间,有一小部分露出于剑突之下,直接与腹前壁相接触。当腹上区和右季肋区遭到暴力冲击或肋骨骨折时,肝可能被损伤而破裂。肝上界与膈穹隆一致。肝下界与肝前缘一致,右侧与右肋弓一致,中部超出剑突下约 3 cm,左侧被肋弓掩盖。3 岁以下的健康幼儿,由于腹腔容积较小,而肝的体积相对较大,肝前缘常低于右肋弓下 1～2 cm。到 7 岁以后,在右肋弓下不能触到肝,若能触及,则应考虑为病理性肝大。

### (二)肝的形态

肝呈不规则的楔形,可分为上、下两面,前、后、左、右 4 缘。肝前缘薄而锐利。肝后缘钝圆,朝向脊柱。肝的上面膨隆,与膈相接触,故又称膈面。以矢状位的镰状韧带为界,肝的膈面分为左、右两叶(图 5-24)。

肝的下面凹凸不平,连接一些腹腔器官,又称脏面(图 5-25)。脏面中部有略呈“H”形的三条沟,即左、右纵沟及横沟,把肝的脏面分为左叶、右叶、方叶和尾状叶。左纵沟较窄而深,沟的前部有由胎儿时期的脐静脉闭锁而成的肝圆韧带通过,后部容纳由胎儿时期的静脉导管闭锁而成的静脉韧带。右纵沟宽而浅,前部的浅窝容纳胆囊,称胆囊窝;后部为腔静脉沟,容纳下腔静脉。在腔静脉沟的上端,有三条肝静脉出肝后立即注入下腔静脉,临床上常称此处为第 2 肝门。横沟位于脏面正中,有肝左、右管,肝固有动脉左、右支,肝门静脉左、右支和神经、淋巴管出入,又称第 1 肝门。出入肝门的这些结构被结缔组织包绕,构成肝蒂。

### (三)肝的微细结构

肝的表面,除膈面后份与膈愈着的部分(即肝裸区)以及脏面各沟处以外,均覆有浆膜。浆膜与肝实质之间有一层致密结缔组织被膜,被膜在肝门处随肝固有动脉、肝门静脉和肝管伸入肝内,将肝实质分隔成许多肝小叶(图 5-26、图 5-27)。肝小叶间有肝门管区。

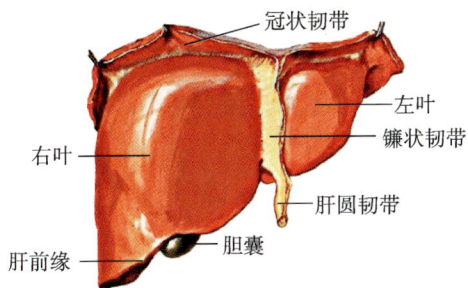

图 5-24 肝(膈面)

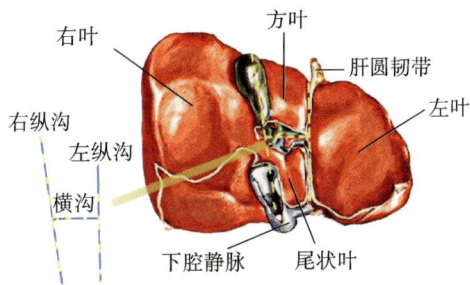

图 5-25 肝(脏面)

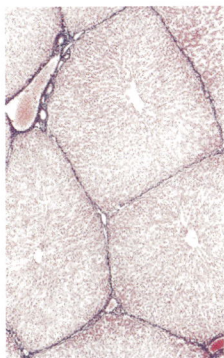

(a) 猪肝

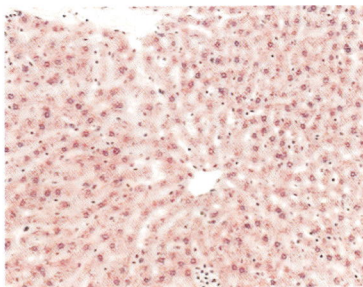

(b) 人肝

图 5-26 肝小叶的微细结构

**1. 肝小叶** 肝小叶是肝的基本结构和功能单位,呈多面棱柱状,成人肝有 50 万~100 万个肝小叶。每个肝小叶中央有一条纵行的中央静脉,肝细胞以此为中心呈放射状排列形成肝板,肝板的横切面称为肝索。肝索由肝细胞构成,肝细胞体积较大,呈多边形,细胞核圆形,1 个或 2 个,位于细胞中央,核仁明显。肝索与肝索之间的空隙称肝血窦。肝血窦内有肝巨噬细胞,体积较大,形态不规则,具有很强的吞噬功能。肝血窦的内皮细胞与肝细胞之间狭窄的间隙,称窦周隙,它是肝细胞与血液之间进行物质交换的场所(图 5-28、图 5-29)。

相邻的肝细胞之间形成胆小管。肝细胞分泌的胆汁直接流入胆小管,并循胆小管从肝小叶的中央流向周边,汇入小叶间胆管。

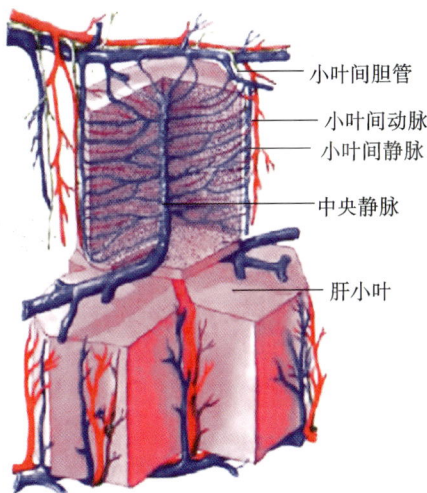

图 5-27 肝小叶的微细结构模式图

**2. 肝门管区** 在相邻的几个肝小叶之间有较多的结缔组织,内有小叶间动脉、小叶间静脉和小叶间胆管,此区域称为肝门管区(图 5-30)。

**3. 肝内血液循环** 肝的血液有两个来源:一是来自肝固有动脉,属于肝的营养性血管。二是来自肝门静脉,属于肝的功能性血管。两者入肝后反复发出分支,分别形成小叶间动脉和小叶间静脉,血液均进入肝血窦,故肝血窦内的血液为混合血。血液由肝小叶的周边流向中央汇入中央静脉,若干中央静脉离开肝小叶汇合成小叶下静脉,最后汇合成肝静脉出肝。

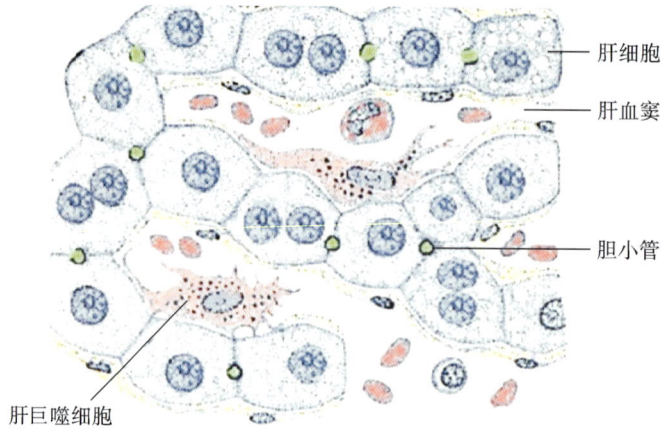

图 5-28　肝的微细结构（高倍镜）

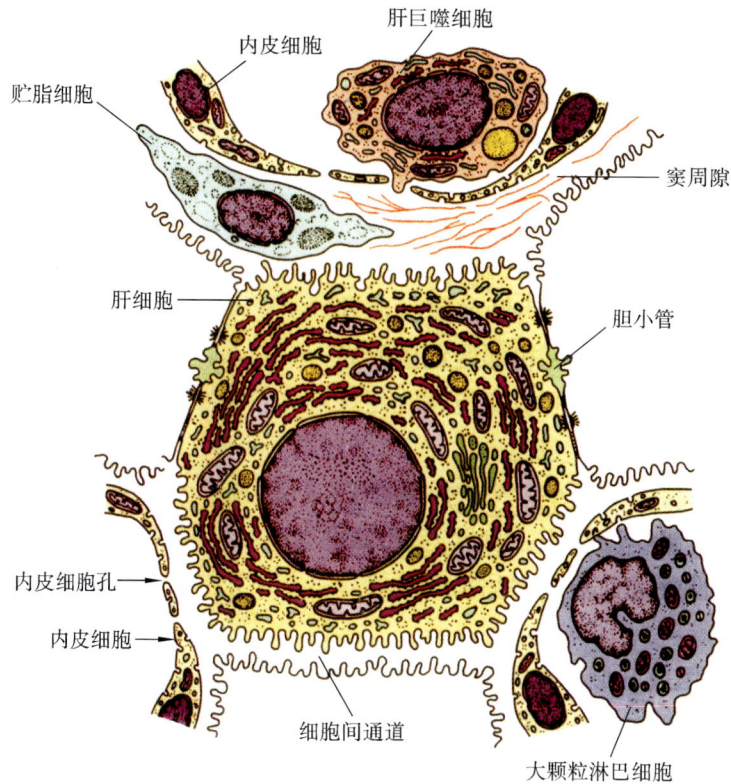

图 5-29　肝细胞、肝血窦和窦周隙的微细结构

### （四）肝外胆道系统

肝外胆道是指出肝门后，将胆汁输送到十二指肠的管道系统，包括胆囊、肝左管、肝右管、肝总管、胆囊管、胆总管（图5-31）。

**1. 胆囊**　贮存和浓缩胆汁的囊状器官，呈梨形，长 8～12 cm、宽 3～5 cm，容积 40～60 mL。胆囊位于右季肋区，肝下面的胆囊窝内，分为胆囊底、胆囊体、胆囊颈、胆囊管四部分。胆囊底稍露于肝前缘下方，与腹前壁相贴，其体表投影在右锁骨中线与右肋弓交点稍下方。

**2. 输胆管道**　将胆汁输送至十二指肠的管道，分肝内和肝外两部分。肝内的胆小管汇入小叶间胆管，小叶间胆管逐渐汇合成肝左管、肝右管，两管出肝门后汇合成一条肝总管，肝总管与胆囊管汇合成胆总管。胆总管与胰管汇合成略膨大的肝胰壶腹，开口于十二指肠大乳头。肝胰壶腹周围环

小叶间静脉　小叶间动脉　小叶间胆管

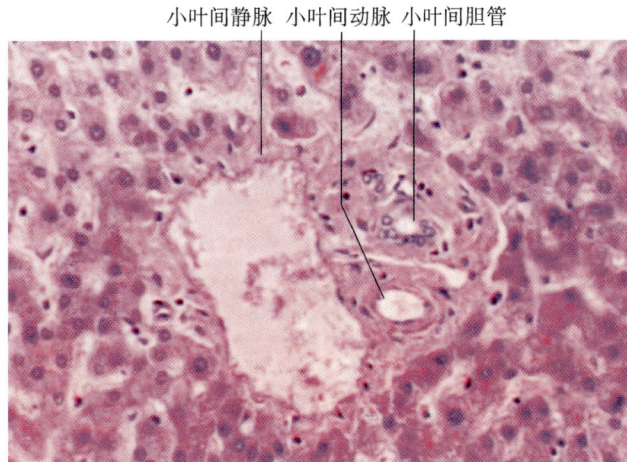

图 5-30　肝门管区

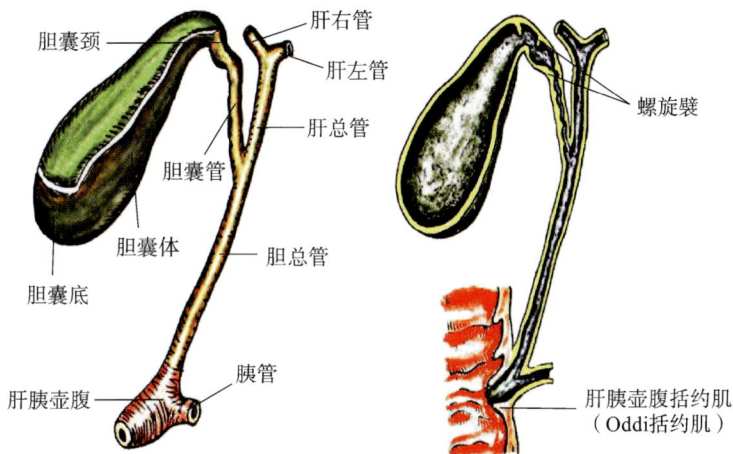

胆囊颈　　　　　肝右管
　　　　　　　　肝左管
　　　　　　　　肝总管
　　胆囊管
胆囊体　　　　　胆总管
胆囊底

肝胰壶腹　　　胰管

螺旋襞

肝胰壶腹括约肌
（Oddi括约肌）

图 5-31　肝外胆道系统

形平滑肌增厚,称肝胰壶腹括约肌,可控制胆汁和胰液的排出(图 5-32)。

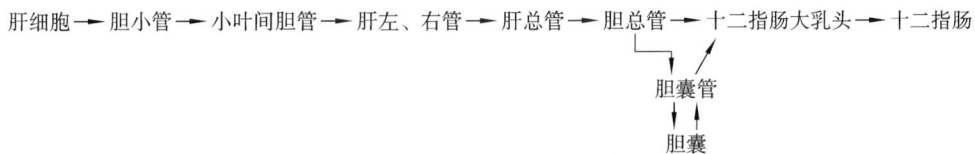

肝细胞 → 胆小管 → 小叶间胆管 → 肝左、右管 → 肝总管 → 胆总管 → 十二指肠大乳头 → 十二指肠
　　　　　　　　　　　　　　　　　　　　　　　　　胆囊管
　　　　　　　　　　　　　　　　　　　　　　　　　　↓
　　　　　　　　　　　　　　　　　　　　　　　　　胆囊

图 5-32　胆汁的分泌和排出途径

**思政课堂**

### 案例：中国肝胆外科之父吴孟超

　　20世纪50年代,世界肝癌病例的一半以上发生在中国,但由于肝血管极其复杂,当时肝手术在中国几乎无人触及,国外甚至有专家说,中国的肝脏外科与国外相比落后了二三十年。吴孟超院士不信这个专家的论断,从翻译专著开始,动手制作了一百多个肝标本,弄清楚了肝的解剖结构,并创造性地提出了"五叶四段"的解剖学理论。他从无到有,开创了一个新的医学领域——"肝脏外科"。吴孟超院士为肝胆外科的发展做出了突出贡献。他

在 20 世纪 50 年代最先提出中国人肝脏解剖的"五叶四段"新见解;60 年代首创常温下间歇肝门阻断切肝法,并率先开展人体中肝叶手术;70 年代建立起完整的肝海绵状血管瘤和小肝癌的早期诊治体系,较早应用肝动脉结扎法和肝动脉栓塞法治疗中、晚期肝癌;80 年代建立常温下无血切肝术、肝癌复发再切除术和肝癌二期手术技术;90 年代在中晚期肝癌的基因免疫治疗、肝癌疫苗研发、肝移植等方面取得了重大进展,并首先开展腹腔镜下肝切除和肝动脉结扎术。

2018 年,96 岁的吴孟超院士还奋斗在手术台,每天坚持做 3 台具有挑战性的手术。他每次给患者做检查时,总是先搓搓双手再检查患者以让患者舒服点,检查完还会将患者的鞋子摆放整齐。当遇到复杂的手术时,有人建议他不要做了,如果手术失败会影响他的名誉,吴孟超院士却回答说:我不过就是一个吴孟超嘛,那算啥?救治患者是我的天职。吴孟超院士 97 岁才退休。2021 年 5 月 22 日 13 时 02 分,吴孟超院士因病医治无效在上海逝世,享年 99 岁。

思政要点:通过学习吴孟超院士爱国、敢为人先、爱岗敬业、医者仁心、淡泊名利的精神,培养学生的爱国情怀、民族自豪感、勇于探索的科学精神和良好的职业道德修养。

### 三、胰

胰是人体的第二大消化腺,分泌的胰液具有分解和消化蛋白质、脂肪和糖类等功能;还可分泌胰岛素调节血糖浓度。

#### (一)胰的位置和形态

胰是一个狭长的腺体,质地柔软,呈灰红色,位于腹上区和左季肋区,横置于第 1～2 腰椎前方,并紧贴于腹后壁。胰可分为头、颈、体、尾四部分,各部分之间无明显界限。头、颈部在腹中线右侧,体、尾部在腹中线左侧。胰的右端膨大,称胰头,被十二指肠环抱,胰头后面与胆囊管、肝门静脉相邻;中部呈三棱柱状,为胰体;左端较细,伸向脾门,称胰尾。胰实质内有一条自胰尾向胰头走行的管道,称胰管。胰管沿途收纳各级小管,最后在十二指肠降部的后内侧壁与胆总管汇合成肝胰壶腹,开口于十二指肠大乳头(图 5-33)。

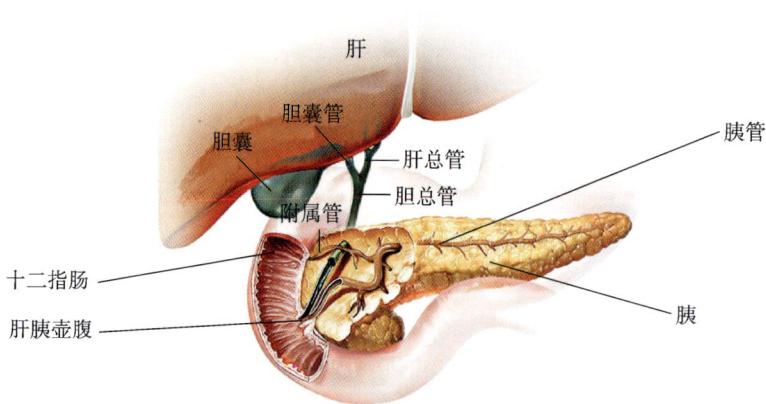

图 5-33 胰的形态与结构

#### (二)胰的微细结构

胰表面被覆的结缔组织被膜伸入胰实质内,将其分隔为许多胰小叶。胰实质由外分泌部和内分泌部组成(图 5-34)。外分泌部分泌胰液,经胰管、肝胰壶腹排入十二指肠;内分泌部又称胰岛,可分泌胰岛素,用于调节血糖浓度。

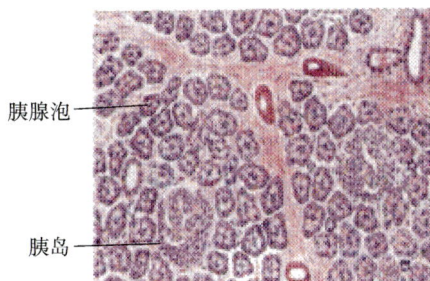

图 5-34 胰的微细结构

知识拓展 5-1

## 本章小结

消化系统由消化管和消化腺组成,消化管包括口腔至肛门的一系列管道,临床上以十二指肠为界分为上、下消化道;消化腺有大、小之分,大消化腺包括肝、胰等,小消化腺分布于消化管壁内。消化管各段的结构和功能不同,如:食管有三个生理性狭窄,胃可分为四部且具有重要的消化功能,小肠是消化吸收的重要场所,大肠主要负责吸收和排便。消化腺中,肝是人体最大的腺体,具有多种生理功能;肝外胆道系统负责输送胆汁;胰能分泌胰液和胰岛素。

## 思考题

患者,女,25 岁。2 天前自感上腹痛,口服胃药后,疼痛没有缓解。现右下腹剧烈疼痛入院。查体:T 38.3 ℃,P 105 次/分,BP 126/78 mmHg,急性病容,麦氏点有固定压痛、反跳痛和肌紧张。实验室检查:Hb 115 g/L,WBC $17.8×10^9$/L,N 0.89,PLT $240×10^9$/L。

请运用本章知识解释:①该患者最可能患有什么器官的疾病?②麦氏点位于何处?③手术医生在手术时如何寻找阑尾?

思考题答案　　　　练习题及答案

(杨成竹)

# 第六章

# 呼吸系统

本章 PPT

**学习目标**

**【知识目标】**

掌握呼吸道的组成,上、下呼吸道的概念;鼻旁窦的位置和开口部位;肺的位置、形态及肋膈隐窝的位置。

熟悉肺的微细结构、肺的血管;鼻、咽、喉的结构。

了解支气管肺段、胸膜下界、肺下界的体表投影;纵隔的概念及分部。

**【能力目标】**

能运用呼吸系统的解剖学知识来识别、解释呼吸系统常见疾病的临床症状,如呼吸困难、咳嗽、咳痰等。

**【思政目标】**

以呼吸系统解剖学知识为依托,结合疾病案例,引导学生认识呼吸系统健康的重要性;同时融入爱国、奉献、担当精神,培养学生救死扶伤的使命感,助力学生树立专业自信,强化应对公共卫生事件的责任意识。

**导言**

生命本身就是一个不断新陈代谢的过程,机体与外界环境之间的气体交换过程,称为呼吸。呼吸过程的任何一个环节发生障碍,都会导致机体缺氧,呼吸一旦停止,生命也将终结。我们每天呼吸的空气中,其实充满了肉眼无法看到的灰尘颗粒、细菌、病毒等,那为什么我们的肺部没有被灰尘所填满呢?让我们一起来学习呼吸系统的相关知识,探索这套精巧无比、效率极高的天然除尘装置。

呼吸系统由呼吸道和肺组成(图6-1),呼吸道是传送气体的管道,肺是气体交换的器官。呼吸系统的主要功能是进行气体交换,即吸入氧、呼出二氧化碳,保证人体新陈代谢顺利进行。

此外,呼吸系统还有发音、产生嗅觉、神经内分泌、协助静脉血回流入心和参与体内某些物质代谢等功能。

**思政课堂**

案例:新型冠状病毒引起的以上呼吸道感染为主要表现的疾病称为新型冠状病毒感染(COVID-19),属于急性呼吸道传染病,其引发的肺炎在2020年成为全球性重大的公共卫生事件。2020年1月20日,经国务院批准,该疾病被纳入《中华人民共和国传染病防治法》规定的乙类传染病,并对其采取甲类传染病的预防、控制措施。2023年1月8日起,新型冠

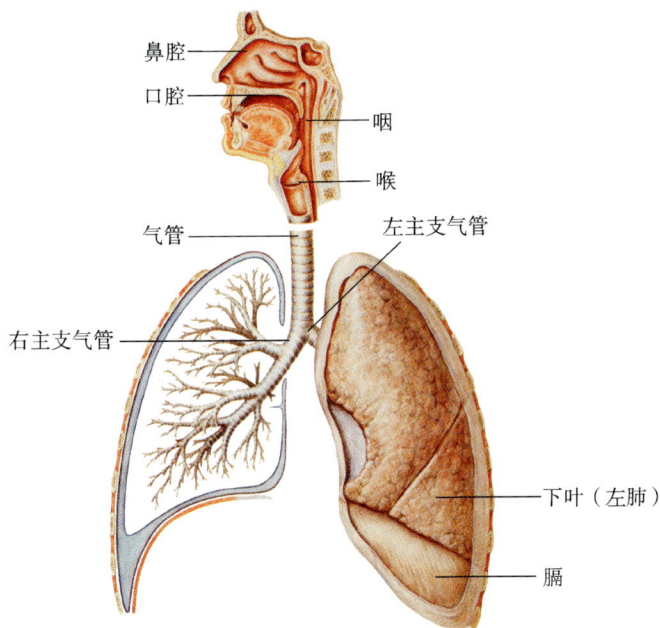

图 6-1 呼吸系统概观

状病毒感染由"乙类甲管"调整为"乙类乙管"。

　　思政要点：青年学子是祖国的未来、民族的希望，爱国主义教育对他们来说尤为重要。面对新型冠状病毒感染疫情，全国上下团结一心，患难与共，共同抗击疫情，是一次极好的爱国、奉献、担当精神的教育。本章内容与新型冠状病毒感染的传播、发病和防治紧密相关，学生应明确自己的使命担当，对专业学习充满信心和希望，让爱国、奉献、担当精神在每位"白衣天使"心中落地生根。同时，本章将新型冠状病毒感染相关知识融入了教学内容，对防范新型冠状病毒感染起到积极的推动作用。

# 第一节　呼　吸　道

　　呼吸道包括鼻、咽、喉、气管及左、右主支气管等。临床上以喉为界分为上呼吸道和下呼吸道，即鼻、咽、喉称为上呼吸道，气管、主支气管及其各级分支称为下呼吸道。

## 一、鼻

鼻由外鼻、鼻腔和鼻旁窦 3 部分组成，它是呼吸道的起始部，也是嗅觉器官。

### （一）外鼻

外鼻由骨和软骨作为支架，表面被覆皮肤和少量的皮下组织。外鼻的上端与额相连的狭窄部分为鼻根，向下延伸为鼻背，下端为鼻尖。鼻尖两侧呈弧形隆起的部分为鼻翼，呼吸困难的患者可见鼻翼扇动。从鼻翼向外下方到口角的浅沟称鼻唇沟。正常人两侧鼻唇沟的深度对称，面神经瘫痪时，瘫痪侧的鼻唇沟变浅或消失。

### （二）鼻腔

鼻腔由骨和软骨围成，内面被覆黏膜。矢状位的鼻中隔将鼻腔分成左、右两腔，各腔向前经鼻孔通外界,向后经鼻后孔通鼻咽。每侧鼻腔可分为鼻前庭和固有鼻腔(图6-2)。

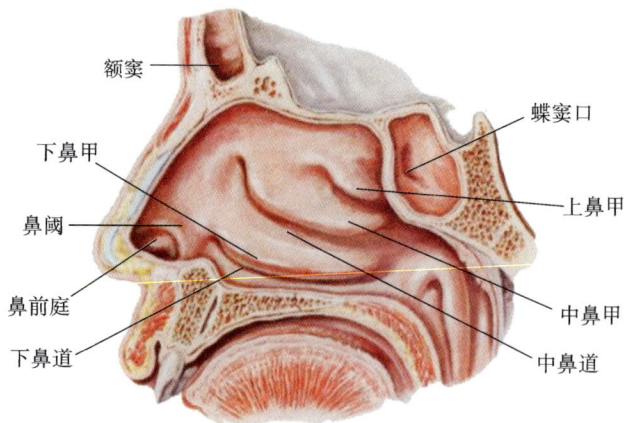

图6-2　鼻腔外侧壁(右侧)

**1. 鼻前庭**　由鼻翼围成,为鼻腔的前下部,内衬皮肤,生有鼻毛,借以过滤、净化空气,由于缺少皮下组织,皮肤直接与软骨膜紧密相连,因而发生疖肿时,疼痛感明显。

**2. 固有鼻腔**　鼻腔的主要部分,位于鼻腔的后上部,由骨性鼻腔内衬黏膜构成。其外侧壁,自上而下有3个鼻甲突向鼻腔,分别称上鼻甲、中鼻甲和下鼻甲。各鼻甲下方各有一裂隙,分别称上鼻道、中鼻道、下鼻道。在上鼻甲的后上方与鼻腔顶部之间的凹陷称蝶筛隐窝。上鼻道、中鼻道和蝶筛隐窝分别有鼻旁窦的开口,下鼻道前部有鼻泪管的开口。

固有鼻腔的黏膜据生理功能可分为嗅区和呼吸区。嗅区位于上鼻甲内侧面及其相对的鼻中隔以上的鼻黏膜,嗅区黏膜上有感受嗅觉刺激的嗅细胞分布。除嗅区外,其余部分的鼻黏膜为呼吸区。鼻中隔前下部的血管丰富且位置表浅,是鼻腔出血的好发部位,称易出血区。

### (三) 鼻旁窦

鼻旁窦是鼻腔周围与鼻腔相通的含气空腔,由骨性鼻旁窦内衬黏膜而成,位于颅骨内,并与鼻黏膜相延续。根据其所在骨的位置,分为上颌窦、额窦、筛窦和蝶窦四对。蝶窦开口于蝶筛隐窝;筛窦后群开口于上鼻道;额窦、上颌窦和筛窦前、中群开口于中鼻道。鼻旁窦可湿润、温暖空气,对发音有共鸣作用。因为鼻旁窦与鼻腔相通,故鼻腔的炎症可蔓延至鼻旁窦,引起鼻窦炎。其中,上颌窦是最大的一对鼻旁窦,且开口位置高于窦底,不利于引流,故上颌窦慢性炎症较常见(图6-3)。

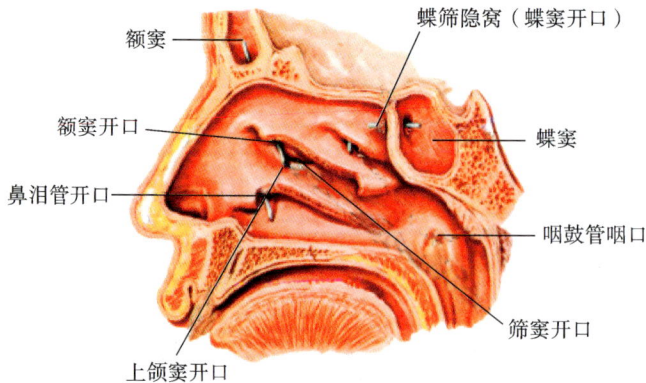

知识拓展 6-1

图6-3　鼻旁窦及其开口(右侧)

## 二、咽

咽既是消化管,又是呼吸道。(详见消化系统)

### 三、喉

喉不仅是呼吸的管道,还是发声的器官。它以喉软骨为基础,借关节、韧带和肌肉连结而成。

#### (一) 喉的位置

喉位于颈前部正中,喉咽前方,成人的喉相当于第 5、6 颈椎高度,女性的喉位置略高于男性,小儿高于成人。喉上通咽,下连气管,前面有舌骨下肌群覆盖,后面有咽,两侧有甲状腺侧叶、血管及神经。喉的活动度较大,可随吞咽或发音而上下移动。

#### (二) 喉的结构

喉由喉软骨借关节和韧带连接成支架,内衬黏膜,外附喉肌而成。

**1. 喉软骨及其连接** 喉软骨主要有甲状软骨、会厌软骨、环状软骨和杓状软骨 4 块。喉的连接主要包括环甲关节和环杓关节,以及结缔组织膜和韧带(图 6-4、图 6-5)。

(1) 甲状软骨:最大的一块喉软骨,位于舌骨和环状软骨之间。由两块近似方形的软骨板连接而成,连接处上部向前突出,称喉结,成年男性尤为明显。喉结两边的左、右软骨板的后缘游离并向上、下发出突起,分别称上角和下角。上角借韧带与舌骨大角相连,下角与环状软骨构成环甲关

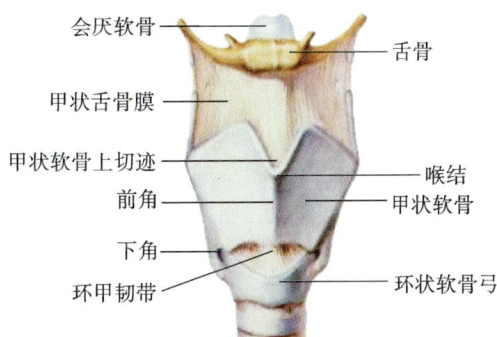

图 6-4 喉(前面观)

节。喉结上方左、右板相互分开,形成甲状软骨上切迹,临床上常以此作为颈前正中线的标志。

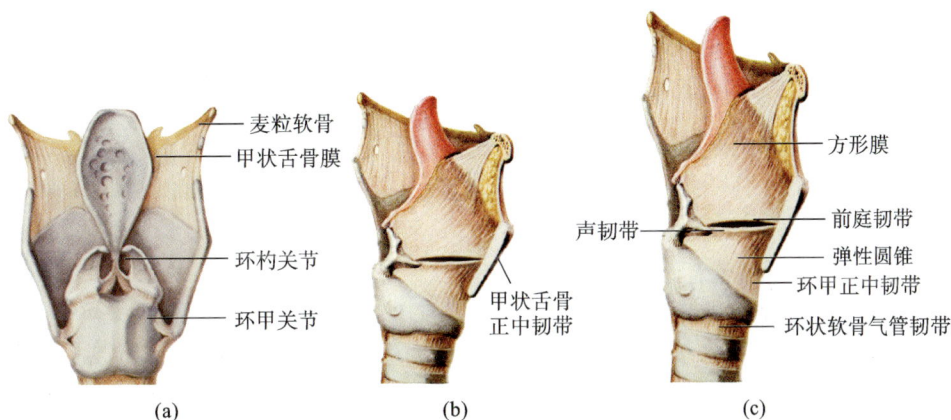

(a) (b) (c)

图 6-5 喉软骨的连接

(2) 环状软骨:位于甲状软骨下方,后方平对第 6 颈椎,是喉软骨中唯一完整的软骨环。

(3) 会厌软骨:形似树叶,上端宽而游离,下端缩细处附于甲状软骨。会厌软骨连同其表面的黏膜构成会厌,富有弹性。吞咽时,喉上提,会厌遮盖喉口,阻止食物进入喉腔;呼吸时,会厌打开,空气进入喉腔。

(4) 杓状软骨:左、右各一,近似三棱锥形,尖向上,底朝下,与环状软骨板构成环杓关节。由底向前伸出的突起称声带突,有声韧带附着。

**2. 喉肌** 属于骨骼肌,附着于喉软骨周围,主要作用于环甲关节和环杓关节,包括使声带紧张或松弛的肌群以及使声门裂、喉口开大或缩小的肌群,通过喉肌的协调运动,可调节音调的高低和音量的强弱(图 6-6)。

**3. 喉腔** 喉的内腔称喉腔,内面衬以黏膜,入口与咽相通,称喉口,下通气管。喉腔黏膜亦与咽

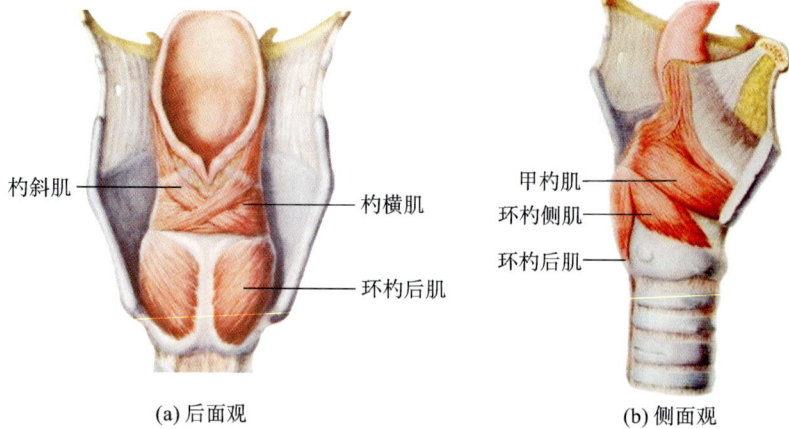

(a) 后面观                          (b) 侧面观

图 6-6  喉肌

和气管的黏膜相连续,两侧壁的中部有上、下两对前后方向的黏膜皱襞。上方的一对称前庭襞,两侧前庭襞之间的裂隙称前庭裂;下方的一对称声襞,两侧声襞之间的裂隙称声门裂。声门裂是喉腔最狭窄的部位(图 6-7)。

喉腔借前庭裂和声门裂分为 3 部分。前庭裂平面以上的部分称喉前庭;前庭裂和声门裂之间的部分称喉中间腔。声门裂平面以下的部分称声门下腔。声门下腔的黏膜下组织疏松,炎症时易引起水肿。幼儿因喉腔狭小,水肿时容易引起喉阻塞,造成呼吸困难。

### 四、气管和主支气管

气管和主支气管是连接喉和肺的管道(图 6-8)。

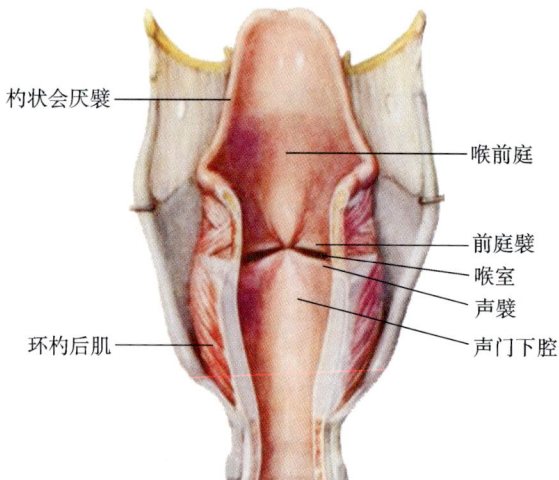

图 6-7  喉腔(冠状切面)

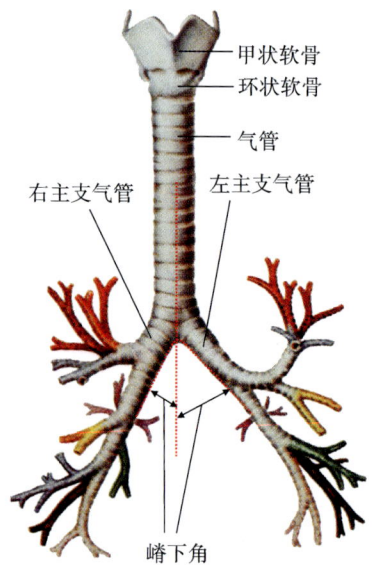

图 6-8  气管与主支气管

### (一)气管

气管由 14～16 个"C"形的软骨环以及连接于各环之间的结缔组织、平滑肌构成;缺口朝后,由平滑肌和结缔组织封闭。

气管位于食管前方,上接环状软骨,经颈静脉切迹入胸腔,在胸骨角平面分为左、右主支气管,其分叉处称气管杈。气管以颈静脉切迹为界,分为颈部和胸部。临床上常在第 3～5 气管软骨环处施行气管切开术。

## （二）主支气管

主支气管左、右各一，发自气管，分别经左、右肺门入肺。左主支气管细且长，为4～5 cm，走向较水平；右主支气管粗且短，为2～3 cm，走向较垂直，故异物多坠入右主支气管。

## （三）气管和主支气管的组织结构

气管和主支气管的管壁由内向外依次为黏膜、黏膜下层和外膜三层（图6-9）。

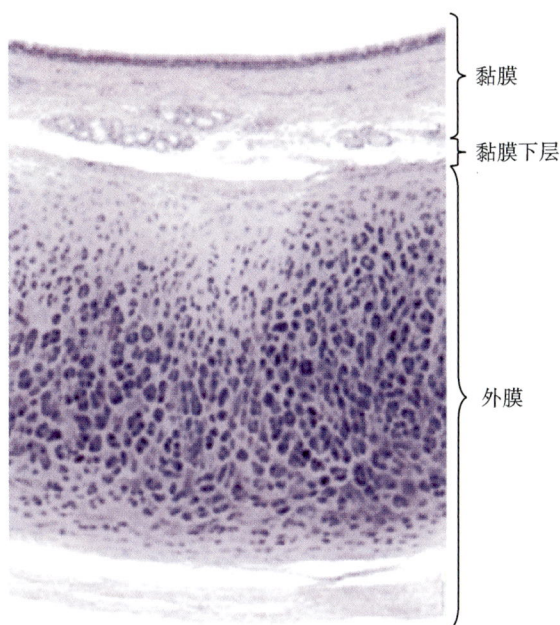

知识拓展 6-2

图 6-9  气管壁的微细结构

**1. 黏膜**  表面被覆假复层纤毛柱状上皮，通过上皮细胞的纤毛有规律地摆动，可将气管表面黏液及其黏附的尘粒、细菌等推向咽而咳出。深面为固有层，有散在的淋巴组织，起免疫防御作用。

**2. 黏膜下层**  黏膜下层为疏松结缔组织，内含较多的有分泌作用的腺体以及血管、淋巴管和神经。

**3. 外膜**  主要由疏松结缔组织和透明软骨环构成。

# 第二节　肺

肺位于胸腔内，膈的上方，纵隔两侧，左、右各一。

## 一、肺的形态

肺近似半圆锥形，有一尖、一底、两面和三缘。肺上端圆钝为肺尖，经胸廓上口突入颈根部，高出锁骨内侧1/3部的上方2～3 cm；下面凹陷称肺底，与膈相邻，又称膈面（图6-10）。外侧面邻近肋和肋间肌，又称肋面；内侧面朝向纵隔，又称纵隔面。纵隔面的中部凹陷称肺门，是主支气管、肺动脉、肺静脉、淋巴管和神经等出入肺的部位，出入肺门的结构被结缔组织包绕，称肺根。肺的后缘钝圆；前缘和下缘锐利。左肺前缘下部有一凹陷为心切迹。

左肺狭长，被斜裂分为上、下2叶；右肺宽短，被斜裂和水平裂分为上、中、下3叶（图6-10、图6-11）。

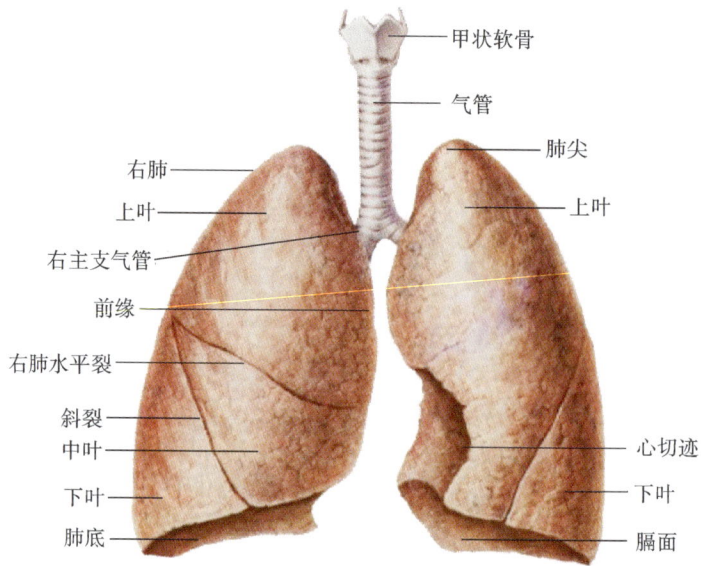

图 6-10　气管、主支气管和肺

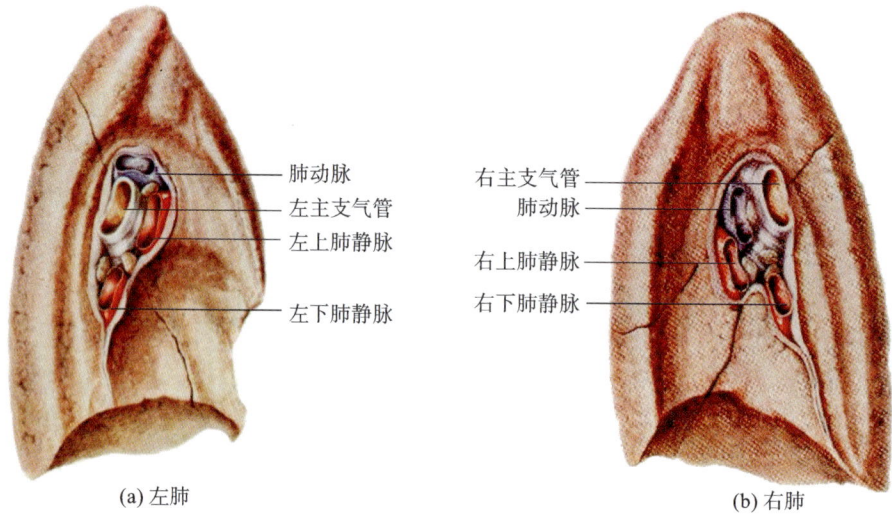

(a) 左肺　　　　　　　　　　　　　　　　　(b) 右肺

图 6-11　肺内侧面

## 二、肺内支气管和支气管肺段

主支气管经肺门进入相应的肺叶,左主支气管分为上、下 2 支,右主支气管分为上、中、下 3 支,构成肺叶支气管。肺叶支气管继续分支就构成肺段支气管。所有支气管反复分支所形成的树状分支结构称支气管树。

每一肺段支气管的分支及其所属的肺组织构成一个支气管肺段,简称肺段。左肺分 8 个肺段,右肺分 10 个肺段(图 6-12)。进行肺段切除手术时,可依此定位。相邻肺段之间有结缔组织相隔。

## 三、肺的组织结构

肺质地柔软,表面被覆浆膜,光滑润泽。肺由肺实质和肺间质两部分组成,肺实质由肺内各级支气管和肺泡构成,根据功能的不同可分为肺导气部和肺呼吸部;肺间质为结缔组织及血管、淋巴管和神经等。

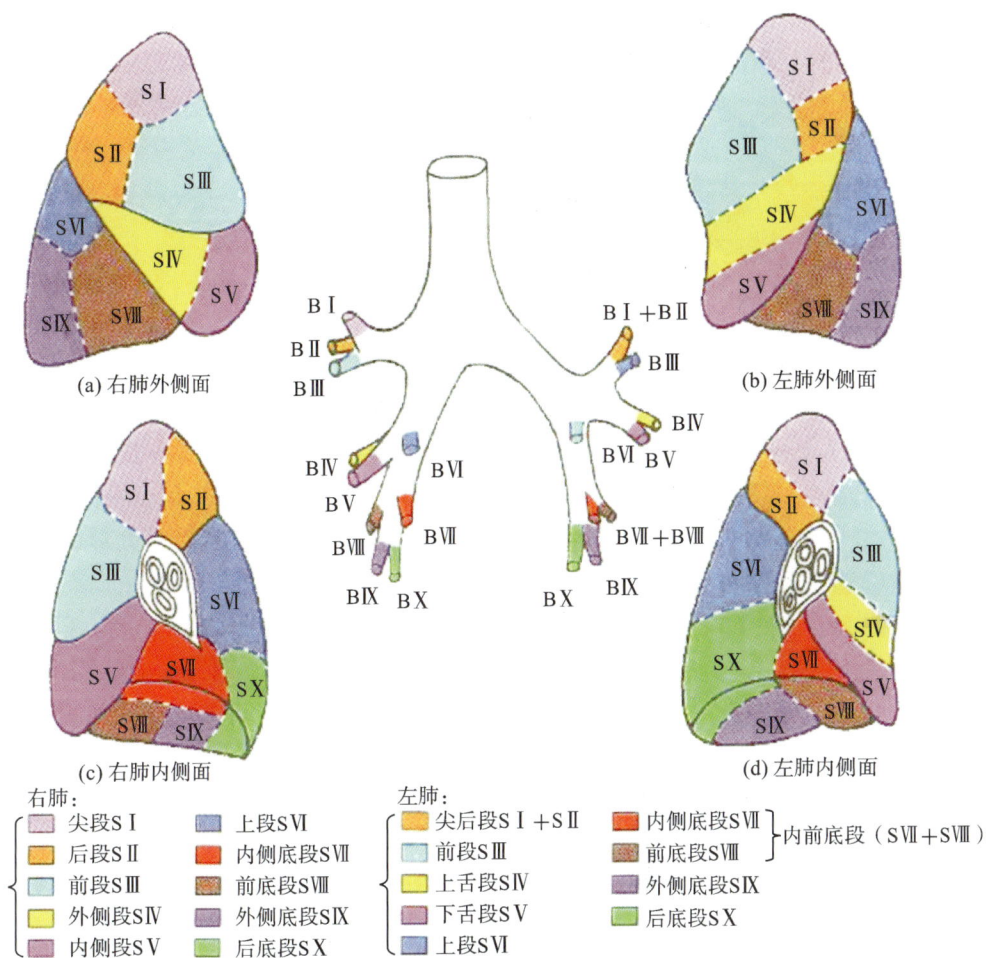

(a) 右肺外侧面

(b) 左肺外侧面

(c) 右肺内侧面

(d) 左肺内侧面

右肺：
- 尖段SⅠ
- 后段SⅡ
- 前段SⅢ
- 外侧段SⅣ
- 内侧段SⅤ
- 上段SⅥ
- 内侧底段SⅦ
- 前底段SⅧ
- 外侧底段SⅨ
- 后底段SⅩ

左肺：
- 尖后段SⅠ+SⅡ
- 前段SⅢ
- 上舌段SⅣ
- 下舌段SⅤ
- 上段SⅥ
- 内侧底段SⅦ
- 前底段SⅧ
- 外侧底段SⅨ
- 后底段SⅩ

内前底段（SⅦ+SⅧ）

图 6-12　肺段分布模式图

**（一）肺导气部**

肺导气部是肺内传输空气的管道,不具气体交换的功能,随着支气管逐级分支,依次包括肺叶支气管、肺段支气管、小支气管、细支气管以及终末细支气管等(图 6-13)。肺导气部宛如树冠,其分支结构称支气管树。

肺导气部随分支的增多,管径渐细,管壁组织结构也逐渐变化。其变化规律如下:①上皮由假复层纤毛柱状上皮逐渐变成单层柱状上皮,纤毛逐渐减少直至消失;②杯状细胞逐渐减少至消失;③腺体逐渐减少至消失;④软骨环碎片逐渐减少至消失;⑤平滑肌逐渐增多,直至形成完整的平滑肌环,其舒张和收缩可改变管径的大小,调节进入肺泡的气流量。临床上,支气管哮喘即由该平滑肌痉挛性收缩引起。

直径为 1 mm 左右的小支气管分支称细支气管。每一条细支气管连同各级分支及其所属的肺泡构成肺小叶。肺小叶是肺形态与功能的最基本的单位(图 6-14)。

**（二）肺呼吸部**

肺呼吸部起自终末细支气管以下的呼吸性细支气管,依次包括呼吸性细支气管、肺泡管、肺泡囊和肺泡。呼吸性细支气管、肺泡管、肺泡囊上均连有肺泡。成人每侧肺有 3 亿～4 亿个肺泡,总面积达 70～80 m²,是进行气体交换的场所。

肺泡壁很薄,由肺泡上皮组成。肺泡上皮为单层上皮,由两种类型的细胞构成。①Ⅰ型肺泡细胞:单层扁平细胞,数量多,覆盖面广,构成气体交换广大表面积。②Ⅱ型肺泡细胞:单个圆形或立方

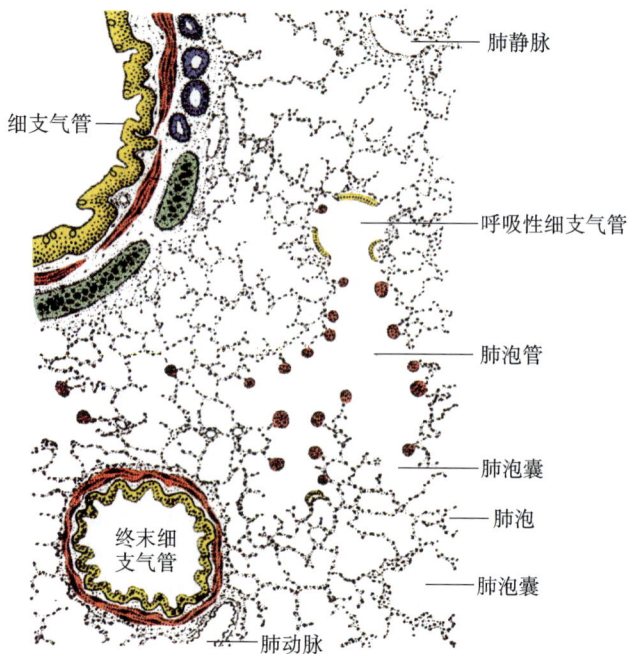

图 6-13　肺组织模式图

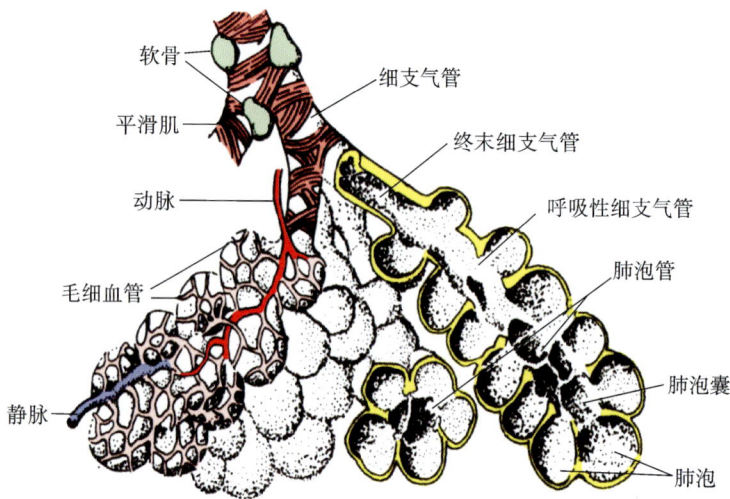

图 6-14　肺小叶模式图

形细胞,嵌于Ⅰ型肺泡细胞之间。Ⅱ型肺泡细胞能分泌表面活性物质,该物质可降低肺泡表面张力,防止肺泡塌陷,稳定肺泡形态(图 6-15)。

相邻肺泡之间的薄层结缔组织称肺泡隔,肺泡隔内包含 3 种组织结构。①弹性纤维:吸气时被动拉长,呼气时自然回缩,使肺泡具有很好的弹性回缩力。②肺巨噬细胞:由单核细胞分化而来,广泛分布在肺间质内,具有吞噬、免疫和分泌作用,肺巨噬细胞吞噬灰尘后称尘细胞。③丰富的毛细血管:紧贴在肺泡壁外面,当肺泡与血液之间进行气体交换时,需经过肺泡表面液体层、Ⅰ型肺泡细胞与基膜、薄层结缔组织、毛细血管基膜与毛细血管内皮细胞,这 6 层结构组成气-血屏障,又称呼吸膜。

## 四、肺的血液供应

肺有两套血管:一套与气体交换有关,由肺动脉和肺静脉组成;另一套与肺的营养有关,由支气管动脉和支气管静脉组成。

肺巨噬细胞

基膜

Ⅰ型肺泡细胞

毛细血管

弹性纤维

肺泡孔

肺泡巨噬细胞
（尘细胞）

Ⅱ型肺泡细胞

成纤维细胞

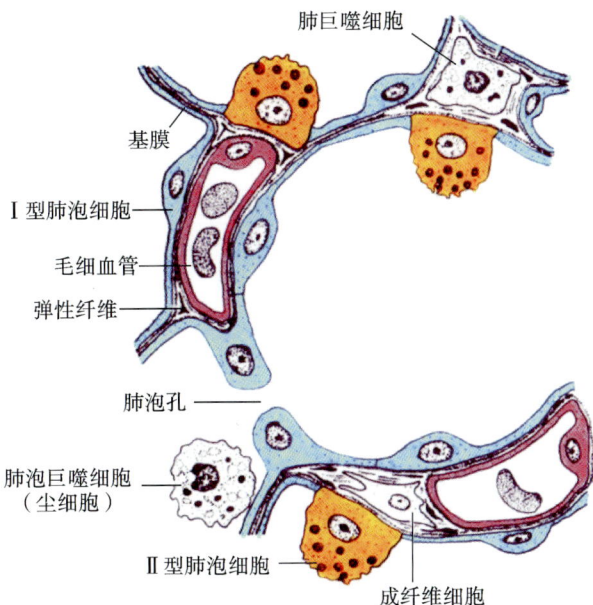

图 6-15　肺泡模式图

知识拓展 6-3

# 第三节　胸　　膜

## 一、胸膜和胸膜腔

胸膜是被覆于胸壁内面、肺表面、膈上面、纵隔侧面的浆膜，分为脏胸膜和壁胸膜（图 6-16）。

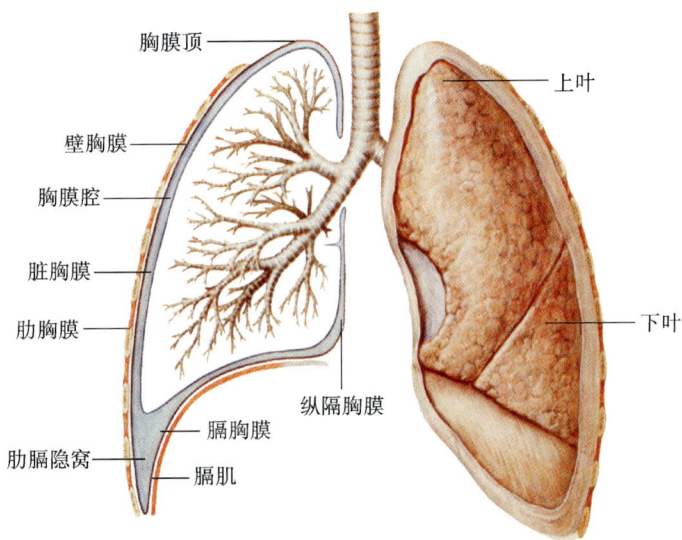

胸膜顶

壁胸膜

胸膜腔

脏胸膜

肋胸膜

纵隔胸膜

膈胸膜

膈肌

肋膈隐窝

上叶

下叶

图 6-16　胸膜和胸膜腔示意图

被覆于肺表面的称脏胸膜；被覆于胸壁内面、纵隔两侧面及膈上面的称壁胸膜，按其部位又分为肋胸膜、膈胸膜、纵隔胸膜、胸膜顶四部分。两层胸膜在肺根处相互移行，围成的潜在密闭腔隙称胸膜腔，左、右各一，互不相通。胸膜腔呈负压，内有少量浆液，可减少呼吸时胸膜之间的摩擦。肋胸膜与膈胸膜反折处形成半环形间隙，称肋膈隐窝，是胸膜腔最低点。胸膜腔积液首先积存于肋膈隐窝，是临床胸膜腔抽液的常用部位。

## 二、肺下缘与胸膜下界的体表投影

胸膜下界是肋胸膜与膈胸膜的反折处,在锁骨中线处与第8肋相交,在腋中线处与第10肋相交,在肩胛线处与第11肋相交,在近后正中线处位于第12胸椎棘突平面。肺下界体表投影高出胸膜下界1~2个肋(表6-1)。

表6-1　肺下界与胸膜下界的体表投影

| 名　　称 | 锁骨中线 | 腋 中 线 | 肩 胛 线 | 后 正 中 线 |
|---|---|---|---|---|
| 肺下界(脏胸膜下界) | 第6肋 | 第8肋 | 第10肋 | 第10胸椎棘突平面 |
| 胸膜下界(壁胸膜下界) | 第8肋 | 第10肋 | 第11肋 | 第12胸椎棘突平面 |

# 第四节　纵　　隔

纵隔是两侧纵隔胸膜之间全部器官、组织的总称。其前界为胸骨,后界为脊柱胸段,两侧界为纵隔胸膜,上至胸廓上口,下至膈,以胸骨角平面为界,可分为上纵隔和下纵隔。下纵隔又可分为前纵隔、中纵隔和后纵隔(图6-17)。

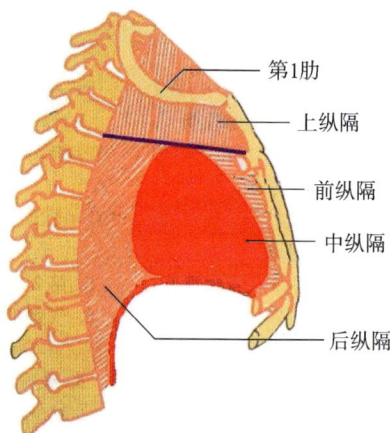

图 6-17　纵隔分布图

→ 思考题

患者,男,13岁,午餐时突发咳嗽,急促,其父亲认为有东西卡在孩子的喉咙里,让孩子伏在自己手臂上,并捶打其背部,事后孩子情况有所缓解。但不久孩子又开始咳嗽,因呼吸困难入院。

体格检查:呼吸困难,右胸活动减少,右肺呼吸音减弱。叩诊右肺叩诊音较实。X线检查显示右肺中叶和下叶过度充气,纵隔左移,呼吸运动减弱。支气管镜检发现右侧中叶支气管内有异物,经检查异物为花生米。

临床诊断:右侧支气管异物阻塞。

请思考以下问题:

为什么异物易落入右侧支气管?

思考题答案　　　　练习题及答案

→ 本章小结

- 呼吸系统
  - 呼吸道
    - 鼻
      - 外鼻
      - 鼻腔
        - 鼻前庭
        - 固有鼻腔
      - **鼻旁窦**
        - 上颌窦：开口于中鼻道
        - 额窦：开口于中鼻道
        - 蝶窦：开口于蝶筛隐窝
        - 筛窦：前、中群开口于中鼻道，后群开口于上鼻道
    - 咽
    - 喉
      - **喉软骨**
        - 甲状软骨
        - 环状软骨
        - 会厌软骨
        - 杓状软骨
      - 喉腔
        - 两襞 前庭襞、声襞
        - 两裂 前庭裂、声门裂（喉腔最狭窄部位）
      - **喉腔分部**
        - 喉前庭
        - 喉中间腔（喉室）
        - 声门下腔（喉水肿好发部位）
      - 喉肌
    - 气管
      - 位置：连于喉和主支气管之间，由14～16个"C"形的软骨环构成支架
      - 分部（以颈静脉切迹为界）
        - 颈部 气管切开在第3～5气管软骨环处
        - 胸部 在胸骨角平面分为左、右主支气管，分叉处称**气管杈**，内面半月形纵嵴称气管隆嵴
    - **主支气管**
      - **结构特点**
        - 左主支气管 细、长、倾斜
        - 右主支气管 粗、短、陡直
      - 微细结构
        - 黏膜层 假复层纤毛柱状上皮
        - 黏膜下层 疏松结缔组织
        - 外膜 疏松结缔组织+透明软骨
  - **肺**
    - 位置 胸腔内、纵隔两侧、膈的上方
    - 形态
      - 一尖 高出锁骨内侧1/3部的上方2～3 cm
      - 一底 与膈相邻，又称膈面
      - 两面 肋面、纵隔面
      - 三缘 前缘、后缘、下缘
    - 微细结构
      - 肺实质
        - 导气部：肺叶支气管→终末细支气管
        - 呼吸部：呼吸性细支气管→肺泡
      - 肺间质 结缔组织、血管、淋巴管和神经等
  - **胸膜**
    - 定义 覆盖于胸壁内面、肺表面、纵隔侧面和膈上面的浆膜
    - 分布
      - 脏胸膜 被覆于肺表面
      - 壁胸膜 肋胸膜、膈胸膜、纵隔胸膜、胸膜顶
    - 胸膜腔
      - 脏胸膜和壁胸膜在肺根处相互移行，围成左、右两个密闭的腔隙
      - 胸膜隐窝 **肋膈隐窝**——胸膜腔最低点
  - **纵隔**
    - 定义 两侧纵隔胸膜间的所有器官、组织的总称
    - 境界
      - 上界 胸廓上口
      - 下界 膈
      - 前界 胸骨
      - 后界 脊柱胸段
      - 两侧 纵隔胸膜

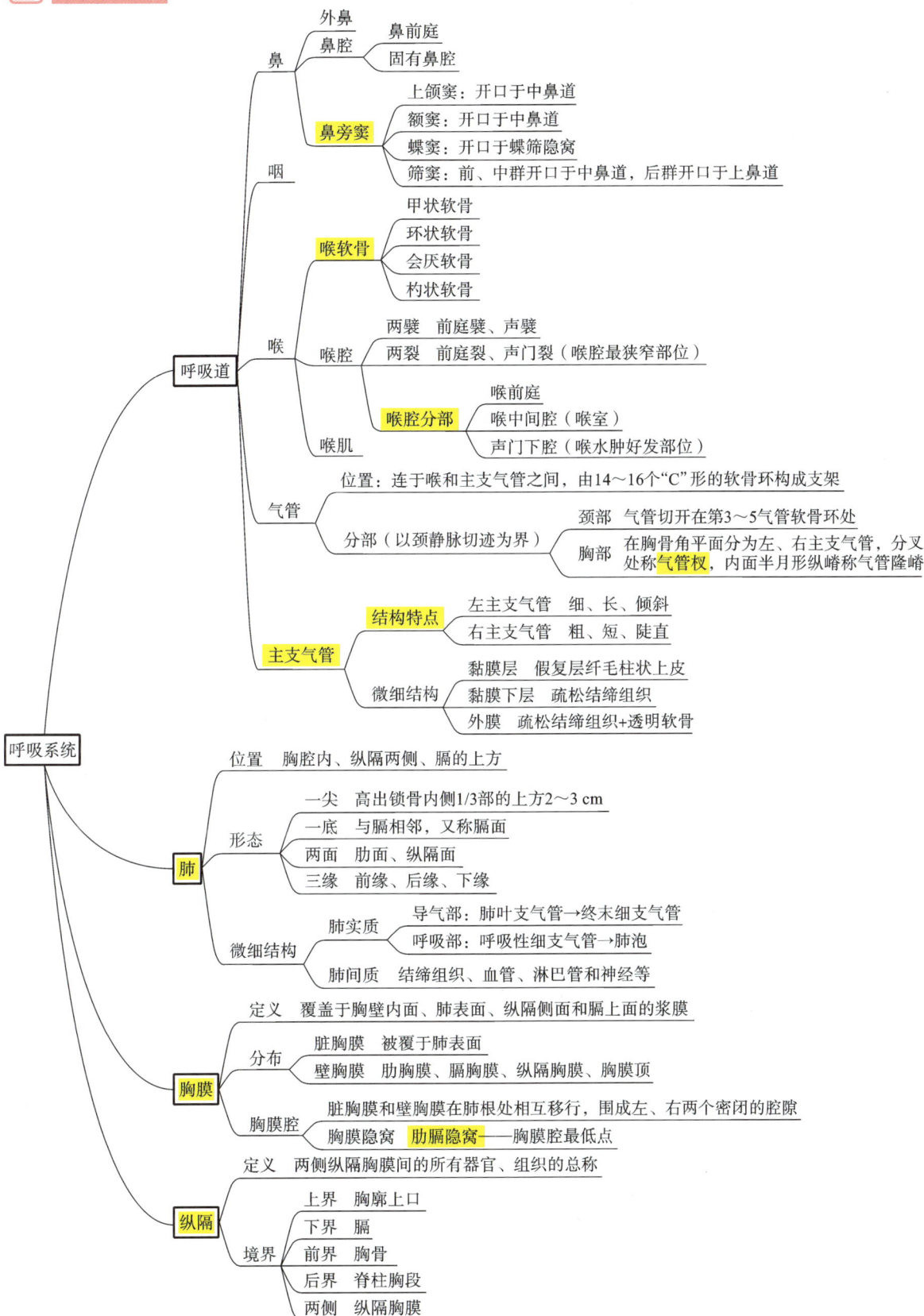

注明：黄色背景为重点内容

（崔海镇）

93

# 泌尿系统

本章 PPT

**【知识目标】**

掌握泌尿系统的组成;肾的形态结构、位置及功能;肾单位的组成及临床意义;输尿管的 3 处狭窄;膀胱三角的位置及其临床意义。

熟悉肾的微细结构;膀胱的位置及形态;女性尿道的结构特点。

了解肾的被膜、输尿管的行程;膀胱壁的构造。

**【能力目标】**

具备应用泌尿系统的相关知识分析临床中出现的肾病的能力。能在活体上确认肾门的体表投影以及膀胱穿刺术的部位。

**【思政目标】**

泌尿外科奠基人吴阶平为新中国泌尿外科事业做出了巨大的贡献,向老一辈科研工作者仁者仁心、爱国敬业的精神致敬。

**导言**

排泄就是人或动物通过特定的器官,以不同的形式将体内生命活动过程中产生的代谢废物排出体外的过程。对于人体来说,大约 80% 的代谢废物以尿液的形式排出体外,所以肾是人体最主要的排泄器官,除此之外,肾还有内分泌的功能。一旦肾功能发生障碍,大量的代谢废物堆积在体内,破坏机体内环境稳态,严重时会出现尿毒症,危及生命。那么,泌尿系统是由哪些器官组成的呢? 尿液又是如何产生的? 通过哪些途径排出体外? 让我们带着这些问题一起来探究泌尿系统的奥秘吧!

泌尿系统由肾、输尿管、膀胱及尿道组成(图 7-1),机体在新陈代谢过程中产生的水溶性代谢废物(如尿素、尿酸及多余的水分和某些无机盐等),由脉管系统运送到肾,经肾小球滤过形成原尿,再经输尿管运送到膀胱储存,待储存到一定量时,通过尿道排出体外。泌尿系统是人体代谢重要的排泄途径之一,维持着内环境的相对稳定。

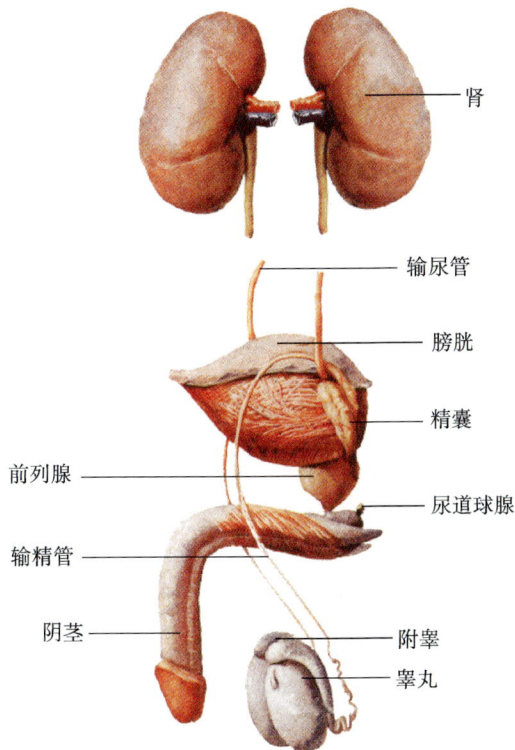

图 7-1 男性泌尿(生殖)系统概观

# 第一节 肾

## 一、肾的形态和位置

**1. 肾的形态** 肾是一对实质器官,紧贴于腹后壁上部,左、右各一,形似蚕豆,新鲜时呈红褐色,质柔软而光滑。肾长约为 10 cm、宽约为 6 cm、厚约为 4 cm,其大小因人而异,男性略大于女性。肾的形态可分为上、下两端,前、后两面,内、外两缘(图 7-2)。肾的前面隆凸,后面平坦,上端宽而薄,下端窄而厚。肾的外侧缘隆凸,内侧缘的中部凹陷,称为肾门,肾门内出入的结构有肾动脉、肾静脉、肾盂、神经和淋巴管。出入肾门的结构被结缔组织包绕成束,称为肾蒂。

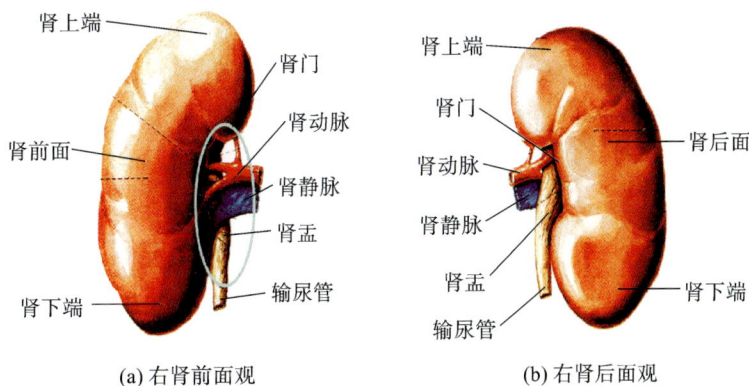

知识拓展 7-1

(a) 右肾前面观　　(b) 右肾后面观

图 7-2 肾的形态

95

肾蒂中的结构排列如下:自前向后依次为肾静脉、肾动脉和肾盂;由上而下依次为肾动脉、肾静脉和肾盂。由于下腔静脉靠近右肾,因而右侧肾蒂较左侧短,临床上施行右肾手术较左侧困难。肾门向肾实质内凹陷形成一个较大的腔隙,称为肾窦,其内容纳有肾大盏、肾小盏、肾盂、神经、淋巴管和脂肪组织等。

**2. 肾的位置**　肾位于脊柱的两侧,壁腹膜的后方,紧贴于腹后壁上部,属于腹膜外位器官(图7-3)。左肾的上端约平第11胸椎体下缘,下端约平第2腰椎体下缘,第12肋横过其后面中部。受肝的影响,右肾较左肾矮半个椎体的高度,右肾上端约平12胸椎体上缘,而下端约平第3腰椎体上缘,第12肋横过其后面上部(图7-4)。在竖脊肌的外侧缘与第12肋之间形成的夹角,称为肾区,此区为肾门的体表投影,约在第1腰椎体平面,距后正中线约5 cm。肾病患者叩击或触压此区时可引起疼痛。

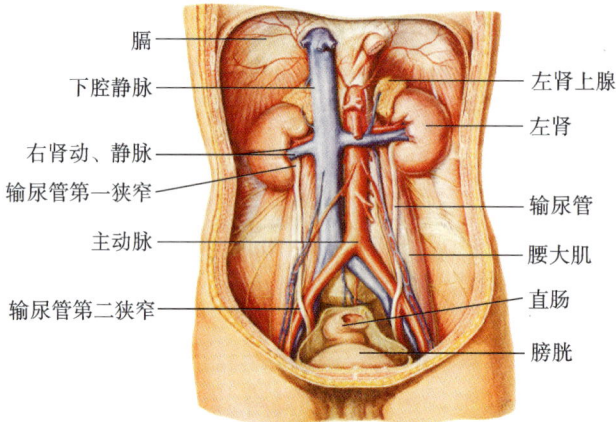

图 7-3　肾的位置

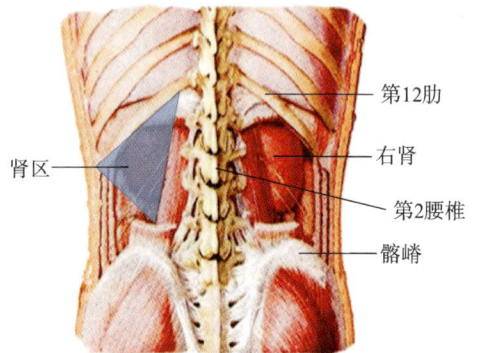

图 7-4　肾的体表投影

## 二、肾的被膜

肾的表面由内向外依次包有纤维囊、脂肪囊与肾筋膜(图7-5)。

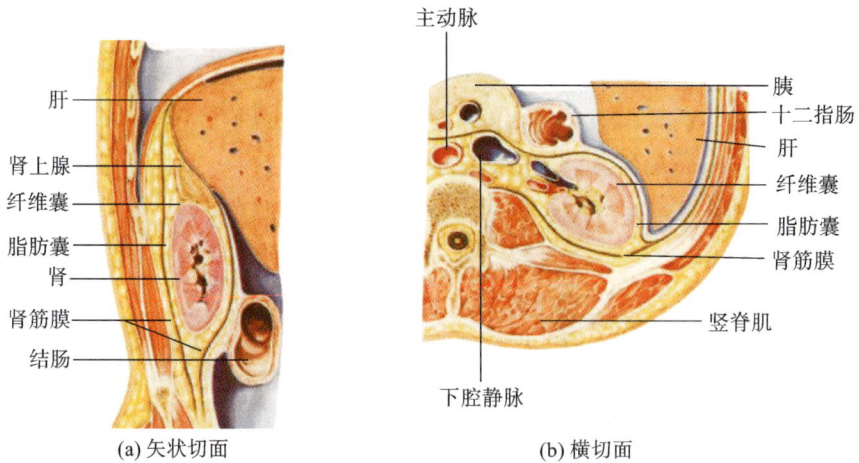

(a) 矢状切面

(b) 横切面

图 7-5　肾的被膜

### (一) 纤维囊

纤维囊为紧贴肾实质表面的一层坚韧而致密的结缔组织被膜。正常情况下可与肾组织剥离,病理情况下出现粘连。肾破裂或肾部分切除术时需缝合此膜。

**（二）脂肪囊**

脂肪囊位于纤维囊外周，是紧密包裹肾的脂肪组织。其经由肾门进入肾窦内，对肾起弹性垫样保护作用。临床上进行肾囊封闭术时，就是将药液经腹后壁注入此区内。

**（三）肾筋膜**

肾筋膜是覆盖在脂肪囊外面的致密结缔组织膜，分前、后两层包被肾和肾上腺，两层在肾上腺和肾的外侧缘融合在一起，在肾的下方分开，有输尿管通过。肾的位置主要依赖肾的被膜、肾血管、腹膜、腹内压以及邻近的器官，故当肾周围固定装置减弱时，可能会造成肾下垂或游走肾。

### 三、肾的内部结构

在肾的冠状切面上，可将肾实质分为浅层的肾皮质和深层的肾髓质两部分（图 7-6）。肾皮质大部分位于肾的浅层，因其富含血管，故新鲜标本呈红褐色。肉眼可见密布的红色点状颗粒，为肾小体和肾小管，肾皮质深入肾髓质的部分称为肾柱。肾髓质位于肾皮质深部，血供较少，颜色淡红。肉眼可见其由 15～20 个呈圆锥形的结构即肾锥体构成。肾锥体的底朝向肾皮质；其尖端圆钝，朝向肾窦，称为肾乳头。肾乳头尖端有许多乳头孔，尿液经乳头孔流入肾小盏内。与肾乳头相接的漏斗状结构为肾小盏，2～3 个肾小盏合并为

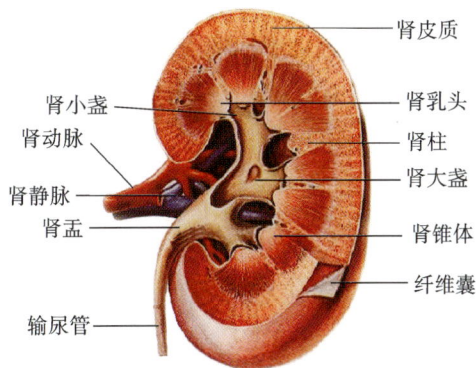

图 7-6　肾的冠状切面

1 个肾大盏。最终 2～3 个肾大盏合成 1 个呈漏斗状的肾盂。肾盂出肾门后，弯向下行，逐渐变细，在平肾下端处移行为输尿管。肾盂是结石和炎症的好发部位。

### 四、肾的微细结构

肾由肾实质和肾间质构成。在显微镜下可见肾实质由许多泌尿小管构成。其间少量的血管、结缔组织和神经等构成肾间质。泌尿小管主要由肾单位和集合管构成（图 7-7）。

**（一）肾单位**

肾单位由肾小体和肾小管组成，是肾的结构和功能的基本单位，每侧肾约有 150 万个肾单位。

**1. 肾小体**　镜下观呈球状，故又称为肾小球（图 7-8）。肾小体位于肾皮质内，由血管球和肾小囊组成。

（1）血管球：位于入球微动脉与出球微动脉之间的一团盘曲成球状的毛细血管球，毛细血管由一层有孔的内皮细胞和基膜构成，通透性大。加之入球微动脉短粗、出球微动脉细长，使得毛细血管内压力较大，故有利于原尿的生成。

（2）肾小囊：肾小管的起始端膨大并向内凹陷而成的杯状双层膜结构，分为脏、壁两层，外层为壁层，内层为脏层，两层之间的腔隙称为肾小囊腔。肾小囊的壁层为单层扁平上皮，与近曲小管的上皮相延续。脏层由多突起的足细胞构成，在电镜下可见足细胞从胞体发出几支粗大的初级突起，初级突起再分出许多指状的次级突起，次级突起之间互相嵌合成栅栏状，紧贴在毛细血管基膜的外面。相邻的次级突起之间有宽约 25 nm 的裂隙，称为裂孔，裂孔上覆盖一层极薄的裂孔膜（图 7-9）。血液流经肾小球时，除大分子物质外，血浆中的其余成分可由毛细血管滤入肾小囊腔内，形成原尿。

（3）滤过屏障：肾小体犹如一个过滤器，当血液流经肾小球毛细血管时，由于毛细血管内压力较大，血浆内小分子物质经有孔内皮、基膜和足细胞裂孔膜滤入肾小

知识拓展 7-2

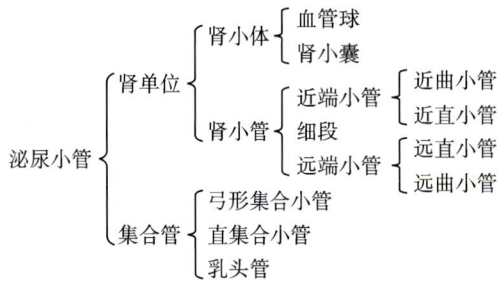

图 7-7　肾的微细结构

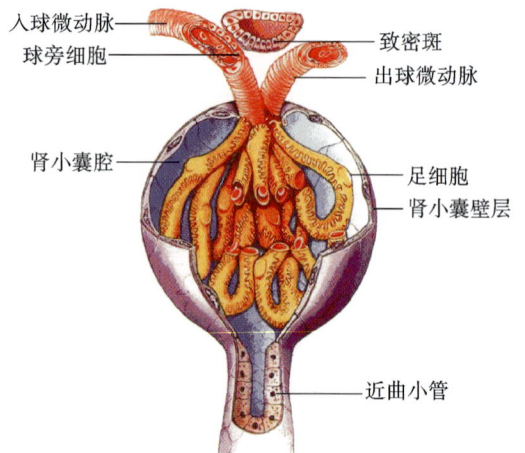

图 7-8　肾小体结构模式图

囊腔,这 3 层结构统称为滤过屏障或滤过膜(图 7-9)。滤入肾小囊腔的滤液称为原尿。成人两肾 24 h 可产生原尿约 180 L(125 mL/min)。若滤过屏障受损,血液中的大分子物质如血浆蛋白、红细胞均可通过滤过膜漏出,从而引起蛋白尿或血尿。

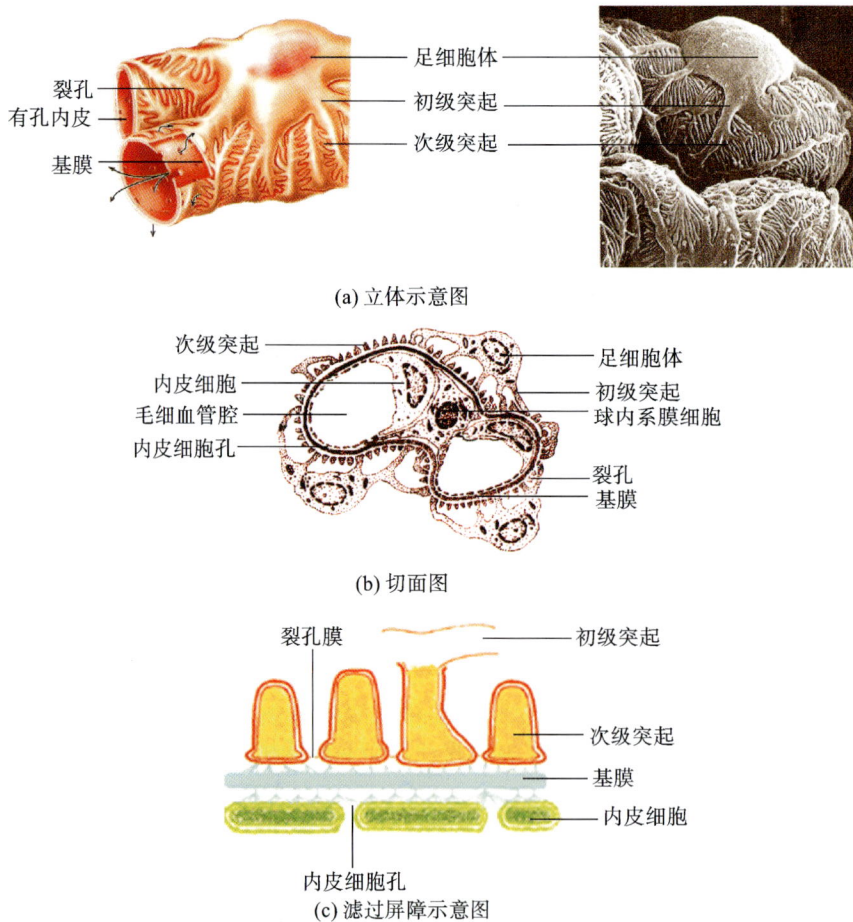

(a) 立体示意图

(b) 切面图

(c) 滤过屏障示意图

图 7-9　肾小球滤过屏障示意图

**2. 肾小管**　由单层上皮构成的管道,与肾小囊腔相通,从近端至远端可分为近端小管、细段和远端小管 3 部分(图 7-10)。肾小管具有重吸收原尿中的某些成分和排泄的作用。

（1）近端小管：肾小管的起始段，约占肾小管总长度的一半，是肾小管中最长、最粗的一段，也是重吸收原尿的主要场所。其分为近端小管曲部（近曲小管）和近端小管直部（近直小管）两段。

近曲小管与肾小囊腔相连，管腔小而不规则，管壁上皮细胞呈立方形或锥体形，细胞分界不清，胞质呈嗜酸性，上皮细胞的游离面有刷状缘，为电镜下所见整齐排列的微绒毛，使细胞腔面的表面积扩大，有利于重吸收。近直小管为近端小管远端与细段相连的一段，结构与近曲小管相似，但微绒毛不如近曲小管发达。

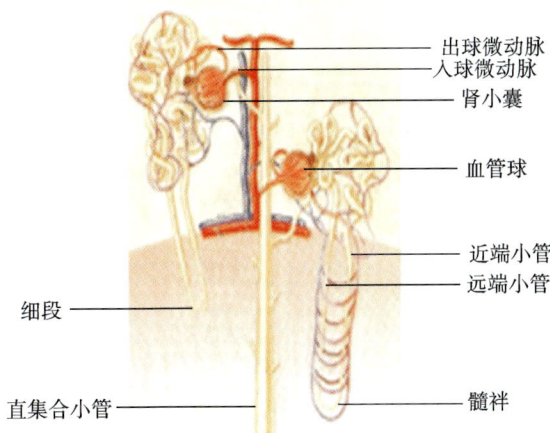

图 7-10 肾小管结构模式图

（2）细段：细段连接近直小管和远直小管，是肾小管中管径最细的部分，管壁由单层扁平上皮构成。细段上皮薄，且管腔内液体流速慢，因此有利于水和离子的重吸收。

（3）远端小管：包括远端小管直部（远直小管）和远端小管曲部（远曲小管）。管腔较大且规则，管壁为单层立方上皮，游离面为刷状缘。远端小管是离子交换的重要部位，对维持体内酸碱平衡具有重要作用。

在肾髓质内，由近直小管、细段和远直小管三者共同构成的"U"形结构，称为髓袢或肾单位袢（图 7-10）。其主要功能是减缓原尿在肾小管中的流速，有利于肾小管对水和部分无机盐的重吸收。

## （二）集合管

集合管可分为弓形集合小管、直集合小管和乳头管 3 段（图 7-10）。弓形集合小管连于远曲小管，呈弓形从肾皮质进入肾髓质汇合成直集合小管，直集合小管在肾锥体内下行至肾乳头处改称乳头管，开口于乳头孔，与肾小盏相接。直集合小管下行时沿途接纳许多弓形集合小管，管径由细逐渐变粗，管壁上皮细胞由单层立方上皮逐渐增高为单层柱状上皮，至乳头管处为高柱状上皮。集合管具有重吸收原尿中水和部分无机盐的功能，使原尿进一步浓缩。

综上所述，肾小体形成的原尿依次流经近曲小管→近直小管→细段→远直小管→远曲小管→弓形集合小管→直集合小管→乳头管（形成终尿）→肾小盏→肾大盏→肾盂→输尿管→膀胱→尿道→排出体外（图 7-11）。原尿经肾小管和集合管的重吸收、分泌和排泄作用后形成终尿。每天排出的终尿量为 1000～2000 mL，仅占原尿的 1% 左右。

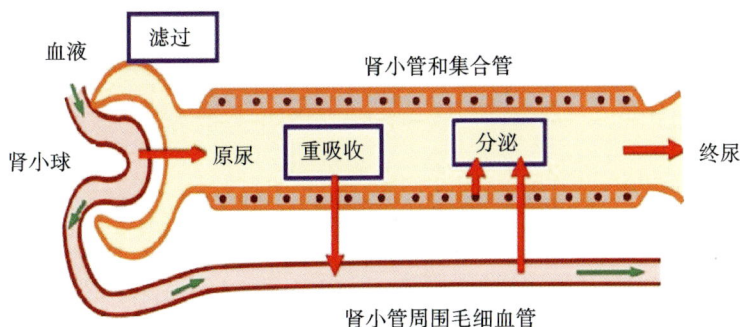

图 7-11 尿液生成模式图

## （三）球旁复合体

球旁复合体又称肾小球旁器，由球旁细胞、致密斑和球外系膜细胞组成（图 7-12）。①球旁细胞

（近球细胞）：入球微动脉管壁中的平滑肌细胞在接近肾小体处分化而成的上皮样细胞。球旁细胞分泌肾素，使血管收缩，血压升高。②致密斑：远曲小管在靠近肾小体一侧的上皮细胞增高、变窄而呈高柱状紧密排列的椭圆形斑。致密斑是一种离子感受器，能敏锐地感受到远曲小管中 $Na^+$ 的浓度变化，从而调节球旁细胞分泌肾素。

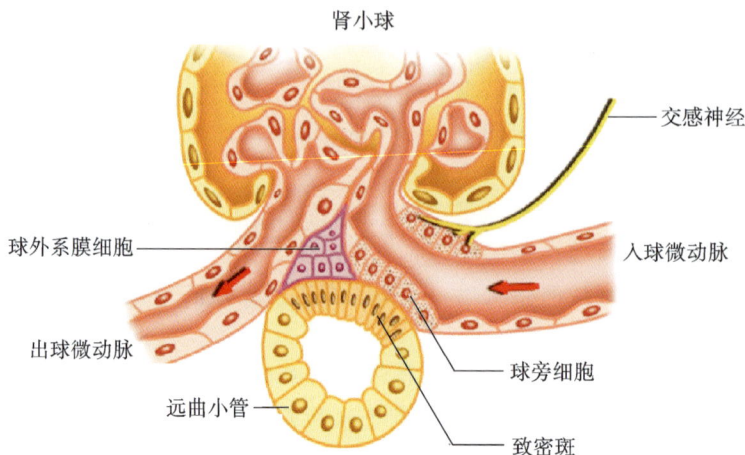

图 7-12　球旁复合体模式图

### 五、肾的血液循环特点

肾的血液循环与肾的功能密切相关，其主要特点：①肾动脉直接起自腹主动脉，血流量大，流速快，压力高，约占心输出量的 1/4；②肾小球入球微动脉短粗、出球微动脉细长，使肾小球毛细血管内压力较大，有利于滤过；③形成两次毛细血管网，即肾小球毛细血管网、出球微动脉在肾小管周围形成的球后毛细血管网（图 7-10）。前者有利于滤过，后者有利于重吸收。

# 第二节　输　尿　管

输尿管（ureter）是位于腹膜外的一对细长的肌性管道，左、右各一（图 7-3）。其起自肾盂，沿腰大肌的前面下降，至小骨盆上口处跨越髂血管进入盆腔，在膀胱底斜穿膀胱壁开口于膀胱底内面的两输尿管口，全长 25～30 cm，管径 0.5～1.0 cm。管壁有较厚的平滑肌层，可进行节律性蠕动，使尿液不断地流入膀胱。输尿管按走行与位置，可分为输尿管腹部、盆部和壁内部。

输尿管全长有上、中、下 3 个生理性狭窄，狭窄处输尿管口径只有 0.2～0.3 cm，是输尿管结石易嵌顿的部位，可引起剧烈绞痛并常放射至会阴方向。①上狭窄位于输尿管起始处，即肾盂与输尿管移行处；②中狭窄位于小骨盆上口跨越髂血管处；③下狭窄位于输尿管斜穿膀胱壁内的壁内段。

# 第三节　膀　胱

膀胱（urinary bladder）为储存尿液的肌性囊状器官，伸缩性大，其形状、大小和位置均随尿液的充盈程度、年龄和性别而异（图 7-13）。正常成人的膀胱容量为 350～500 mL，最大容量可达 800 mL。新生儿膀胱的容量只有 50 mL 左右。老年人由于膀胱逼尿肌张力降低，容量增大。女性膀胱容量较男性稍小。

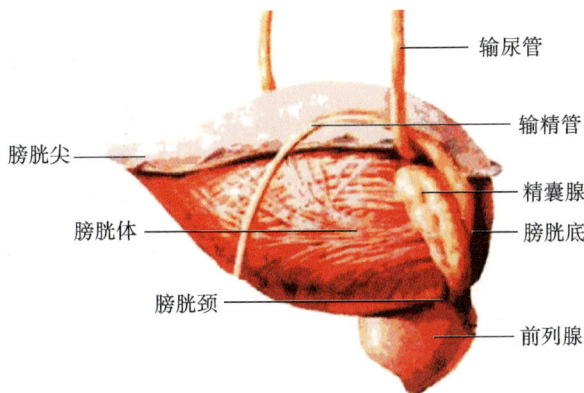

图 7-13　男性膀胱

## 一、膀胱的形态

充盈的膀胱略呈卵圆形,空虚时呈三棱锥体形,可分为尖、体、底、颈四部分,各部分之间无明显界限。膀胱尖朝向前上方,膀胱底呈三角形,朝向后下方,膀胱尖与膀胱底之间的部分称为膀胱体,膀胱颈为膀胱的最下部。

## 二、膀胱的位置和毗邻

正常成人的膀胱位于盆腔内,耻骨联合的后方。男性膀胱底的后方为精囊、输精管壶腹和直肠(图 7-14),在女性中为子宫和阴道(图 7-15)。膀胱颈的下方,在男性中紧邻前列腺,在女性中邻接尿生殖膈。空虚的膀胱全部位于盆腔内,当膀胱充盈时,膀胱尖可升至耻骨联合以上,膀胱腹膜反折线也随之上移至耻骨联合上方,膀胱前下壁直接与腹前壁相贴,故此时沿耻骨联合上缘处施行膀胱穿刺术,可不经腹膜腔,避免伤及腹膜和污染腹膜腔。穿刺针依次经过皮肤、浅筋膜、腹白线、腹横筋膜、膀胱前壁。

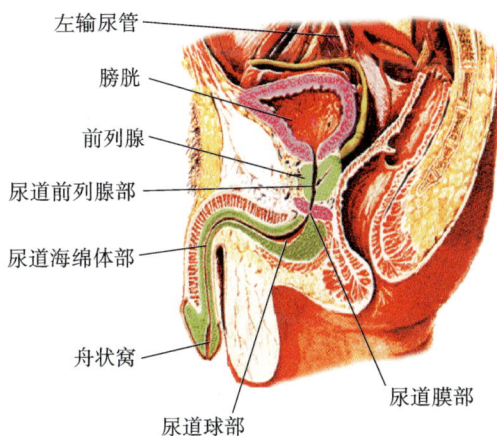

图 7-14　男性膀胱的位置(盆腔正中矢状切面)

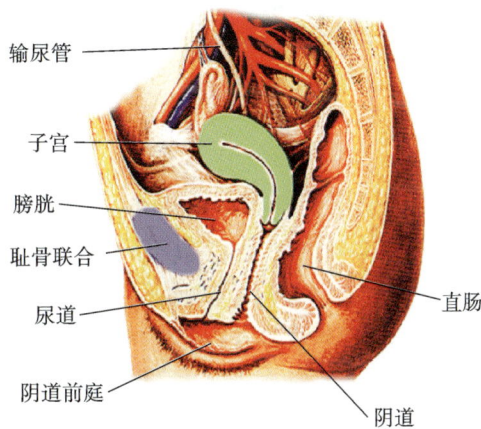

图 7-15　女性膀胱的位置(盆腔正中矢状切面)

## 三、膀胱壁的结构

膀胱内面有许多黏膜皱襞,当膀胱充盈时,黏膜皱襞可消失。但在膀胱底内面,无论膀胱处于充盈状态还是空虚状态,该区域都保持平滑。此区位于左、右输尿管口和尿道内口之间,称为膀胱三角(图 7-16)。膀胱三角是肿瘤、结核和炎症的好发部位,也是膀胱镜检查时的重点区域。左、右输尿管口之间的横行皱襞称为输尿管间襞,镜下所见为一苍白带,是膀胱镜检查时寻找输尿管口的重要标志。

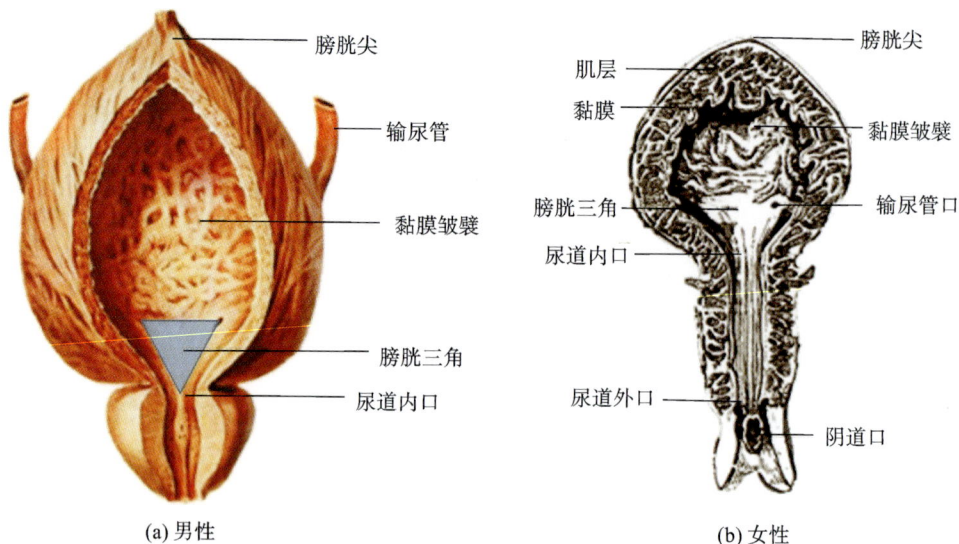

图 7-16　膀胱壁的结构

(a) 男性　　　　　　　　　(b) 女性

图中标注：膀胱尖、输尿管、黏膜皱襞、膀胱三角、尿道内口（男性）；肌层、黏膜、膀胱三角、尿道内口、尿道外口、膀胱尖、黏膜皱襞、输尿管口、阴道口（女性）

# 第四节　尿　　道

尿道是膀胱与体外相通的一段肌性管道。男性尿道兼有排尿和排精的功能,故男性尿道将在男性生殖系统中叙述。

女性尿道(图 7-15)起自膀胱的尿道内口,行向前下方,穿过尿生殖膈,以尿道外口开口于阴道前庭。女性尿道长 3～5 cm,直径约 0.6 cm,较男性尿道短、宽、直,易扩张。其后方邻近阴道口和肛门,故易引起逆行性尿路感染。尿道外口位于阴道前庭内,阴道口的前方,阴蒂的后方约 2.5 cm 处。临床上为女性患者插导尿管时,要注意尿道外口的位置,导尿管插入深度为 4～6 cm。尿道穿尿生殖膈时,周围有尿道阴道括约肌,该肌为骨骼肌,受意识支配,可控制排尿。

### 思政课堂

#### 国之大医——吴阶平

1976 年 1 月 7 日,一代伟人周恩来留下了他临终前的最后一句话:"吴大夫,我这里没事了,需要你的人很多,你去吧,他们需要你……"

很多年过去了,当年亲耳聆听此言的"吴大夫"成为一位国家领导人,他将周恩来总理的人格品德作为自己的楷模,作为自己做人的尺度和言行的标准,努力地从事着周恩来总理奋斗一生的事业——全心全意为人民服务。

吴阶平名泰然,号阶平,江苏常州人,著名的医学科学家、医学教育家、社会活动家、九三学社的杰出领导人,中国科学院、中国工程院资深院士,新中国泌尿外科事业的奠基人。1937 年,吴阶平毕业于北平燕京大学,获理学学士学位;1942 年毕业于北平协和医学院,获医学博士学位。1980 年当选为中国科学院院士,1992 年当选为第三世界科学院院士,1995 年被选聘为中国工程院院士。吴阶平长期以来主要从事泌尿外科工作,同时致力于青少年性教育和成人性健康以及计划生育知识的宣传和普及。1954 年,他发表了《肾结核对侧肾积水》的研究论文,不仅在国内引起了轰动,在国外也产生了巨大的影响。这一新理论挽救了成千上万人的生命,"肾结核对侧肾积水"的研究使一些原本无法挽救的肾结核患者得到康复,在国内外医疗实践中得到证实。他开创了输精管结扎手术中灌注远段精道的技术,使手术即时产生避孕效果。他对肾上腺髓质增生的研究在医学上确立了一种新的疾病,受到国际上的重视和承认;对肾切除后留存肾代偿性增长的研究,纠正了对肾切除长期存在的不全面的认识。

思政要点:第一个泌尿外科专业学科、第一例肾移植手术、第一个确立"肾上腺髓质增生"疾病……我国泌尿外科学历史上的这些成就,都和吴阶平紧密联系在一起。他的精神、他的品德、他的追求永留世间,激励着一代代人在泌尿外科及医学事业上奋进。精湛的医术、高尚的医德、敬业的精神,这是吴老从医思想的精髓。作为一名医学生,我们要在学习和工作中担负起救死扶伤的责任,对患者感同身受,切实履行对患者健康的保障责任。

## 本章小结

泌尿系统由肾、输尿管、膀胱和尿道组成,其主要功能是排出代谢废物,维持内环境稳定。肾是泌尿系统的重要器官,具有独特的形态、位置、被膜、内部结构和微细结构,其血液循环特点也与自身功能密切相关。输尿管是细长的肌性管道,存在3处生理性狭窄。膀胱是储存尿液的器官,其形态、位置会随尿液充盈程度等因素发生变化,膀胱三角是疾病的好发部位。女性尿道较短、宽、直,易引发逆行性尿路感染。

## 思考题

1. 简述尿液的产生及排出途径。
2. 在什么情况下,沿耻骨联合上缘进行膀胱穿刺可不经过腹膜腔?
3. 什么是膀胱三角?它有何临床意义?在膀胱镜下寻找输尿管口的标志是什么?

思考题答案　　练习题及答案

(罗恒丽)

# 第八章

# 生殖系统

本章 PPT

学习目标

**【知识目标】**

掌握男、女性生殖系统的组成;前列腺的位置;男性尿道的分部、狭窄、弯曲及其临床意义;输卵管的位置和分部;卵巢和子宫的形态、位置及固定装置;腹膜形成的陷凹。

熟悉睾丸的位置;阴道的位置及毗邻;乳房的结构特点;腹膜腔、产科会阴的概念。

了解男、女性外生殖器的组成;睾丸、卵巢和子宫的微细结构;腹膜形成的主要结构。

**【能力目标】**

能利用男、女性生殖系统和腹膜的相关理论知识,分析、解释生活中的现象以及新生命孕育过程、前列腺增生、月经周期、不孕不育等临床现象。

**【思政目标】**

能运用所学的生殖系统知识开展优生优育宣教工作;学习新生命孕育过程后,能感悟生命的伟大,培养感恩精神;具备良好的性道德观念,培养医学职业素养。

**导言**

众所周知,生物的"生"一方面指具有生命,能够进行新陈代谢;另一方面指种族和生命的延续,即繁殖。人类的生殖是通过男、女性生殖系统的协同作用来实现的。那么,男、女性生殖系统是如何构成的? 生殖细胞由哪些器官产生? 性激素由哪些细胞分泌? 参与生殖的器官具有怎样的形态结构特点和临床意义? 新生命是如何孕育产生的? 让我们带着这些疑问,揭开人类繁衍的奥秘。

生殖系统分男性生殖系统和女性生殖系统(表 8-1),其主要功能是产生生殖细胞以繁衍后代,同时分泌性激素,形成并维持第二性征。男性生殖系统和女性生殖系统均由内生殖器和外生殖器两部分构成。内生殖器多位于盆腔内,包括生殖腺、生殖管道和附属腺;外生殖器显露于体表,主要为性的交接器官。

表 8-1　生殖系统分部概况

| 分　部 | | 男性生殖系统 | 女性生殖系统 |
|---|---|---|---|
| 内生殖器 | 生殖腺 | 睾丸 | 卵巢 |
| | 生殖管道 | 附睾、输精管、射精管、男性尿道 | 输卵管、子宫、阴道 |
| | 附属腺 | 精囊、前列腺、尿道球腺 | 前庭大腺 |
| 外生殖器 | | 阴囊、阴茎 | 女阴 |

# 第一节 男性生殖系统

男性内生殖器由生殖腺(睾丸)、生殖管道(附睾、输精管、射精管及男性尿道)和附属腺(精囊、前列腺和尿道球腺)组成,外生殖器为阴囊和阴茎(图7-1)。

## 一、男性内生殖器

### (一)生殖腺

睾丸是男性的生殖腺,其功能是产生精子和分泌雄激素。睾丸在青春期以前发育较慢,进入青春期后迅速生长成熟,老年人的睾丸萎缩变小,性功能也随之衰退。

**1. 睾丸的位置和形态** 睾丸位于阴囊内,左、右各一,呈扁椭圆形,表面光滑,可分为分上、下两端,内、外侧两面,前、后两缘。上端被附睾包裹,下端游离。前缘游离,后缘与附睾相接并有睾丸输出小管、血管、神经和淋巴管出入。

睾丸除后缘外都被覆有鞘膜,鞘膜分脏、壁两层,脏层紧贴睾丸的表面,壁层附于阴囊的内面,二者在睾丸后缘处相互移行形成一个密闭的腔隙,称为鞘膜腔(图8-1),内有少量浆液。炎症时液体增多,可形成鞘膜积液。

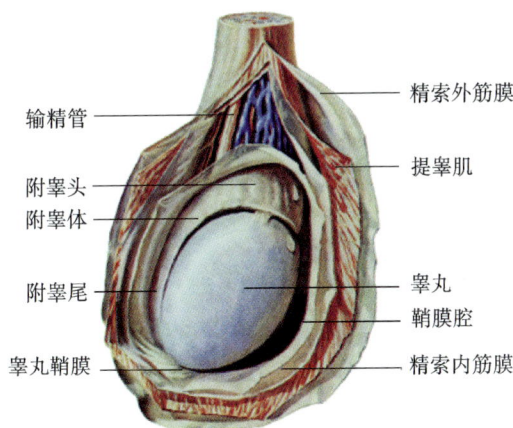

知识拓展 8-1

图中标注:
- 输精管
- 附睾头
- 附睾体
- 附睾尾
- 睾丸鞘膜
- 精索外筋膜
- 提睾肌
- 睾丸
- 鞘膜腔
- 精索内筋膜

图 8-1 睾丸和附睾

**2. 睾丸的微细结构** 睾丸表面有一层致密结缔组织,称为白膜。在睾丸后缘处,白膜增厚并伸入睾丸实质内,形成睾丸纵隔。睾丸纵隔又发出许多放射状的睾丸小隔,将睾丸实质分成约250个锥形睾丸小叶。每个睾丸小叶内有1~4条细长而弯曲的生精小管。生精小管出睾丸小叶后汇合成短而直的直精小管,进入睾丸纵隔后交织成睾丸网,从睾丸网发出12~15条睾丸输出小管,经睾丸后缘上部与附睾相连续(图8-2)。

(1)生精小管:管壁为生精上皮,是产生精子的场所。生精上皮由生精细胞和支持细胞组成。从青春期开始,生精小管管壁内可见不同发育阶段的生精细胞,包括精原细胞、初级精母细胞、次级精母细胞、精子细胞和精子,它们从生精小管的基底面至腔面依次排列(图8-3)。从精原细胞发育成为精子的过程称为精子发生,精子从发育至成熟一般历时64~70天。精子分为头、尾两部分,尾部又分为颈段、中段、主段和末段。头部主要为高度浓缩的细胞核,其前2/3有顶体覆盖,内含多种水解酶,在受精过程中发挥重要作用。尾部是精子运动的主要装置(图8-4)。

支持细胞位于不同发育阶段的生精细胞之间,体积大,呈不规则锥体形,从基膜直达管腔。支持细胞对生精细胞起支持、营养的作用。

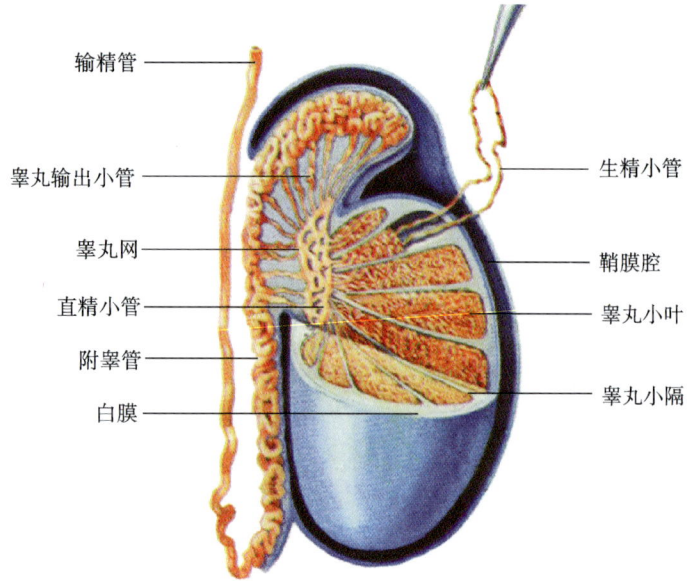

图 8-2 睾丸与附睾结构模式图

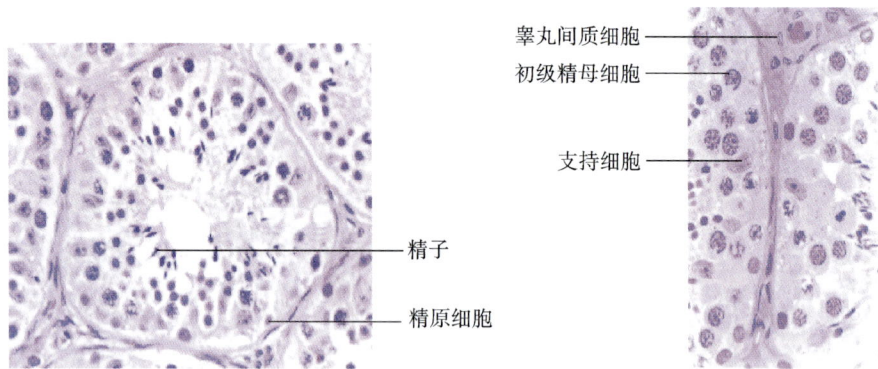

(a)光镜图

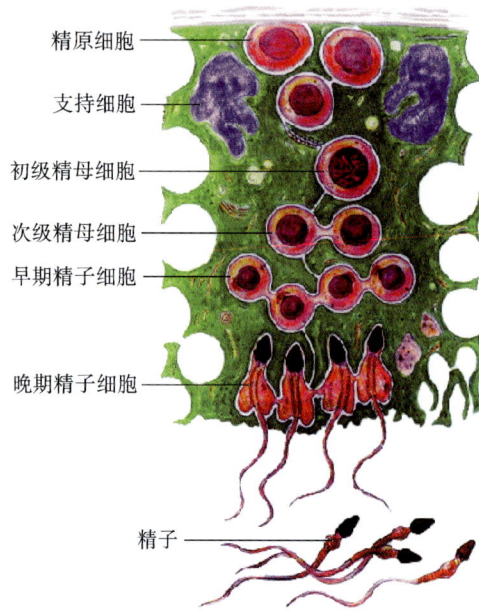

(b) 模式图

图 8-3 生精细胞与支持细胞结构

(2)睾丸间质:生精小管之间的疏松结缔组织,内含血管、淋巴管和睾丸间质细胞。从青春期开始,睾丸间质细胞在垂体分泌的黄体生成素刺激下分泌雄激素。雄激素具有促进男性生殖器官的发育、促进精子发生、维持第二性征和性功能等作用。

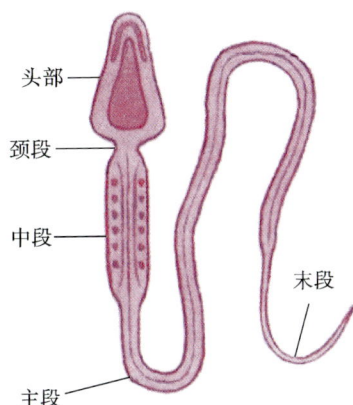

图 8-4　精子的形态

**(二)生殖管道**

**1. 附睾**　附睾呈新月形,贴附于睾丸的上端和后缘,分头、体和尾三部分(图 8-1、图 8-2)。头部由睾丸输出小管盘绕而成,睾丸输出小管的末端汇合成一条盘曲的附睾管,构成附睾体和附睾尾。附睾向内上方弯曲移行为输精管。附睾可暂时储存精子,分泌附睾液以营养精子,并能促进精子继续发育成熟。附睾是结核病的好发部位。

**2. 输精管和射精管**　输精管和射精管是输送精子的肌性管道。

(1)输精管:附睾管的直接延续,长约 50 cm,管径约 3 mm,为一对壁厚腔小的肌性管道(图 7-1)。

输精管依其行程可分为四部分。①睾丸部:即起始部,最短,在睾丸后缘附睾内侧上行,至睾丸上端。②精索部:介于睾丸上端至腹股沟管皮下环之间,此段位置表浅,易触及,是输精管结扎的常用部位,从而达到男性绝育的目的。③腹股沟管部:腹股沟管内的一段,进行疝修补手术时,应注意勿伤及输精管。④盆部:最长,经腹股沟管腹环进入盆腔,弯向内下方,沿盆腔侧壁行向后下方,经输尿管末端前上方至膀胱底的后面,并在此处膨大形成输精管壶腹。输精管末端变细,与精囊腺的排泄管汇合成射精管(图 8-5)。

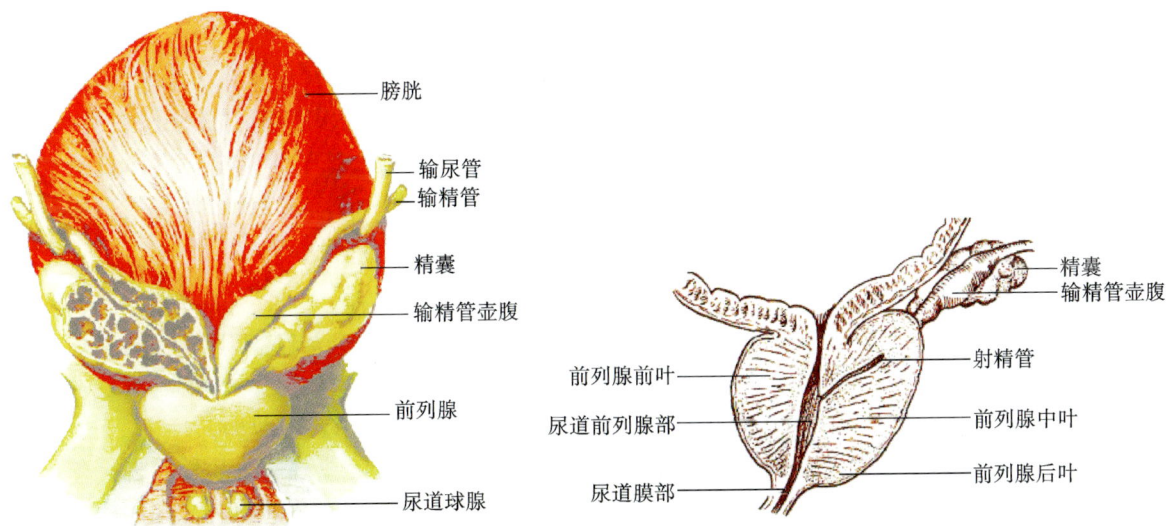

图 8-5　输精管末端、射精管和附属腺

(2)射精管:长约 2 cm,向下斜穿前列腺实质,开口于尿道前列腺部(图 8-5)。

(3)精索:位于睾丸上端延伸至腹股沟管腹环之间的一对柔软的圆索状结构,由输精管、睾丸动脉、蔓状静脉丛、神经和淋巴管等结构外包 3 层被膜构成(图 8-1)。精索内蔓状静脉丛的扩张、迂曲可影响精子的质量,是导致男性不育症的因素之一。

**(三)附属腺**

**1. 精囊**　精囊为一对长椭圆形囊状腺器官,位于膀胱底后方输精管末端的外侧。精囊分泌的液体参与组成精液,有稀释精液使精子易于活动的作用。其排泄管与输精管末端汇合成射精管(图 8-5)。

107

**2. 前列腺**　前列腺是由腺组织、结缔组织和平滑肌构成的实质器官,呈前后略扁的栗子形,位于膀胱颈和尿生殖膈之间,中央有尿道穿过(图 8-5)。其上端宽大,称前列腺底;下端尖细,称前列腺尖,前列腺尖和前列腺底之间为前列腺体。前列腺后面正中有一条浅沟,称前列腺沟,与直肠前壁相邻,直肠指诊可触及。在前列腺炎或前列腺增生时,该沟变浅或消失。前列腺的排泄管开口于尿道前列腺部的后壁,其分泌物是精液的主要成分。

小儿前列腺较小,青春期时前列腺迅速生长发育成熟;老年人前列腺组织逐渐退化,结缔组织增生,易发生前列腺肥大,严重时可压迫尿道引起排尿困难甚至尿潴留。

**3. 尿道球腺**　尿道球腺为一对豌豆大小的球形腺体,埋藏在尿生殖膈内,其输出管开口于尿道球部(图 8-5)。

精液是由生殖管道和附属腺的分泌物与精子共同组成的弱碱性、乳白色的黏稠液体。健康成年男性一次射精 2~5 mL,含有精子 3 亿~5 亿个。若每毫升含精子数低于 400 万个或精子活力不强,将会影响生育。

精液的产生及排出途径见图 8-6。

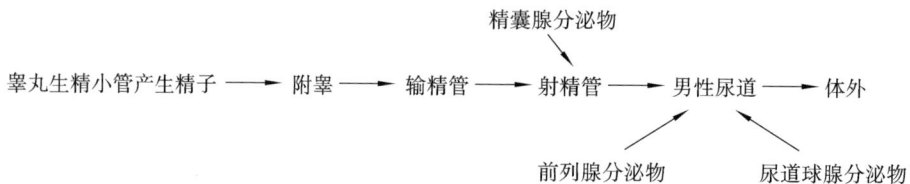

图 8-6　精液的产生及排出途径

## 二、男性外生殖器

### (一) 阴囊

阴囊是位于阴茎后下方,呈下垂状的皮肤囊袋,由皮肤和肉膜构成。其皮肤薄而柔软,多皱褶且生有少量阴毛,颜色深暗,富有伸展性。肉膜为阴囊的浅筋膜,缺乏脂肪组织而富含平滑肌纤维,随外界环境温度的变化而舒缩,从而调节阴囊内的温度,使阴囊内的温度低于体温 1~2 ℃,以适宜精子的生存和发育。肉膜在中线处向内伸入形成阴囊中隔,将阴囊分为左、右两腔,分别容纳两侧的睾丸、附睾和精索等(图 8-1)。

### (二) 阴茎

阴茎由前至后分为阴茎头、阴茎体和阴茎根 3 部分(图 8-7)。阴茎根在后端附着于耻骨、坐骨和尿生殖膈;阴茎体悬垂于耻骨联合的前下方,呈圆柱状;阴茎头为阴茎体前端膨大部分,尖端有呈矢状位的尿道外口。阴茎头、阴茎体移行处缩细,称阴茎颈,并有一环状沟,称冠状沟。

阴茎由背侧的两条阴茎海绵体和腹侧的一条尿道海绵体构成,外面包有筋膜和皮肤。海绵体内部由许多小梁和与血管相通的腔隙组成,当腔隙充血时,阴茎变粗、变硬而勃起。阴茎海绵体位于阴茎的背侧,是构成阴茎的主要部分。尿道海绵体位于阴茎海绵体的腹侧,其前、后两端均膨大,前端的膨大为阴茎头;后端的膨大为尿道球。阴茎三条海绵体的外面包有浅、深筋膜和皮肤。

阴茎皮肤薄而柔软,富有伸展性,阴茎颈前端皮肤折叠形成双层游离的皱襞包绕阴茎头,称为阴茎包皮。在阴茎头的腹侧中线上,阴茎包皮与阴茎头相连的皮肤皱襞称为包皮系带。

### 三、男性尿道

男性尿道兼有排尿和排精双重功能,起于膀胱的尿道内口,依次穿过前列腺、尿生殖膈和尿道海绵体,终于阴茎头的尿道外口(图 8-8)。成年男性尿道全长 16~22 cm,管径 5~7 mm。

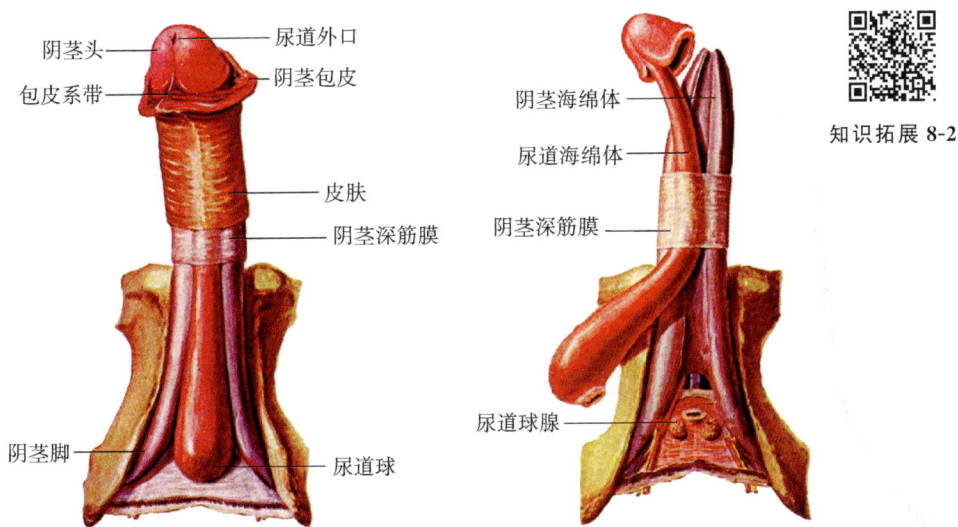

图 8-7　阴茎的构造

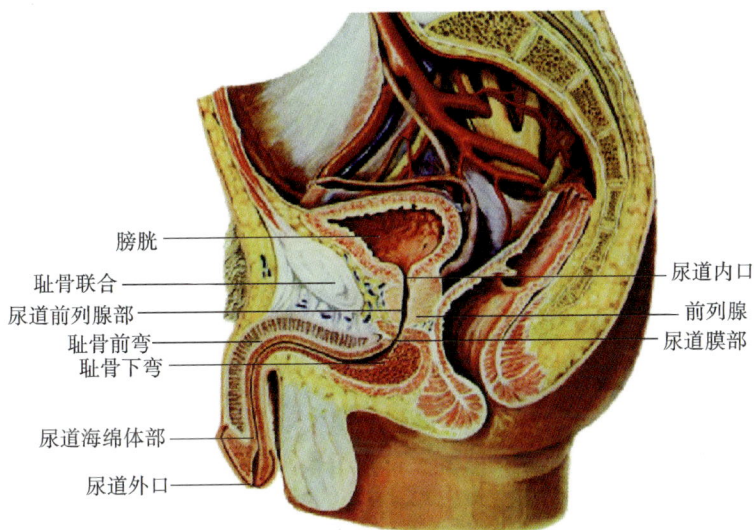

知识拓展 8-2

图 8-8　男性盆腔正中矢状切面

## （一）男性尿道的分部

根据其行程,可将男性尿道分为前列腺部、膜部和海绵体部3部分。临床上将尿道海绵体部称为前尿道,尿道膜部和尿道前列腺部合称为后尿道。

**1. 尿道前列腺部**　尿道前列腺部是尿道贯穿前列腺的部分,管腔较为宽阔,长约3 cm。此部后壁有射精管和前列腺排泄管的开口。

**2. 尿道膜部**　尿道膜部是尿道穿过尿生殖膈的部分,短而窄,长约1.5 cm,其周围有尿道括约肌环绕,该括约肌为骨骼肌,可控制排尿。此部位置较固定,当发生骨盆骨折或会阴骑跨伤时,此部易受到损伤。

**3. 尿道海绵体部**　尿道海绵体部是尿道穿过尿道海绵体的部分,是尿道中最长的部分,长12～17 cm。尿道球内的尿道会扩大,此处最宽,称为尿道球部,有尿道球腺排泄管的开口。阴茎头内的尿道扩大形成尿道舟状窝。

### （二）男性尿道的形态特点

男性尿道有三个狭窄、三个膨大和两个弯曲（图8-8）。三个狭窄分别是尿道内口、尿道膜部和尿道外口，以尿道外口最为狭窄。尿道结石易嵌顿在这些部位。三个膨大是尿道前列腺部、尿道球部和尿道舟状窝。阴茎自然悬垂时，尿道有两个弯曲，分别是耻骨下弯和耻骨前弯。耻骨下弯位于耻骨联合下方，是由尿道前列腺部、尿道膜部和尿道海绵体部的起始段形成凸向后下方的弯曲。耻骨前弯位于耻骨联合前下方，是由阴茎根与阴茎体之间的尿道形成的凸向前上方的弯曲。耻骨下弯是恒定的，耻骨前弯在阴茎勃起或将阴茎向上提时可变直而消失。

知识拓展 8-3

# 第二节　女性生殖系统

女性内生殖器由生殖腺（卵巢）、生殖管道（输卵管、子宫、阴道）和附属腺体（前庭大腺）组成（图8-9）。外生殖器即女阴。

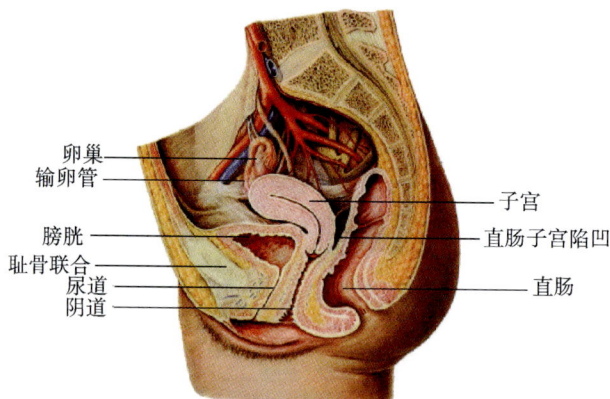

图 8-9　女性盆腔正中矢状切面

## 一、女性内生殖器

### （一）生殖腺

卵巢是女性生殖腺，具有产生卵子以及分泌雌激素、孕激素的功能。

**1. 卵巢的位置和形态**　卵巢左、右各一，位于子宫两侧，处于盆腔侧壁髂内、外动脉分叉处的卵巢窝内（图8-9）。卵巢呈扁卵圆形，分为内、外侧两面，前、后两缘和上、下两端（图8-10）。卵巢内侧面与小肠相邻，外侧面与卵巢窝相贴。前缘为系膜缘，其中部有血管和神经等出入，称为卵巢门；后缘游离。上端与输卵管末端相接触，借卵巢悬韧带固定于盆壁，卵巢悬韧带内含有卵巢血管、淋巴管、神经等，是手术中寻找卵巢血管的标志。下端借卵巢固有韧带连于子宫底两侧。卵巢的正常位置主要依靠上述韧带的维持。

**2. 卵巢的年龄变化**　卵巢的形态和大小随年龄增长而发生变化。幼女的卵巢较小，表面光滑。性成熟期卵巢达到最大，成年女性的卵巢体积约为 4 cm×3 cm×1 cm。由于多次排卵，卵巢表面出现瘢痕而变得凹凸不平。35～40 岁时卵巢开始缩小，50 岁左右逐渐萎缩，月经随之停止。

**3. 卵巢的微细结构**　卵巢表面上皮为单层扁平或单层立方上皮；上皮深面为薄层致密结缔组织，称为白膜。卵巢实质分为周围的卵巢皮质和中央的卵巢髓质。卵巢皮质由处于不同发育阶段的卵泡、黄体以及结缔组织等构成；卵巢髓质为富含血管、淋巴管和神经的疏松结缔组织（图8-11）。在

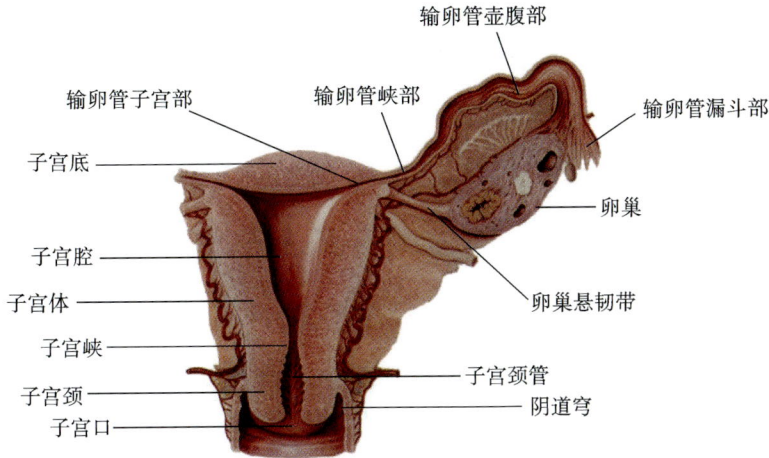

图 8-10 女性内生殖器

卵巢系膜处存在门细胞,可分泌雄激素。

（1）卵泡的发育与成熟：卵泡的发育是一个连续的动态变化过程,经历原始卵泡、初级卵泡、次级卵泡和成熟卵泡 4 个阶段,其中初级卵泡和次级卵泡又统称为生长卵泡(图 8-11、图 8-12)。

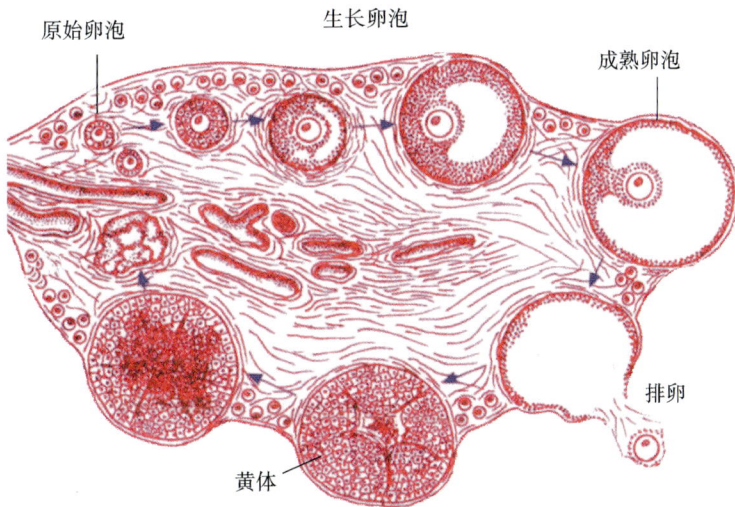

图 8-11 卵巢切面模式图

①原始卵泡：位于皮质浅层,数量众多,体积较小,是处于静止状态的卵泡。其由中央的一个初级卵母细胞和周围一层扁平的卵泡细胞组成。卵泡细胞具有支持和营养卵母细胞的作用。

②初级卵泡：从青春期开始,在垂体分泌的促性腺激素刺激下,原始卵泡相继生长发育为初级卵泡。其主要结构变化如下：a.初级卵母细胞体积增大;b.卵泡细胞由单层分化为多层;c.在初级卵母细胞与卵泡细胞之间出现一层由二者共同分泌形成的嗜酸性膜,称为透明带;d.卵泡周围的结缔组织形成卵泡膜。

③次级卵泡：由初级卵泡发育而来,当卵泡细胞间出现液腔时,称为次级卵泡。其结构的主要特点：a.卵泡细胞之间出现卵泡腔是显著特征,腔内充满卵泡液;b.随着卵泡液的增多以及卵泡腔的扩大,初级卵母细胞、透明带和周围的卵泡细胞被挤至卵泡腔的一侧,形成突入卵泡腔内的卵丘;c.紧贴透明带的一层高柱状卵泡细胞呈放射状排列,故称放射冠;d.构成卵泡壁的卵泡细胞排列密集呈颗粒状,故又称为颗粒层,卵泡细胞改称颗粒细胞;e.卵泡膜分化为内、外两层,内层的膜细胞具有内分泌功能。

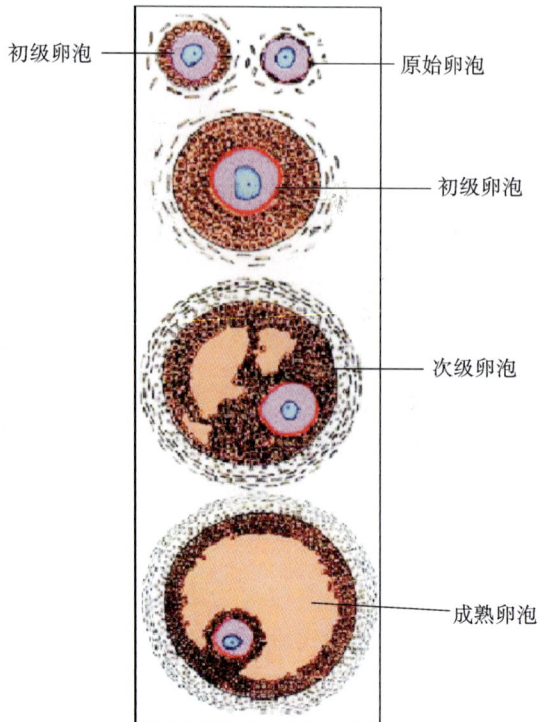

图 8-12　不同发育阶段的卵泡

④成熟卵泡:体积最大,卵泡直径可达 2 cm 以上,并向卵巢表面突出。成熟卵泡的卵泡腔很大,卵泡壁很薄。排卵前,初级卵母细胞完成第一次成熟分裂,形成一个大而圆的次级卵母细胞和一个体积很小的第一极体。此后,次级卵母细胞迅速进入第二次成熟分裂,并停滞于分裂中期。

次级卵泡与成熟卵泡具有内分泌功能,主要是膜细胞和颗粒细胞在垂体分泌的促性腺激素刺激下协同合成并分泌雌激素。雌激素有促进女性生殖器官发育、维持女性第二性征等作用。

(2)排卵:随着卵泡液急剧增多,卵泡腔内压力升高,卵泡向卵巢表面突出。突出部分的卵泡壁、白膜和表面上皮变薄,最终破裂。次级卵母细胞连同放射冠、透明带和卵泡液一起从卵巢排出到腹膜腔,这一过程称为排卵。排卵一般发生在月经周期的第 14 天左右。排卵后 24 h 内若未受精,次级卵母细胞即退化消失;若与精子相遇受精,次级卵母细胞则完成第二次成熟分裂,形成一个成熟的卵细胞和一个体积较小的第二极体。

女性新生儿期两侧卵巢有 70 万～200 万个原始卵泡,到青春期时剩约 4 万个。从青春期开始至绝经,卵巢在垂体分泌的促性腺激素的影响下,每隔 28 天左右有 15～20 个卵泡启动发育,但通常只有 1 个卵泡发育成熟并排卵。一般情况下,左、右两侧卵巢交替排卵,女性一生中两侧卵巢排卵总数为 400～500 个,其余处于不同发育阶段的卵泡则退化为闭锁卵泡。

(3)黄体的形成与退化:成熟卵泡排卵后,残留的卵泡壁连同卵泡膜及其血管一起向卵泡腔内塌陷,在垂体分泌的黄体生成素刺激下,逐渐发育成一个体积较大且富含血管的内分泌细胞团,新鲜时呈黄色,故称为黄体(图 8-11)。黄体可分泌孕激素和雌激素。

黄体的发育结局取决于排出的卵子是否受精。若未受精,黄体仅维持 14 天左右即退化,称为月经黄体。若受精,黄体可维持 6 个月甚至更长时间,称为妊娠黄体。两种黄体最终都要退化消失,逐渐被增生的结缔组织取代,变成白色瘢痕,称为白体。

### (二)生殖管道

**1. 输卵管**　输卵管是一对输送卵子的细长而弯曲的肌性管道,长 10～14 cm,位于子宫底两侧,处于子宫阔韧带上缘内。临床上常将卵巢和输卵管统称为子宫附件。

输卵管由内侧向外侧分为 4 部分(图 8-10)。①输卵管子宫部:潜行于子宫壁内的部分,管腔最窄,以输卵管子宫口通子宫腔。②输卵管峡部:输卵管子宫部向外延伸的短直而狭窄的一段,是输卵管结扎术的常选部位。③输卵管壶腹部:约占输卵管全长的 2/3,粗而弯曲,卵子常在此部受精。④输卵管漏斗部:输卵管外侧端呈漏斗状的膨大部分,漏斗末端中央有输卵管腹腔口,开口于腹膜腔。输卵管漏斗部的周缘有许多细长的指状突起,称为输卵管伞,具有拾卵作用,也是手术时识别输卵管的标志。

**2. 子宫** 子宫是产生月经、孕育胎儿的肌性器官。

(1)子宫的形态和分部(图 8-10):未孕子宫呈前后略扁的倒置梨形,壁厚腔小。子宫长 7~9 cm,宽 4~5 cm,厚 2~3 cm。子宫可分为底、体和颈三部分。两侧输卵管子宫口平面以上宽而圆凸的部分是子宫底。下端狭窄呈圆柱状的部分是子宫颈,子宫颈的下端伸入阴道内的部分为子宫颈阴道部,阴道以上的部分为子宫颈阴道上部,子宫颈是肿瘤的好发部位。子宫底与子宫颈之间的部分为子宫体。子宫体与子宫颈阴道上部交接处稍缩窄的部分为子宫峡,非妊娠时长约 1 cm,妊娠时逐渐伸展变长至 7~10 cm,形成子宫下段,产科常在此进行剖宫产。

子宫内腔较狭窄,分为上、下两部。上部位于子宫体内,称为子宫腔,呈前后略扁的倒置三角形,底的两端为输卵管子宫口,尖的下端通子宫颈管。下部是位于子宫颈内的梭形管道,称为子宫颈管,其上口通子宫腔,下口通阴道,称为子宫口。未产妇的子宫口呈圆形,边缘光滑整齐;经产妇的子宫口呈横裂状。

知识拓展 8-4

(2)子宫的位置:子宫位于盆腔中央,介于膀胱与直肠之间,下端连接阴道,两侧有子宫阔韧带、输卵管和卵巢。当膀胱空虚时,成人子宫的正常位置呈轻度前倾前屈位。前倾是指子宫长轴与阴道长轴之间形成一个向前开放的钝角,角度略大于 90°;前屈是指子宫体长轴与子宫颈长轴之间形成一个向前开放的钝角,角度约为 170°。子宫的位置可随膀胱、直肠充盈程度的变化而改变。由于子宫与直肠紧密相邻,临床上可通过直肠指诊来检查子宫的位置、大小,或了解分娩前子宫口的开大程度。子宫位置异常是女性不孕的原因之一,常见的异常位置为后倾后屈,即子宫后位。

(3)子宫的固定装置:正常子宫位置的维持依赖于盆底肌、阴道的承托以及周围韧带的牵拉和固定作用。若这些结构松弛或损伤,可引起子宫位置异常。固定子宫的韧带有以下 4 对(图8-13)。

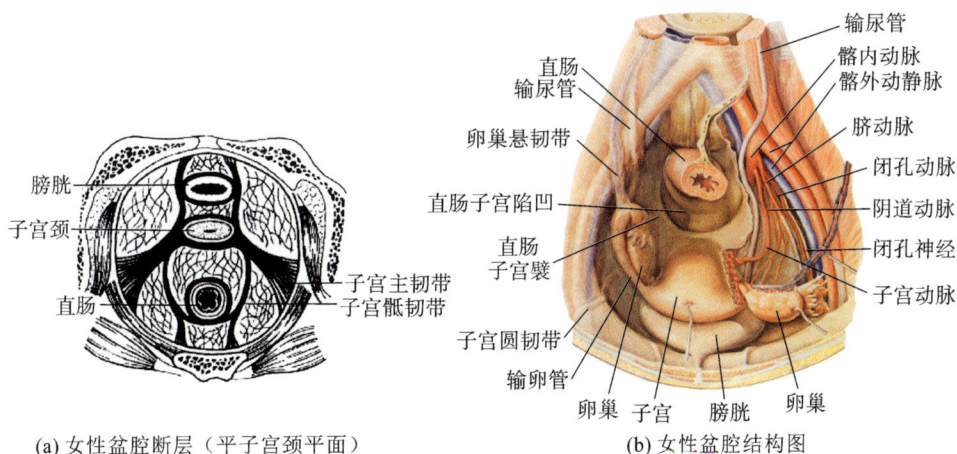

(a) 女性盆腔断层（平子宫颈平面）　(b) 女性盆腔结构图

图 8-13　子宫的固定装置

①子宫阔韧带:位于子宫两侧,略呈冠状位,是子宫侧缘连于骨盆侧壁和盆底的双层腹膜结构。

其上缘游离包裹输卵管,外侧端移行为卵巢悬韧带。子宫阔韧带可限制子宫向两侧移位。

②子宫圆韧带:一扁索状结构,起自子宫体前面的上外侧、输卵管子宫口的下方。其在子宫阔韧带两层之间向前外侧绕行,穿腹股沟管,出腹股沟管皮下环止于阴阜和大阴唇皮下。子宫圆韧带是维持子宫前倾的主要结构。

③子宫主韧带:位于子宫阔韧带的基底部,从子宫颈两侧缘连至骨盆侧壁。子宫主韧带较强韧,是维持子宫颈正常位置、防止子宫脱垂的重要结构。

④子宫骶韧带:起自子宫颈后外侧,向后绕过直肠两侧,止于骶骨前面。此韧带向后上方牵引子宫颈,保持子宫前屈,它与子宫圆韧带共同维持子宫的前倾前屈位。

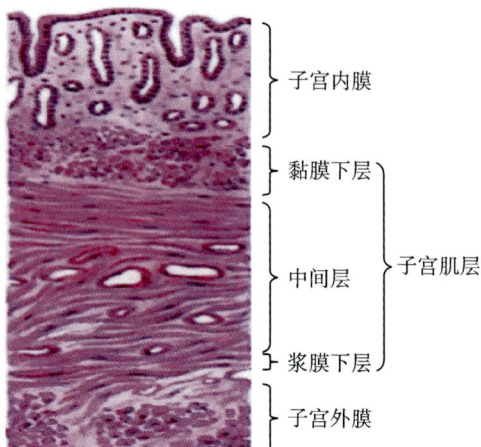

图 8-14 子宫壁的微细结构

(4)子宫壁的微细结构:子宫壁很厚,从内向外可分为子宫内膜、子宫肌层和子宫外膜三层(图8-14)。

①子宫内膜:由单层柱状上皮和固有层构成。固有层较厚,由增生能力较强的结缔组织以及螺旋动脉和管状的子宫腺等构成。根据子宫内膜的功能特点,可将其分为浅层的功能层和深层的基底层。自青春期至绝经期,功能层发生周期性脱落形成月经。基底层不发生脱落,具有增生并修复功能层的作用。

②子宫肌层:子宫肌层很厚,由分层排列的平滑肌构成。子宫肌层大致分为黏膜下层、中间层和浆膜下层。肌层的收缩活动有助于经血的排出以及胎儿的娩出。

③子宫外膜:大部分子宫底部和体部为浆膜,子宫颈处为纤维膜。

(5)子宫内膜的周期性变化:从青春期开始,子宫体部和底部的内膜功能层在卵巢分泌的雌激素和孕激素周期性作用下发生周期性变化,即每隔28天左右发生一次内膜剥脱、出血、修复和增生过程,称为月经周期。每个月经周期是从月经第1天起至下次月经来潮前1天止,可分为月经期、增生期和分泌期3个时期(图8-15、表8-2)。

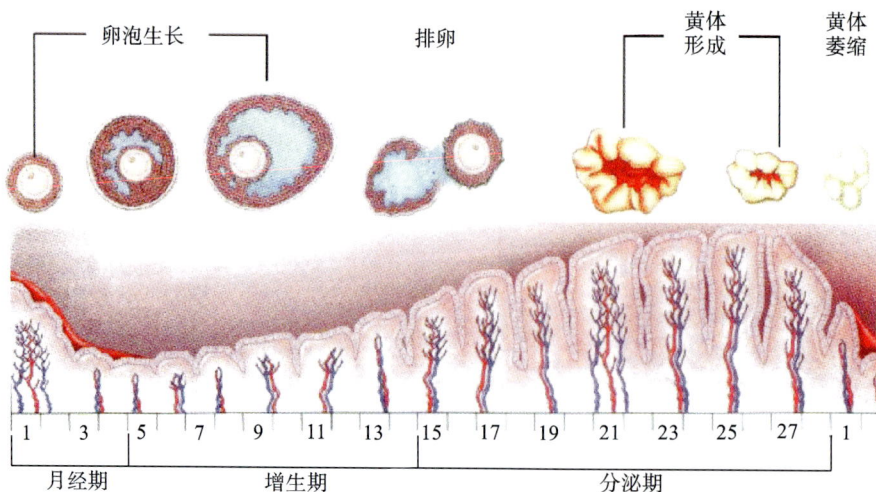

图 8-15 子宫内膜周期性变化与卵巢周期性变化的关系示意图

表 8-2 子宫内膜周期性变化与卵巢周期性变化的关系

| 月经周期 | 月 经 期 | 增 生 期 | 分 泌 期 |
|---|---|---|---|
| 时间 | 第 1～4 天 | 第 5～14 天 | 第 15～28 天 |
| 卵巢的变化 | 黄体退化,雌激素和孕激素量骤然下降,白体形成 | 卵泡生长趋于成熟并排卵,雌激素分泌逐渐增多 | 黄体形成,雌激素量继续增多,孕激素量增多达高峰,如未妊娠,月经黄体退化,雌激素和孕激素量突然下降 |
| 子宫内膜的变化 | 螺旋动脉痉挛性收缩,子宫内膜功能层缺血、坏死,血管破裂、出血,形成月经 | 子宫内膜功能层修复、增厚,子宫腺和螺旋动脉随之增长,并出现弯曲 | 子宫内膜进一步增厚,腺体分泌,螺旋动脉弯曲、充血 |

**3. 阴道** 阴道是连接子宫和外生殖器的富有伸展性的肌性管道,是排出月经、娩出胎儿的通道。

(1)阴道的位置与形态:阴道位于小骨盆中央,前邻膀胱和尿道,后邻直肠,以阴道口开口于阴道前庭。阴道口周围附有黏膜皱襞,称为处女膜,初次性交时破裂,破裂后留下处女膜痕。阴道上端较宽阔,环绕子宫颈阴道部形成环形凹陷,称为阴道穹(图 8-10)。阴道穹可分为前部、后部和左、右两侧部,其中阴道后穹隆最深,与其后上方的直肠子宫陷凹紧密相邻,当该凹陷有积液时,可经阴道后穹隆进行穿刺或引流,以协助诊断和治疗。

(2)阴道的结构:阴道壁由黏膜、肌层和外膜构成。阴道黏膜向阴道腔内突入形成许多横行皱襞。黏膜上皮为非角化的复层扁平上皮,较厚。阴道肌层为平滑肌,较薄,含较多弹性纤维,易扩张。外膜为纤维膜。

在雌激素作用下,上皮细胞内聚集大量糖原,浅层细胞脱落后,糖原被阴道内的乳酸杆菌分解为乳酸,使阴道呈酸性环境,能抑制细菌生长并防止病菌侵入子宫。

**(三)附属腺**

前庭大腺状如豌豆,位于阴道口两侧,前庭球后端深面。其导管开口于阴道前庭(图 8-16)。分泌物有润滑阴道的作用,如由炎症致导管阻塞可形成囊肿。

## 二、女性外生殖器

女性外生殖器也称女阴,临床上称为外阴,包括阴阜、大阴唇、小阴唇、阴道前庭和阴蒂等(图 8-16)。

**1. 阴阜** 阴阜是位于耻骨联合前面的圆形隆起,皮下富含脂肪,青春期长出阴毛,性成熟后被阴毛覆盖。

**2. 大阴唇** 大阴唇位于阴阜的后下方,是一对纵行隆起的皮肤皱襞。青春期发育后有色素沉着和阴毛生长,内侧面光滑湿润,皮下含有大量皮脂腺。大阴唇的皮下组织较疏松,富含血管,遭受外伤后易形成血肿。

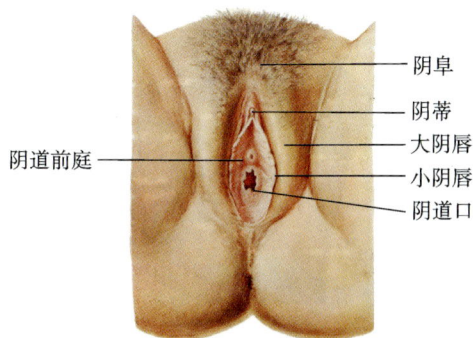

图 8-16 女性外生殖器

**3. 小阴唇** 小阴唇是位于大阴唇内侧的一对薄而柔软的皮肤皱襞,表面光滑无毛。

**4. 阴道前庭** 阴道前庭是位于两侧小阴唇之间的菱形区域,其前部有尿道外口,后部有阴道口,阴道口两侧各有一前庭大腺开口。因女性尿道外口距阴道口和肛门较近,故容易发生尿道炎症。

**5. 阴蒂** 阴蒂位于尿道外口的前上方,露出阴蒂包皮的阴蒂头富含感觉神经末梢,故感觉敏锐。

### 三、乳房和会阴

#### （一）女性乳房

乳房是人类和哺乳动物特有的结构。男性乳房不发达，女性乳房在青春期后受雌激素的影响开始发育，在妊娠和哺乳期具有分泌功能。

**1. 乳房的位置和形态**　乳房位于胸大肌和胸肌筋膜的表面。成年未哺乳女性的乳房呈半球形，质地紧张且富有弹性。乳房表面中央是乳头，位于第4肋间隙与锁骨中线交界处。乳头表面有许多小窝，内有输乳孔。乳头周围有一圈颜色较深的环形皮肤区，称为乳晕。乳晕表面有许多小隆起的乳晕腺，可分泌脂性物质以润滑乳头（图8-17）。乳头和乳晕的皮肤较薄弱，易受损，在哺乳期尤应注意卫生，以防发生皲裂与感染。

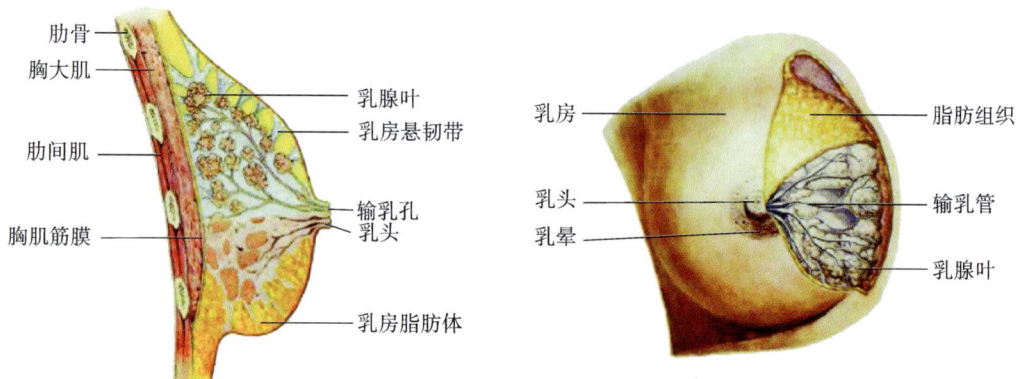

**图 8-17　成年女性乳房形态与结构**

**2. 乳房的结构**　乳房由皮肤、乳腺组织、皮下脂肪和纤维组织构成（图8-17）。乳腺被结缔组织分隔为15～20个乳腺叶，每个乳腺叶又分为若干个乳腺小叶。每个乳腺小叶内有一排泄管，称为输乳管，输乳管在近乳头处膨大形成输乳管窦，其末端变细，开口于乳头的输乳孔。乳腺小叶和输乳管均以乳头为中心呈放射状排列，因此在进行乳房手术时应采用放射状切口，以避免损伤输乳管。

在乳腺与表面皮肤和深面的胸肌筋膜之间，有由结缔组织小束形成的乳房悬韧带（Cooper 韧带），它对乳房起支持固定作用。女性乳腺的外上象限是乳腺癌的好发部位。发生乳腺癌时，纤维组织增生，乳房悬韧带缩短，会牵拉皮肤产生凹陷，出现"酒窝征"；另外，淋巴回流受阻可引起皮肤淋巴水肿，使局部皮肤呈"橘皮"样改变。

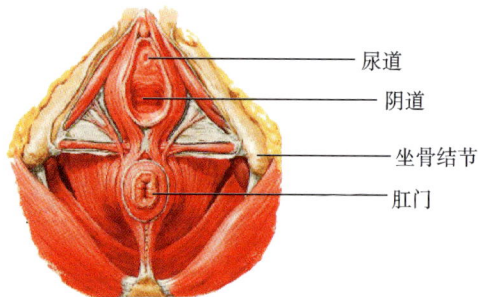

**图 8-18　女性会阴及盆底肌**

#### （二）会阴

会阴有广义和狭义之分。广义会阴是指封闭小骨盆下口的所有软组织的总称，呈菱形，其界线与骨盆下口一致（图8-18）。以两侧坐骨结节的连线为界，将会阴分为前、后两个三角区：前方为尿生殖三角，男性有尿道通过，女性有尿道和阴道通过；后方为肛门三角，有肛管通过。狭义会阴即产科会阴，是指外生殖器与肛门之间的狭窄区域。分娩时，产科会阴承受的压力较大，其组织结构变薄，易发生撕裂，故分娩时应注意保护。

# 第三节 腹 膜

## 一、概述

腹膜是覆盖于腹、盆壁内表面以及腹、盆腔器官表面的一层薄而光滑的浆膜。其中,衬于腹、盆壁内表面的腹膜称为壁腹膜,覆盖于腹、盆腔器官表面的腹膜称为脏腹膜。壁腹膜与脏腹膜相互延续、移行,共同围成不规则的潜在性腔隙,称为腹膜腔,腔内仅有少量浆液(图 8-19)。男性的腹膜腔为封闭的腔隙;女性的腹膜腔通过输卵管腹腔口,经输卵管腔、子宫腔和阴道与外界相通。

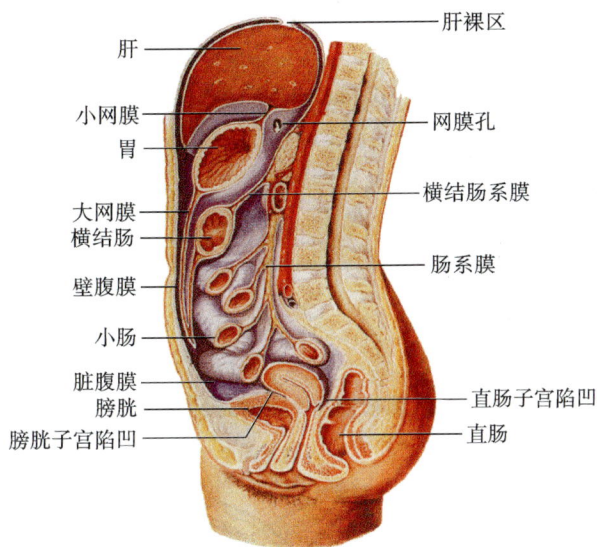

肝　　　　　　　　　　　　　　　肝裸区
小网膜　　　　　　　　　　　　　网膜孔
胃
大网膜　　　　　　　　　　　　　横结肠系膜
横结肠
壁腹膜　　　　　　　　　　　　　肠系膜
小肠
脏腹膜
膀胱　　　　　　　　　　　　　　直肠子宫陷凹
膀胱子宫陷凹　　　　　　　　　　直肠

**图 8-19　腹膜与腹膜腔**

腹腔与腹膜腔在解剖学上是两个不同的概念。腹腔是指膈以下、小骨盆上口以上,由腹壁围成的腔,广义的腹腔包括小骨盆腔在内。腹腔内的器官均位于腹腔之内、腹膜腔之外。

腹膜具有分泌、吸收、保护、修复、支持等功能。腹膜可分泌少量浆液,起润滑和减少器官间摩擦的作用。腹膜能吸收腹膜腔内的液体和气体。一般认为,上腹部腹膜的吸收能力强于下腹部,故腹膜炎或腹部手术后的患者多采取半坐卧位,使有害液体流至下腹部,以减少腹膜对有害物质的吸收。腹膜和腹膜腔内的浆液中含有大量巨噬细胞,可吞噬细菌和有害物质。此外,腹膜还具有较强的修复和再生能力。

## 二、腹膜与腹、盆腔器官的关系

根据器官被腹膜覆盖的情况,可将腹、盆腔器官分为 3 种类型(图 8-20)。①腹膜内位器官:表面几乎全被腹膜包裹的器官,这些器官的活动性较大,如胃、十二指肠上部、空肠、回肠、盲肠、阑尾、横结肠、乙状结肠、脾、卵巢和输卵管等。②腹膜间位器官:表面大部分被腹膜覆盖的器官,这些器官的活动性较小,如肝、胆囊、升结肠、降结肠、直肠上段、子宫和充盈的膀胱等。③腹膜外位器官:仅一面被腹膜覆盖的器官,这些器官大多位于腹膜后间隙,位置固定,几乎不能活动,如肾、肾上腺、输尿管、空虚的膀胱、十二指肠降部和水平部、直肠中下段和胰等。

## 三、腹膜形成的主要结构

在壁腹膜与脏腹膜之间,或脏腹膜之间相互反折移行的过程中,会形成网膜、系膜、韧带和陷凹等结构,这些结构对器官起连接和固定作用。

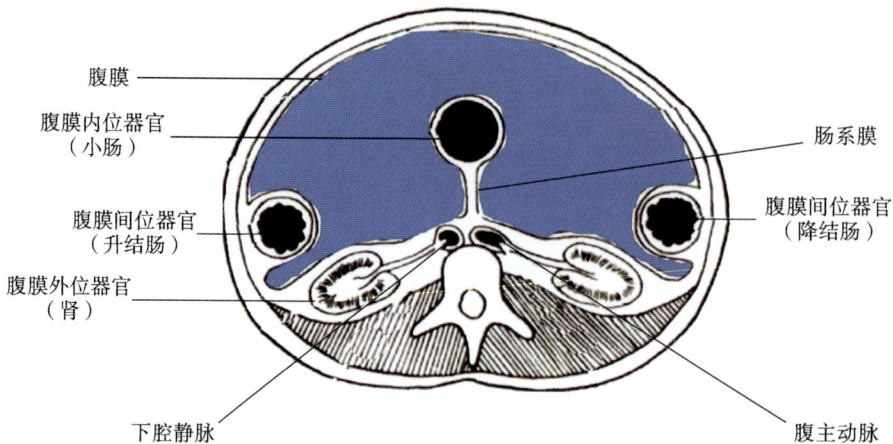

图 8-20  腹膜与器官的关系示意图

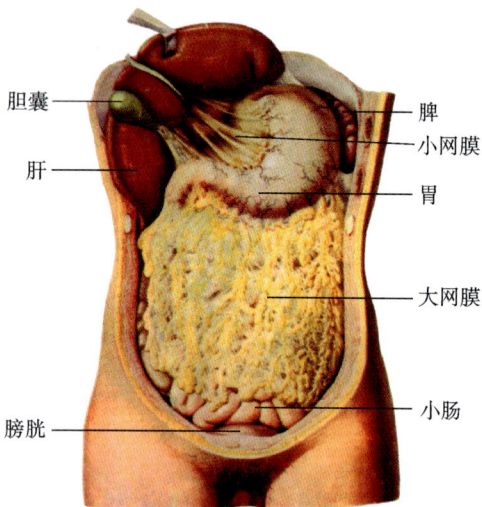

图 8-21  网膜

**（一）网膜**

网膜是与胃小弯和胃大弯相连的双层腹膜结构，两层腹膜之间含有血管、神经、淋巴管和结缔组织等，包括小网膜、大网膜和网膜囊（图 8-21）。

**1. 小网膜**  小网膜是连于肝门与胃小弯、十二指肠上部之间的双层腹膜结构。其左侧部从肝门连于胃小弯的部分称为肝胃韧带；右侧部从肝门连于十二指肠上部的部分称为肝十二指肠韧带，内有胆总管、肝固有动脉和肝门静脉通过。小网膜右缘游离，其后方为网膜孔，经此孔可进入网膜囊。

**2. 大网膜**  大网膜是连于胃大弯与横结肠之间的四层腹膜结构，形似围裙，覆盖于空、回肠和横结肠的前面，内含丰富的脂肪组织、血管和巨噬细胞等，具有重要的防御功能。在活体状态下，大网膜的下垂部分常可移动位置。当腹膜腔内有炎症时，大网膜可向病变处移动并包裹病灶，从而限制炎症扩散，故大网膜有"腹腔卫士"之称。小儿的大网膜较短，所以发生阑尾炎或下腹部炎症时，病灶难以被大网膜包裹，常导致弥漫性腹膜炎。

**3. 网膜囊**  网膜囊是位于小网膜、胃后壁与腹后壁腹膜之间的一个扁窄间隙，属于腹膜腔的一部分，又称小腹膜腔。它是腹膜腔的一个盲囊，位置较深，周邻关系复杂，相关器官的病变会相互影响。当胃后壁穿孔或某些炎症导致网膜囊内积液（脓）时，早期积液（脓）常局限于囊内，这给诊断带来一定困难。积液（脓）也可能因体位变化，经网膜孔流到腹膜腔的其他部位，进而引起炎症扩散。

**（二）系膜**

由壁腹膜与脏腹膜相互延续、移行而形成的，将器官系连并固定于腹、盆壁的双层腹膜结构称为系膜，其内含有出入该器官的血管、神经、淋巴管和淋巴结等。主要的系膜有肠系膜、阑尾系膜、横结肠系膜和乙状结肠系膜等（图 8-19）。因肠系膜和乙状结肠系膜较长，故空肠、回肠和乙状结肠的活动度较大，易发生肠扭转。

### （三）韧带

腹膜形成的韧带指连接腹、盆壁与器官之间，或连接相邻器官之间的腹膜结构。多数韧带由双层腹膜构成，少数由单层腹膜构成，对器官起固定作用。重要的韧带有肝镰状韧带、冠状韧带、胃脾韧带和脾肾韧带等。

### （四）腹膜陷凹

主要的腹膜陷凹位于盆腔内，是腹膜在盆腔器官之间移行反折所形成的。男性在膀胱与直肠之间有直肠膀胱陷凹；女性在膀胱与子宫之间有膀胱子宫陷凹（图 8-19），在直肠与子宫之间有直肠子宫陷凹，又称 Douglas 腔，该陷凹较深，与阴道后穹隆之间仅隔以阴道后壁和一层脏腹膜。站立或坐位时，男性的直肠膀胱陷凹和女性的直肠子宫陷凹是腹膜腔的最低部位，故腹膜腔内的积液多聚积于此。临床上可通过直肠穿刺和阴道后穹隆穿刺来进行诊断和治疗。

**思政课堂**

　　案例 1：讲述十月怀胎的艰辛，进行优生优育宣教。

　　思政要点：学习新生命孕育过程，感悟生命的伟大，培养感恩精神。

　　案例 2：从哈拉尔德发现人乳头瘤病毒导致子宫颈癌的故事中，挖掘杰出科学家对科学不畏艰苦、勇攀高峰的科学精神。强调"文化自信"，激励学生刻苦钻研、锲而不舍、追求真知，为我国的医学事业贡献自己的力量。

　　思政要点：培养学生求真务实、勇于突破的科学精神和敬业精神。

　　案例 3：在讲解子宫的结构时融入"两癌筛查"制度、HPV 疫苗的相关热点问题，体现出社会主义制度的优越性。

　　思政要点：增强学生的"制度自信"和爱国热情。

**→ 本章小结**

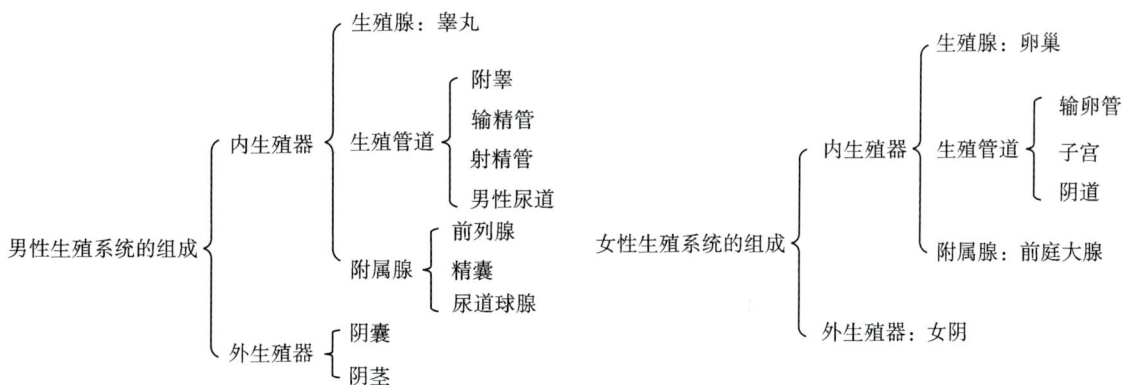

**→ 思考题**

1. 患者，男，55 岁，临床诊断为肾盂结石，采取体外冲击波碎石治疗。请问结石依次经过哪些途径排出体外？经过哪些狭窄和弯曲？

2. 输卵管分为哪几部分？受精和结扎的部位分别在何处？

3. 简述精子的产生部位及排出体外的途径。

4. 简述子宫的位置、形态、分部及固定子宫的韧带。
5. 腹膜形成的陷凹有哪些？有何临床意义？

思考题答案　　　　练习题及答案

（肖　睿）

# 脉管系统

本章 PPT

**【知识目标】**

掌握脉管系统的组成,体循环和肺循环的途径,心的位置、形态,心腔的结构、心的血管;上、下腔静脉的组成、起止、收集范围;胸导管、右淋巴导管的组成和收集范围。

熟悉心的传导系统,体循环的动脉、静脉,肝门静脉的组成、收集范围及其与上、下腔静脉的吻合途径;淋巴器官的形态、位置、功能。

了解心的体表投影;头颈、上肢、胸部、腹部、盆部及下肢的动脉干的名称、位置及主要分布;淋巴导管及淋巴干的构成,淋巴结、脾及胸腺的功能。

**【能力目标】**

能说出心的位置、外形、内腔结构及连属血管,能学会动脉主要部位的分支分布及静脉主要部位的收集属支,能运用血管知识进行采血、输液、压迫止血等操作。

**【思政目标】**

具有理解生命是一个整体的思维,培养局部和整体协调一致的认识思想。

**导言**

人体的组织细胞需要氧气和养料的供应来保障其完成相应的功能,组织细胞是如何获得营养供应的呢?让我们来认识脉管系统,了解其中的奥妙吧。

## 第一节 概 述

脉管系统是人体内连续封闭的管道系统,包括心血管系统和淋巴系统。血液在心血管系统中循环流动;淋巴沿淋巴管道向心流动,最后汇入静脉,故淋巴管道可视为静脉的辅助管道。

脉管系统的主要功能是将营养物质、氧气、激素等运输到全身各器官、组织和细胞,同时将组织与细胞的代谢产物(如二氧化碳、尿酸、尿素、肌酐等)运送到肺、肾、皮肤等器官排出体外,以维持机体新陈代谢的正常进行和内环境理化特性的相对稳定。

心血管系统由心、动脉、毛细血管、静脉组成(图 9-1)。

心是血液循环的动力器官,心的内部被心间隔分为互不相通的左、右两半,每半又分为心房和心室,故心有 4 个心腔,分别为左心房、左心室、右心房和右心室。同侧心房与心室借房室口相通,房室口处有瓣膜附着,防止血液逆流。

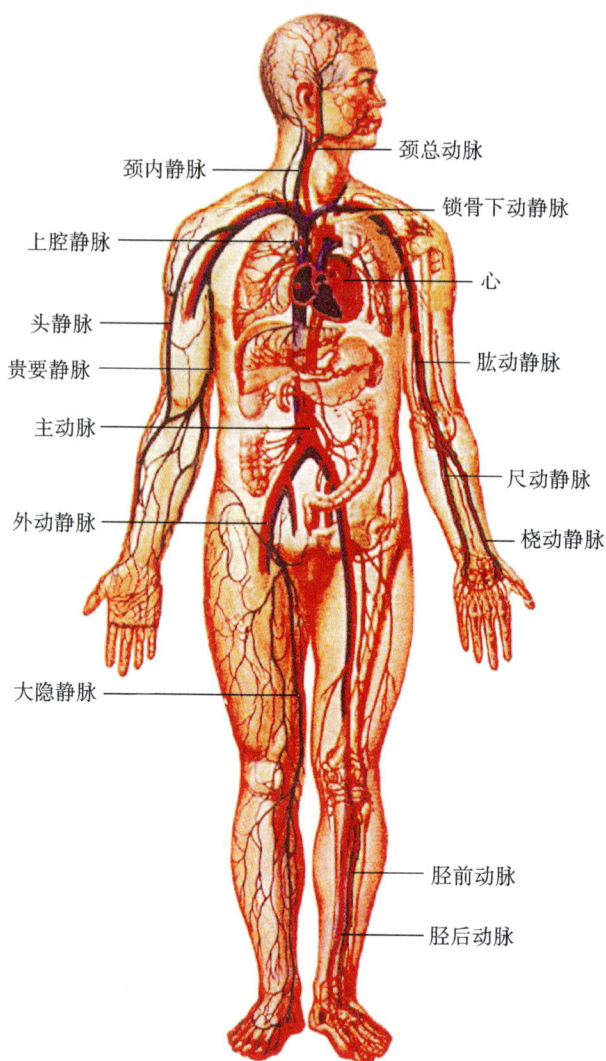

**图 9-1 全身血液循环**

颈内静脉

上腔静脉

头静脉

贵要静脉

主动脉

外动静脉

大隐静脉

颈总动脉

锁骨下动静脉

心

肱动静脉

尺动静脉

桡动静脉

胫前动脉

胫后动脉

动脉是将血液由心室运送至全身各部位的管道,包括体循环的动脉和肺循环的动脉,分别自左、右心室发出,走行中不断分支,最后移行为毛细血管网。

毛细血管是连于动、静脉末梢之间呈网状的微细管道,分布在人体除软骨、角膜、晶状体、毛发、牙釉质和被覆上皮以外的全身各部位。毛细血管数量多、管壁薄、通透性大,血流缓慢,是血液与组织液进行物质交换的场所。

静脉是引导血液回心的管道,在行程中不断接受属支,渐次汇合,管径逐渐变粗。

血液离开心经动脉、毛细血管、静脉后流回到心的过程称为血液循环(图 9-2、图 9-3)。血液由左心室搏出,经主动脉及其各级分支到达全身毛细血管,再经各级静脉汇成上、下腔静脉(心本身的静脉汇入冠状窦)返回右心房,此过程称为体循环或大循环。血液由右心室搏出,经肺动脉干及其各级分支到达肺泡壁的毛细血管,再经左、右肺静脉回流至左心房,此过程称肺循环或小循环。

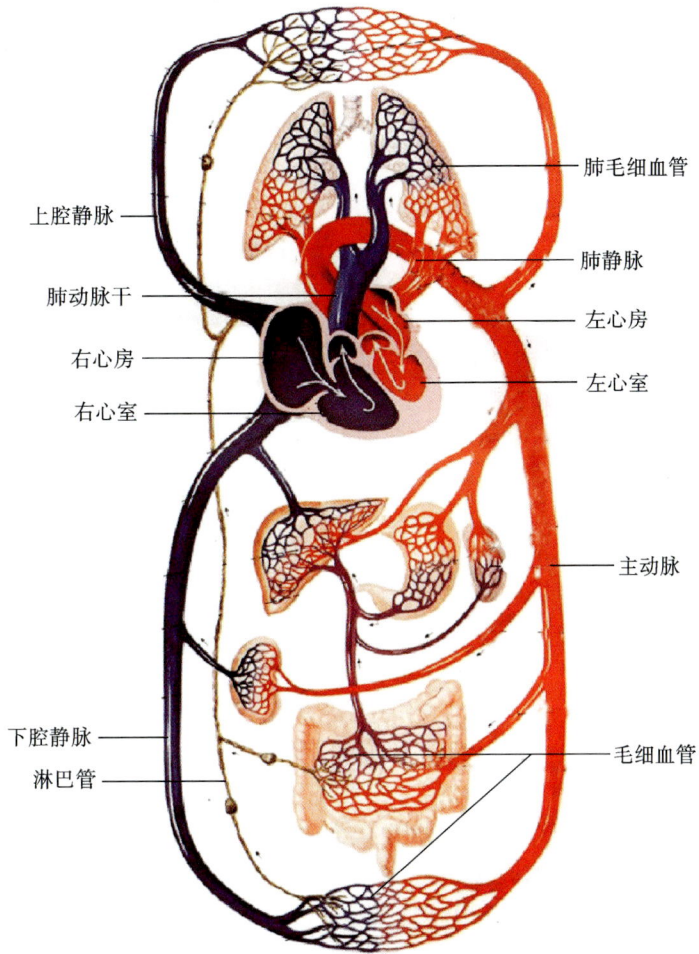

图 9-2 血液循环示意图

肺毛细血管
肺静脉
左心房
左心室
主动脉
毛细血管

上腔静脉
肺动脉干
右心房
右心室
下腔静脉
淋巴管

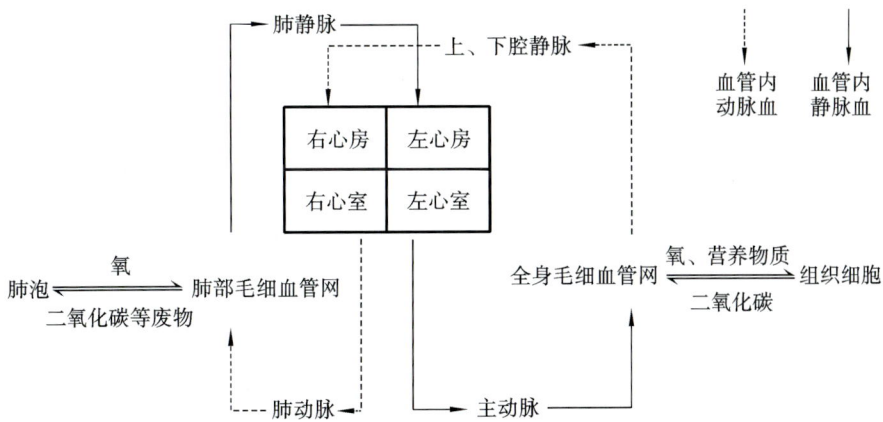

图 9-3 血液循环路径

123

# 第二节　心血管系统

## 一、心

### (一) 心的位置与外形

**1. 心的位置**　心位于胸腔的中纵隔内,形似倒置的、前后略扁的圆锥体,一般略大于本人的拳头,约 1/3 位于人体正中线的右侧,2/3 位于正中线的左侧。前方紧贴胸骨体和第 2~6 肋软骨;后方平对第 5~8 胸椎;两侧与纵隔胸膜和肺相邻。上方连接出、入心的大血管;下方邻膈(图 9-4)。心底部被出、入心的大血管根部及心包反折缘所固定,心室靠心尖的部分活动度较大。

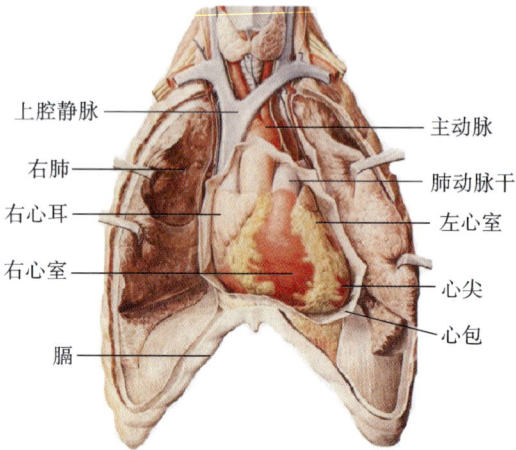

图 9-4　心的位置

**2. 心的外形**　心分为一尖、一底、两面、三缘及四沟(图 9-5、图 9-6)。心尖由左心室构成,朝向左前下方,贴近左胸前壁,在左第 5 肋间隙左锁骨中线内侧 1~2 cm 处,可触及心尖的搏动。心底大部分由左心房构成,小部分由右心房构成,朝向右后上方,与出、入心的大血管相连。心的前面又称胸肋面,大部分由右心房和右心室构成,小部分由左心耳和左心室构成,该面大部分被胸膜和肺遮盖,小部分隔心包与胸骨体下部和左侧第 4~6 肋软骨相邻。心的下面又称膈面,大部分由左心室构成,小部分由右心室构成,隔心包与膈相邻。心的左缘主要由左心室构成,小部分由左心耳构成;右缘主要由右心房构成;下缘主要由右心室和心尖构成,近水平位。心表面有 4 条沟,是 4 个心腔的表面分界标志。冠状沟又称房室沟,是心房与心室在心表面的分界标志,位于心底部,近似环形,前方被肺动脉干所隔断;前室间沟和后室间沟是左、右心室在心表面的分界标志,在心室的胸肋面和膈面分别从冠状沟走向心尖,交汇于心尖的右侧并稍凹陷,此处称为心尖切迹;在心底部,右心房与右肺上、下肺静脉交界处的浅沟称为房间沟,是左、右心房在心后面的分界标志。

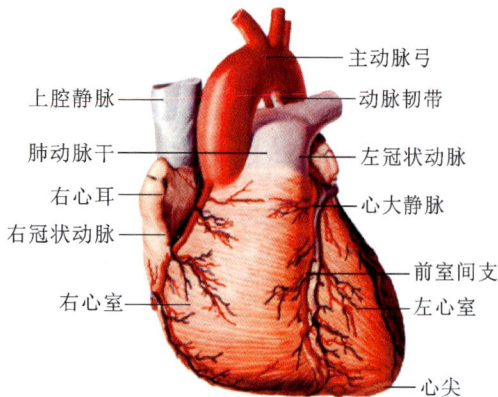

图 9-5　心的血管和外形(前面)

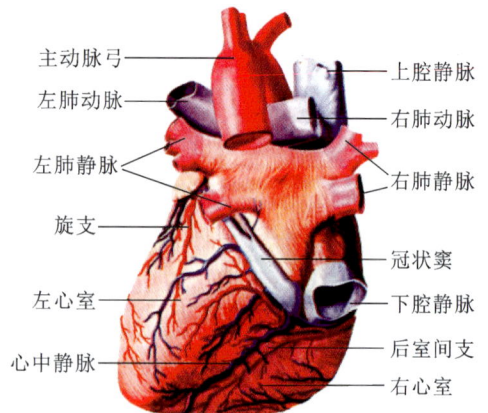

图 9-6　心的血管和外形(后面)

#### （二）心腔的结构

心腔分为心房与心室。心房以房间隔分为右心房与左心房；心室以室间隔分为右心室与左心室。

**1. 右心房** 右心房壁薄腔大，位于心的右后上部（图9-7）。右心房的前部有一个向前上方呈锥体形突出的盲囊，称为右心耳，其内面有许多大致平行排列的肌束，称为梳状肌。右心房有三个入口和一个出口。上方的为上腔静脉口，下方的为下腔静脉口，在下腔静脉口与右房室口之间的为冠状窦口，心壁的静脉血主要经此口流回右心房。右心房的前下部有一通往右心室的出口，称为右房室口。在房间隔的右侧面中下部有一浅窝，称为卵圆窝，是胎儿卵圆孔闭锁后的遗迹，是房间隔缺损的好发部位。

**2. 右心室** 右心室位于右心房的左前下方（图9-8）。右心室有一个入口和一个出口，入口即右房室口，周缘由致密结缔组织构成的纤维环上附着有三片近三角形的瓣膜，其尖端向下突入右心室，称三尖瓣（右房室瓣）。心室内壁的心肌形成乳头状的突起，称为乳头肌。每个瓣膜游离缘都有结缔组织构成的细丝状腱索与乳头肌相连。右房室口纤维环、三尖瓣、腱索和乳头肌合称为三尖瓣复合体。当心室收缩时，血液推动三尖瓣相互对合，关闭房室口。由于乳头肌的收缩和腱索的牵拉，瓣膜不会翻入右心房，从而防止血液逆流。出口为肺动脉口，与肺动脉干相通。肺动脉口周缘有三个袋状半月形的瓣膜，称为肺动脉瓣。当心室收缩时，血液冲开肺动脉瓣，流入肺动脉干；心室舒张时，由于肺动脉干内血液的回冲压力，肺动脉瓣互相紧贴而封闭肺动脉口，防止血液逆流。

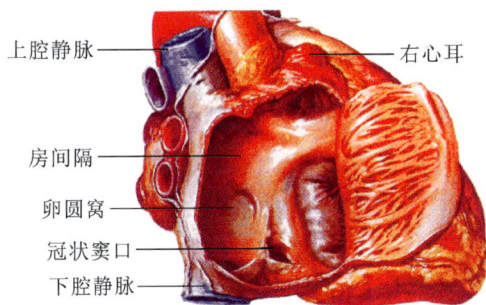

图9-7 右心房

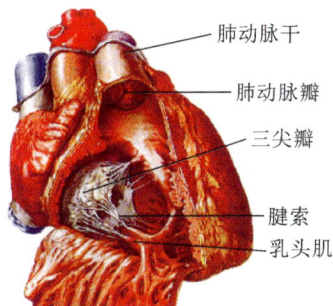

图9-8 右心室

**3. 左心房** 左心房位于右心房的左后方，构成心底的大部，向右前方的突出部分称左心耳，内面有发达的梳状肌。左心房有四个入口和一个出口。入口为肺静脉口，左、右各一对，位于后壁两侧，导入由肺回流的动脉血。出口是左房室口，位于左心房的前下部，与左心室相通（图9-9）。

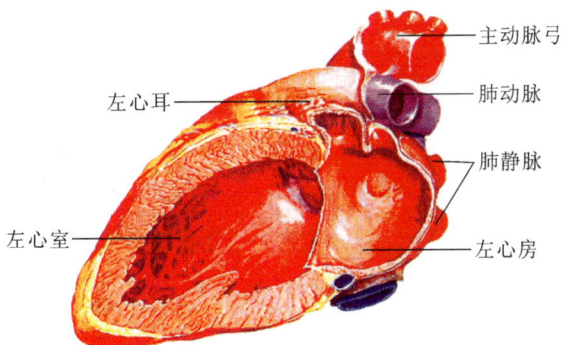

图9-9 左心房

**4. 左心室** 左心室前下部构成心尖，大部分位于右心室的左后下方，呈圆锥形（图9-10）。其有一个入口和一个出口，入口即左房室口，周围有两片三角形瓣膜，称二尖瓣（左房室瓣），二尖瓣的基底部附着在左房室口的纤维环上,瓣膜的游离缘及其心室面借腱索与乳头肌相连(图9-11)。左房室口纤维环、二尖瓣、腱索与乳头肌合称二尖瓣复合体,是防止血液逆流的一个整体。出口为主动脉口,通向主动脉。主动脉口处有形态和功能与肺动脉瓣相同的主动脉瓣。

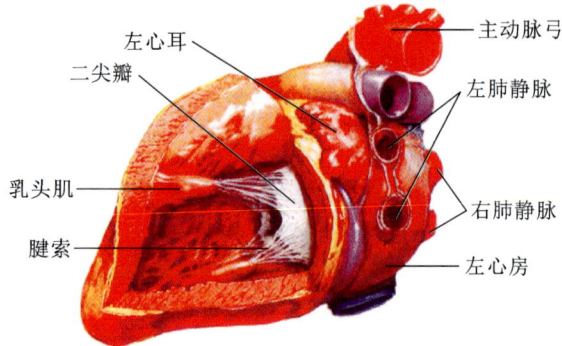

图9-10 左心室

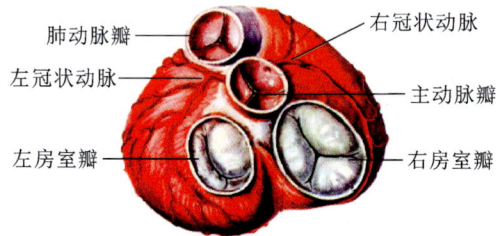

图9-11 心脏的瓣膜

### (三) 心壁的结构

心壁由内向外依次为心内膜、心肌层和心外膜(图9-12),心肌层内还有血管和神经。心内膜是由内皮及其深面的结缔组织构成的光滑薄膜,心内膜向心腔内折叠形成心瓣膜,并与血管内膜相延续。心肌层是心壁的主体,最厚,分心室肌和心房肌。心室肌比心房肌厚;左心室肌厚度是右心室肌厚度的3倍。心房肌和心室肌互不连续,分别附于纤维环上,心房和心室可不同时收缩。室间隔较厚,下部主要由心肌构成,称为肌部;上部有一缺乏心肌的卵圆形区域,称为膜部,是室间隔缺损的好发部位。心外膜即浆膜性心包的脏层,包裹于心肌表面。

### (四) 心的传导系统

心的传导系统由特殊分化的心肌纤维构成,有自律性和传导性,能产生和传导冲动,控制心的节律性活动,包括窦房结、结间束、房室结、房室束及其分支浦肯野纤维网(图9-13)。

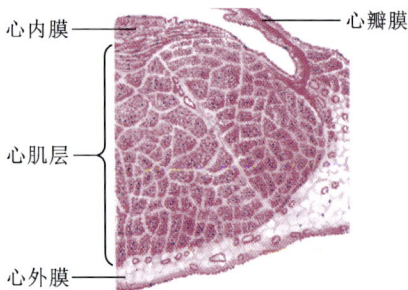

图9-12 心壁的微细结构

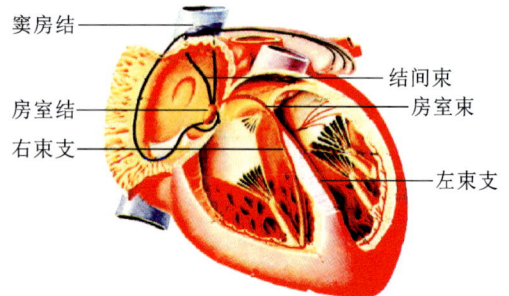

图9-13 心的传导系统

窦房结位于上腔静脉与右心房交界处前方心外膜的深面,呈长椭圆形,是心的正常起搏点,正常时能自动且节律性地产生频率为 60～100 次/分的冲动,即窦性心律。目前认为窦房结可通过前、中、后三条结间束将冲动传导至房室结和左、右心房。房室结位于右心房冠状窦口前上方的心内膜深面,呈扁椭圆形。其功能主要是传导来自窦房结的冲动。房室结内部的起搏细胞也能产生冲动,但冲动的频率较窦房结低,在正常情况下不起作用。房室束由房室结发出,沿室间隔膜部下降,至肌部的上缘分为左、右束支,分别沿室间隔两侧心内膜的深面下降,最后分散为细小的浦肯野纤维网,分布于左、右心室肌。

由窦房结发出的冲动传到心房肌引起心房肌收缩的同时,冲动也传到房室结,并在房室结延搁约 0.04 s,再沿房室束,左、右束支及浦肯野纤维网传到心室肌,引起心室肌收缩,因此,心房和心室并不同时收缩。

### (五)心的血管

**1. 心的动脉**  营养心的动脉是起自升主动脉根部的左、右冠状动脉(图 9-14)。右冠状动脉主要分布于右心房、右心室、左心室的后壁、室间隔的后下部、窦房结和房室结等处。左冠状动脉至冠状沟,分为前室间支和旋支:前室间支主要分布于左心室前壁、右心室前壁的一小部分及室间隔的前上部;旋支主要分布于左心室的侧壁和后壁,以及左心房等处。

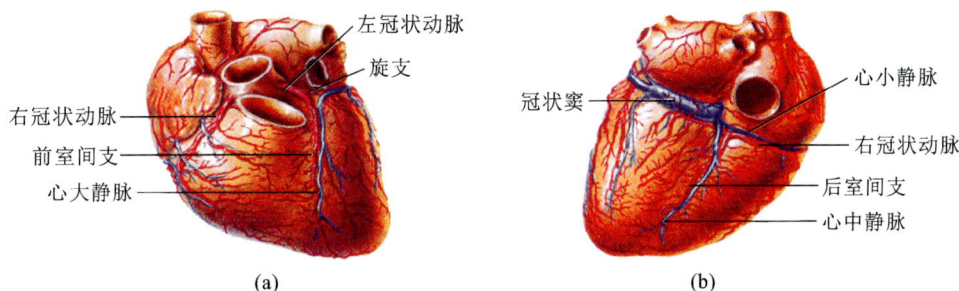

图 9-14　心的血管

**2. 心的静脉**  心的静脉多与动脉伴行,主要由心大、心中、心小静脉回流至心膈面、左心房与左心室之间的冠状沟处汇合形成冠状窦(图 9-14),经由冠状窦口直接流入右心房,另有极少部分流入左心房和左、右心室。

### (六)心包

心包是包裹心和出、入心的大血管根部的圆锥形纤维浆膜囊,分内、外两层,外层是纤维心包,内层为浆膜心包(图 9-15)。

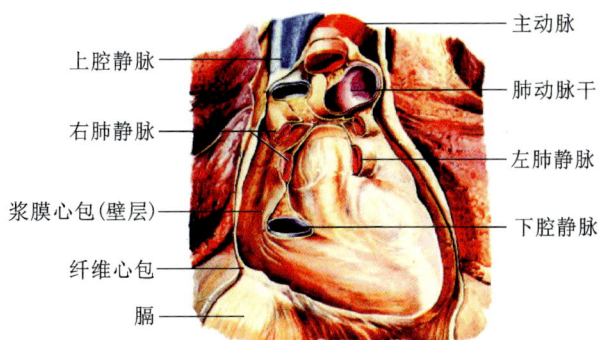

图 9-15　心包

**1. 纤维心包**  纤维心包由坚韧的纤维性结缔组织构成,上方包裹出、入心的升主动脉、肺动脉干、上腔静脉和肺静脉的根部,并与这些大血管的外膜相延续,下方与膈的中心腱愈着,伸缩性很小。

**2. 浆膜心包** 浆膜心包位于心包囊的内层,分脏、壁两层。壁层衬贴于纤维心包的内面,与纤维心包紧密相贴。脏层包于心肌的表面,形成心外膜。脏、壁两层在出、入心的大血管根部互相移行,两层之间的潜在性腔隙称心包腔,内含少量起润滑作用的浆液。

### (七)心的体表投影

心在胸前壁的体表投影,受体位和个体差异的影响而有所变化,在成人中一般可用下列四点的连线来表示(图9-16)。

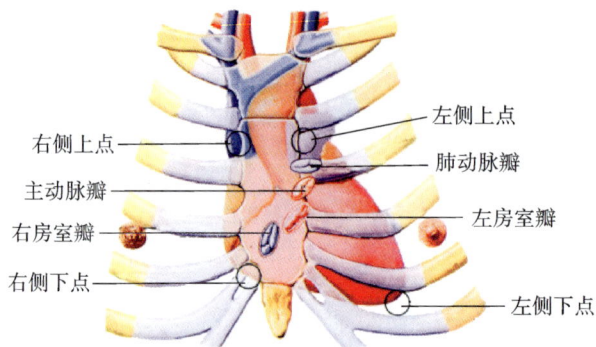

图9-16 心的体表投影

**1. 左侧上点** 左侧第2肋软骨下缘,距胸骨左缘约1.2 cm处。

**2. 右侧上点** 右侧第3肋软骨上缘,距胸骨右缘约1 cm处。

**3. 右侧下点** 右侧第6胸肋关节处。

**4. 左侧下点** 左侧第5肋间隙,距前正中线7~9 cm处。

左、右侧上点连线为心的上界,左、右侧下点连线为心的下界,右侧上点与下点之间微向右凸的连线为心的右界,左侧上点与下点之间微向左凸的连线为心的左界。

## 二、血管

### (一)概述

**1. 血管的分类与结构** 血管分动脉、静脉和毛细血管3类。

(1)动脉:动脉在行程中不断分支,可分为大、中、小、微四级,最后移行为毛细血管。动脉管壁较厚,可分为3层:内膜菲薄,腔面为1层内皮细胞,能减小血流阻力;中膜较厚,含平滑肌、弹性纤维和胶原纤维,大动脉中膜以弹性纤维为主,中、小动脉中膜以平滑肌为主;外膜由疏松结缔组织构成,可防止血管过度扩张。动脉壁的结构与其功能密切相关。

(2)静脉:与各级相应的动脉比较,静脉的管径较大、管壁较薄,属支较多,弹性较小,血容量较大,横切面不规则,腔内面多有静脉瓣。静脉的管壁也分内膜、中膜和外膜3层,但3层的界限不明显。内膜由内皮和结缔组织构成,3层中最薄;中膜有数层分布稀疏的环形平滑肌,稍厚;外膜由结缔组织构成,内有血管和神经,较厚。大静脉的外膜厚,内有大量纵行平滑肌束。

(3)毛细血管:分布最广的血管,分支很多,相互连成网状。毛细血管的管腔很细,只允许1~2个血细胞单行通过。其管壁结构简单,主要由内皮和基膜构成;可分3型:①连续毛细血管:内皮细胞相邻处连接紧密,附在连续的基膜上,含核部分较不含核部分厚,细胞质内有向血管内外输送物质的吞饮小泡;此型毛细血管分布于代谢较慢的组织,如结缔组织、肌组织和骨等器官内。②有孔毛细血管:连接紧密的内皮细胞附在连续的基膜上,其内皮细胞不含核的较薄部分有许多贯通细胞的孔;此型毛细血管主要分布在胃肠黏膜、某些内分泌腺和肾血管球等处。③窦状毛细血管:也称血窦,此型毛细血管腔大不规则,内皮细胞间隙较宽,基膜不连续,主要分布于肝、脾、骨髓等处。

（4）微循环：一般组织器官内的微动脉和微静脉之间的血液循环称为微循环，微循环是血液循环的基本功能单位，能调节局部血流，对组织细胞的代谢和功能活动有很大影响。微循环的组成包括微动脉、中间微动脉、真毛细血管、直捷通路、动静脉吻合和微静脉 6 个部分（图 9-17）。

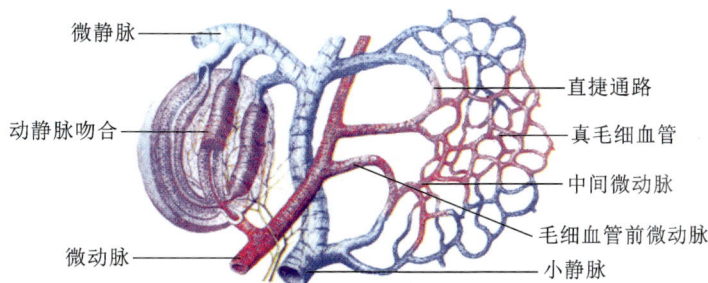

图 9-17　微循环

**2. 血管的吻合及侧支循环**　人体的血管除经动脉-毛细血管-静脉相连通外，动脉之间、静脉之间，甚至动脉与静脉之间，可借吻合支或交通支彼此连接而形成血管吻合。如毛细血管普遍吻合成毛细血管网，动脉之间有动脉网和动脉弓，静脉之间有静脉网和静脉丛，小动脉和小静脉之间有动静脉吻合等。血管吻合对于保证器官的血液供应，维持血液循环的正常进行，都有重要作用。

有些较大的动脉主干在行程中会发出与其平行的侧副管。发自主干不同高度的侧副管彼此吻合，称侧支吻合。正常状态下侧副管比较细小，但当主干阻塞时，侧副管逐渐增粗，血流可经扩大的侧支吻合到达阻塞远端的血管主干，使血管受阻区的血液循环得到不同程度的代偿性恢复。这种通过侧支建立的循环称侧支循环（图 9-18）。侧支循环的建立显示了血管的适应能力和可塑性，对于保证器官在病理状态下的血液供应具有重要的临床意义。

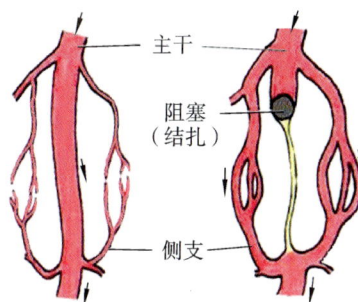

图 9-18　侧支循环

**（二）肺循环的血管**

**1. 肺循环的动脉**　主干为粗短的肺动脉干，位于心包内，起自右心室，在主动脉的前方向左后上方斜行，至主动脉弓的下方分为左、右肺动脉。左肺动脉较短，在左主支气管的前方横行，分上、下两支进入肺的上、下叶。右肺动脉较长且粗，经升主动脉和上腔静脉的后方向右横行，至右肺门处分为上、中、下三支分别进入右肺的上、中、下叶。在肺动脉干分叉处稍左侧与主动脉弓下缘之间有一条短的纤维结缔组织索，称动脉韧带，是胚胎时期动脉导管闭锁的遗迹。动脉导管若在出生后 6 个月尚未闭锁，则称为动脉导管未闭，是常见的先天性心脏病。

**2. 肺循环的静脉**　起自肺泡毛细血管网，在肺内逐级汇合，最后在肺门处汇合形成左、右各两条肺静脉，分别为左肺上、下静脉和右肺上、下静脉，向内穿过纤维心包，注入左心房上后部。

**（三）体循环的动脉**

体循环的动脉在行程和分布方面具有以下特点：大多数动脉对称分布；胸部、腹部和盆部的动脉分壁支和脏支；大、中动脉常走行于身体的屈侧或深部等较安全的部位；动脉常有静脉、神经与之伴行；动脉的配布形式与器官的形态、功能相关，动脉管径的大小与器官功能相适应。

**1. 主动脉**　主动脉是体循环的动脉主干，根据其走行部位和形态分为升主动脉、主动脉弓和降主动脉 3 部分。升主动脉起自左心室，在上腔静脉左侧向右前上方斜行，至右侧第 2 胸肋关节高度移行为主动脉弓。升主动脉发出左、右冠状动脉。主动脉弓位于胸骨柄后方，呈弓形弯向左后方，至第 4 胸椎体下缘向下移行为降主动脉。主动脉弓凸侧自右向左依次发出头臂干、左颈总动脉和左锁骨下动脉 3 大分支。头臂干短而粗，发出后向右上方斜行，至右胸锁关节后方分为右颈总动脉和右锁骨下动脉。主动脉弓壁内有压力感受器，可感受血压变化，反射性地调节血压。在主动脉弓下方靠近动脉韧带处有 2～3 个粟粒状小体，称主动脉小球，为化学感受器，可感受动脉血中氧、二氧化碳含量和血液 pH 值的变化。降主动脉沿脊柱左前方下行，在第 12 胸椎水平穿膈肌的主动脉裂孔进入腹腔，至第 4 腰椎体下缘处分为左、右髂总动脉。以膈主动脉裂孔为界，降主动脉分为胸主动脉和腹主动脉（图 9-19）。

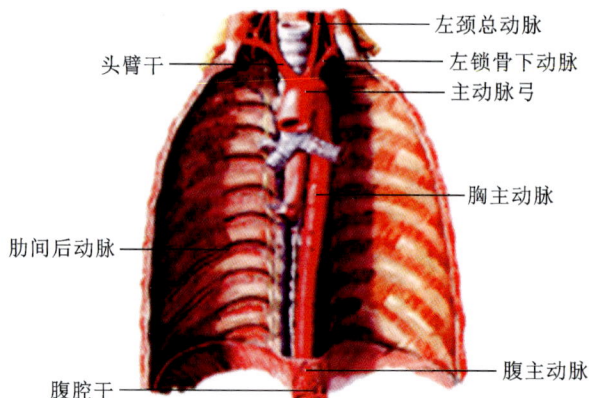

图 9-19　主动脉

**2. 颈总动脉和头颈部的动脉**　颈总动脉是头颈部的动脉主干。左颈总动脉起自主动脉弓，右颈总动脉起自头臂干。两侧颈总动脉均在胸锁关节的后方沿食管、气管和喉的外侧上行，至甲状软骨上缘平面分为颈内动脉和颈外动脉。颈总动脉位置表浅，可触及其搏动，在平环状软骨高度的位置，向后内将颈总动脉压向第 6 颈椎横突，可进行急救止血（图 9-20（a））。

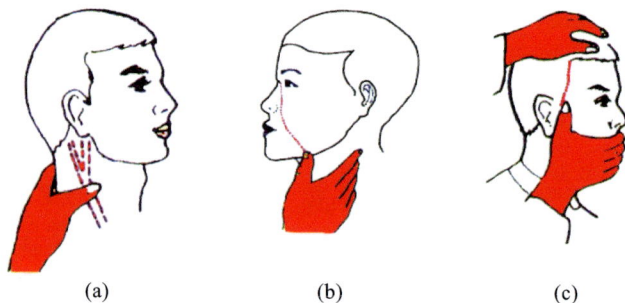

　　(a)　　　　　　　　　(b)　　　　　　　　　(c)

图 9-20　头颈部的压迫止血部位

　　在颈总动脉分叉处，有颈动脉窦和颈动脉小球两个重要结构。颈动脉窦是颈总动脉末端和颈内动脉起始部的膨大部分。窦壁外膜深面有压力感受器。当血压升高时，可刺激此处的压力感受器，通过神经系统调节反射性地引起心率减慢、血管扩张，使血压回降。颈动脉小球是在颈内、外动脉分叉处后方的一扁椭圆形、粟粒状小体，为化学感受器，其能感受血液中氧分压、二氧化碳分压的变化。当血液中氧分压降低或二氧化碳分压升高时，可通过神经系统调节反射性地引起呼吸加深加快。

　　（1）颈内动脉：在颈部无分支，自颈总动脉发出，上升到颅底经颈动脉管入颅，发出分支分布于脑和视器。

　　（2）颈外动脉：自颈总动脉发出后，向上进入腮腺实质，并在腮腺内分为颞浅动脉和上颌动脉两终支。颈外动脉的分支主要有甲状腺上动脉、面动脉、颞浅动脉和上颌动脉等（图 9-21）。

　　①甲状腺上动脉：自颈外动脉的起始处发出，向前下至甲状腺侧叶的上端，分布于甲状腺

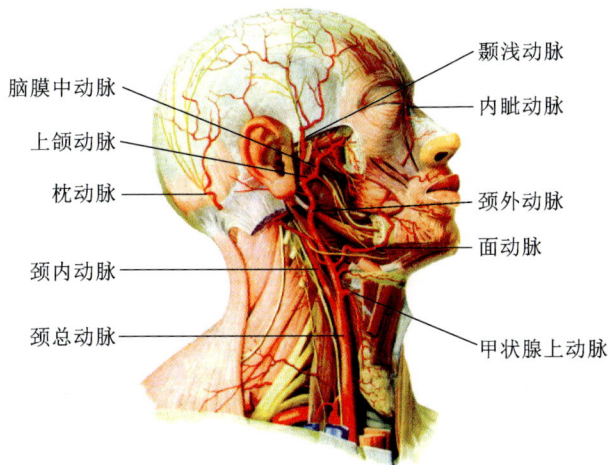

图 9-21　头颈部的动脉

和喉。

②面动脉：约平下颌角处发出，经下颌下腺深面至咬肌前缘，绕过下颌骨下缘，上行至面部，沿鼻唇沟至内眦，易名为内眦动脉。面动脉发出分支分布于下颌下腺、面部和腭扁桃体等。面动脉在咬肌前缘绕下颌骨下缘处位置表浅，可摸到其搏动，是面部出血时的压迫止血点（图 9-20（b））。

③颞浅动脉：经耳屏前方上行至颞部皮下，发出分支分布于腮腺和额、颞、顶部的软组织。在外耳门前方可触及颞浅动脉的搏动，此处是头皮前外侧部出血时的压迫止血点（图 9-20（c））。

④上颌动脉：发出分支分布于硬脑膜、牙、鼻腔、腭、咀嚼肌、外耳道和鼓室等处。其中分布到硬脑膜的 1 支，称脑膜中动脉。脑膜中动脉向上穿棘孔入颅，紧贴颅骨内面行走，并分为前、后 2 支，分布于颅骨和硬脑膜。前支行于翼点内面，此处骨折易伤及此动脉，引起硬膜外血肿。

**3. 锁骨下动脉和上肢的动脉**

（1）锁骨下动脉：左侧起自主动脉弓，右侧起自头臂干，经胸廓上口到颈根部后行向外侧，穿斜角肌间隙至第 1 肋外缘移行为腋动脉。上肢出血时，可于锁骨中点上方的锁骨上窝处向后下将锁骨下动脉压向第 1 肋进行压迫止血（图 9-22（a））。锁骨下动脉发出的主要分支有以下 3 支。

①椎动脉：从前斜角肌内侧锁骨下动脉的上壁发出，向上穿经第 6 颈椎至第 1 颈椎横突孔，经枕骨大孔入颅腔，发出分支分布于脑和脊髓。

②胸廓内动脉：从椎动脉起始处的相对侧发出，

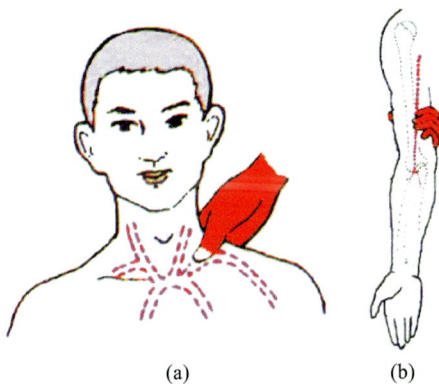

图 9-22　锁骨下动脉和上肢的压迫止血部位

向下入胸腔，沿第 1～6 肋软骨后面距胸骨外侧缘约 1.5 cm 处下降，发出分支分布于胸前壁、心包、乳房和膈肌。

③甲状颈干：在椎动脉起点外侧发出后立即分为甲状腺下动脉、肩胛上动脉等数支，分布于咽、喉、气管和食管以及肩部肌等处（图 9-23）。

（2）上肢的动脉。

①腋动脉：锁骨下动脉的延续，自第 1 肋外缘经腋窝至大圆肌下缘，后移行为肱动脉，主要分支分布于肩背部、胸壁和乳房等处（图 9-24）。

②肱动脉：腋动脉的延续，沿肱二头肌内侧搏动缘下行至肘窝平桡骨颈高度，分为桡动脉和尺动脉（图 9-24）。肱动脉发出分支分布于臂部及肘关节。当前臂和手部大出血时，可在臂中部的内侧将

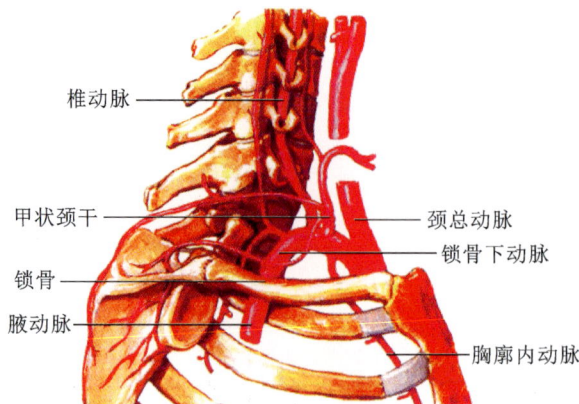

图 9-23　锁骨下动脉

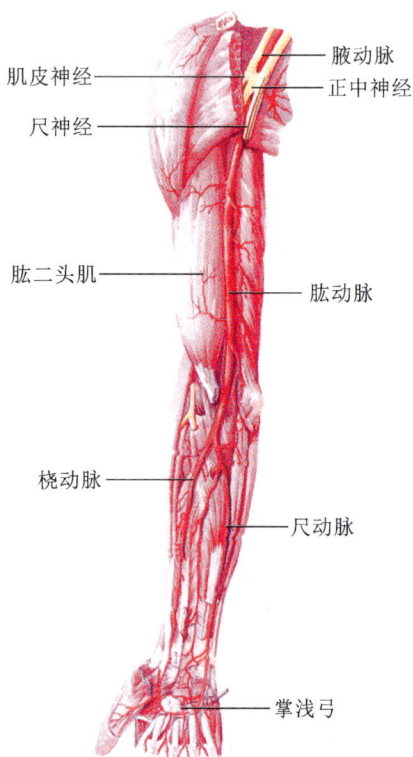

图 9-24　上肢的动脉

肱动脉压向肱骨进行止血[图 9-22(b)]。在肘窝内上方肱二头肌内侧,肱动脉走行表浅,可以摸到,是测量血压时的听诊部位。

③桡动脉和尺动脉:由肱动脉分出后,分别沿前臂前群肌的桡侧、尺侧下行,经腕部到达手掌,发出分支分布于前臂和手。桡动脉在前臂远侧、桡侧腕屈肌腱外侧的一段位置表浅,是临床上触摸脉搏的部位。当手部出血时,可在桡腕关节上方的两侧,同时压迫桡动脉、尺动脉进行止血。

④掌浅弓和掌深弓:桡动脉与尺动脉的终支到手掌处互相吻合,形成掌浅弓和掌深弓。掌浅弓由尺动脉主干与桡动脉掌浅支合成,位于掌腱膜的深面。掌深弓由桡动脉主干与尺动脉掌深支合成,位于指深屈肌腱的深面(图9-25)。掌浅弓和掌深弓的分支分布于手掌和手指。其分布于手指的分支沿手指掌面的两侧向远端走行到指尖。手指出血时,可在出血部位近端的两侧压迫止血。

**4. 胸主动脉**　胸主动脉为胸部的动脉主干,在第4胸椎的左侧续于主动脉弓,沿脊柱的左侧下行,逐渐转向其前方,到第10胸椎高度处,穿膈的主动脉裂孔移行于腹主动脉。其分支有脏支和壁支两种(图9-26)。

(1)脏支:较细小,主要有支气管支、食管支和心包支,分布于支气管、食管和心包等处。

(2)壁支:有肋间后动脉、肋下动脉和膈上动脉。肋间后动脉共9对,走行在第3～11肋间隙中,主要分布至胸、腹壁的肌肉和皮肤等。1对肋下动脉行于第12肋下缘。1对膈上动脉分布至膈上面的后部。

**5. 腹主动脉**　腹主动脉为腹部的动脉主干,也分壁支和脏支,在膈的主动脉裂孔处续于胸主动脉,沿脊柱左前方下行,在第4腰椎下缘分为左、右髂总动脉(图9-27)。腹主动脉壁支较细小,主要是4对腰动脉,横行向外,分布于脊髓、腹后壁和腹前外侧壁等。脏支分为不成对和成对两种。不成对的脏支有3条,即腹腔干、肠系膜上动脉和肠系膜下动脉;成对的脏支有肾上腺中动脉、肾动脉和睾丸(或卵巢)动脉。

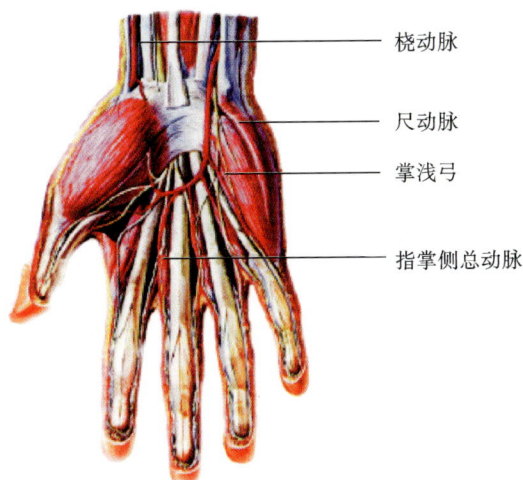

图 9-25 手的动脉

桡动脉
尺动脉
掌浅弓
指掌侧总动脉

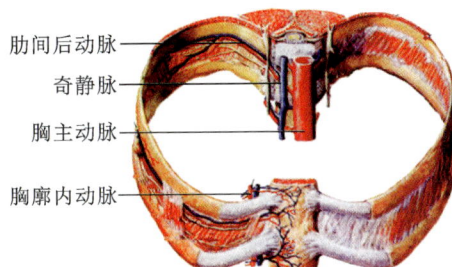

图 9-26 胸壁的动脉

肋间后动脉
奇静脉
胸主动脉
胸廓内动脉

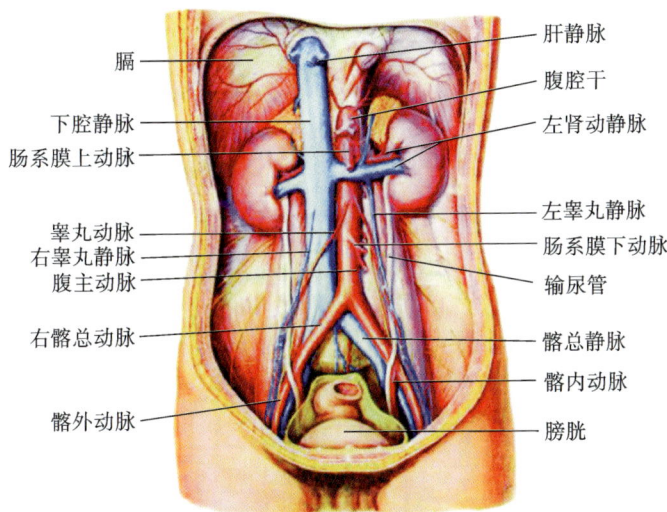

图 9-27 腹部的血管

膈
下腔静脉
肠系膜上动脉
睾丸动脉
右睾丸静脉
腹主动脉
右髂总动脉
髂外动脉

肝静脉
腹腔干
左肾动静脉
左睾丸静脉
肠系膜下动脉
输尿管
髂总静脉
髂内动脉
膀胱

（1）腹腔干：粗而短，在主动脉裂孔稍下方由腹主动脉前壁发出，随即分为胃左动脉、肝总动脉和脾动脉 3 支（图 9-28）。

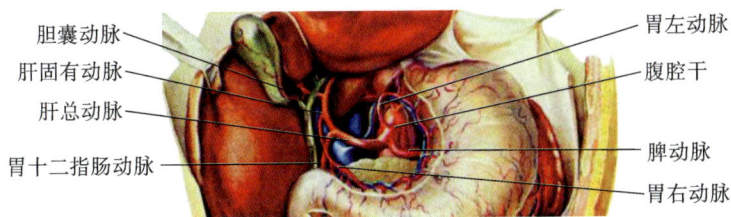

图 9-28 腹腔干 1

胆囊动脉
肝固有动脉
肝总动脉
胃十二指肠动脉

胃左动脉
腹腔干
脾动脉
胃右动脉

①胃左动脉：先向左上方至胃的贲门部，然后沿胃小弯向右走行，发出分支分布于胃小弯侧的胃壁和食管的下段。

②肝总动脉：行向右前方，于十二指肠上部的上方分为肝固有动脉和胃十二指肠动脉（图 9-29）。肝固有动脉在起始处发出胃右动脉，其终支与胃左动脉吻合；在肝十二指肠韧带内上行达肝门处，分左、右两支入肝，右支入肝前发出胆囊动脉分布于胆囊。胃十二指肠动脉在十二指肠上部的后方下

行,分为胃网膜右动脉和胰十二指肠上动脉。胃网膜右动脉沿胃大弯向左行,分布于胃大弯右侧的胃壁和大网膜,终末支与胃网膜左动脉相吻合;胰十二指肠上动脉分前、后两支分布于胰头和十二指肠。

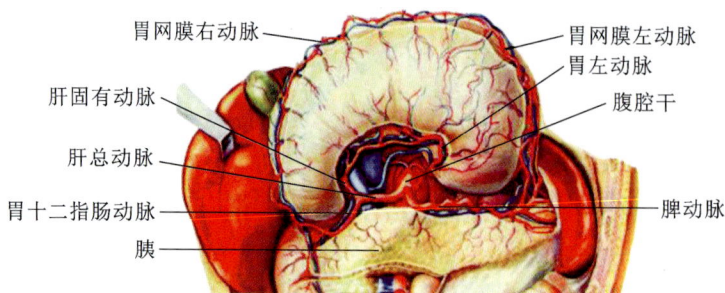

**图 9-29　腹腔干 2**

③脾动脉:其主干沿胰的上缘左行至脾门入脾,沿途发出分支分布于胰,在脾门附近还发出胃短动脉和胃网膜左动脉(图 9-29)。

(2)肠系膜上动脉:在腹腔干稍下方由腹主动脉的前壁发出,在胰头后方下行,进入小肠系膜内(图 9-30)。沿途发出分支分布于胰头、十二指肠、空肠、回肠、盲肠、阑尾、升结肠和横结肠等。

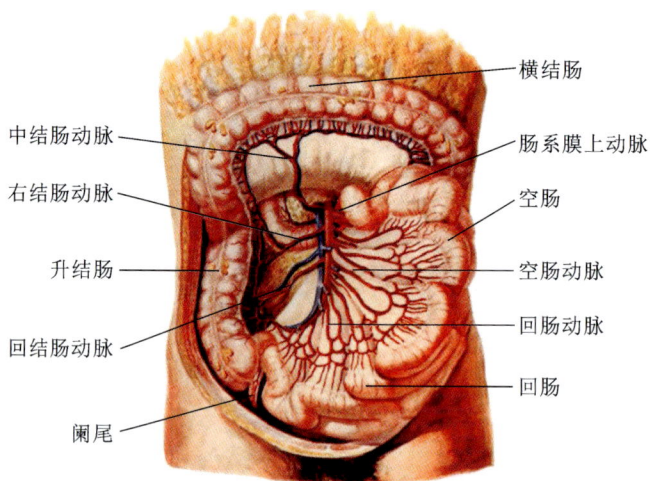

**图 9-30　肠系膜上动脉**

(3)肠系膜下动脉:约平第 3 腰椎高度由腹主动脉前壁发出。在壁腹膜深面行向左下方,主要分支有左结肠动脉、乙状结肠动脉和直肠上动脉等,分布于结肠左曲、降结肠、乙状结肠和直肠上部(图 9-31)。

(4)肾上腺中动脉:在平对第 1 腰椎平面由腹主动脉侧壁发出,向上外行,分布于肾上腺。

(5)肾动脉:较粗,左、右各一。平第 1～2 腰椎椎间盘的位置起自腹主动脉的侧壁,经肾门入肾,在进入肾门之前发出肾上腺下动脉至肾上腺。

(6)睾丸(或卵巢)动脉:动脉细长,左、右各一。在肾动脉起始处的稍下方起自腹主动脉的前壁。睾丸动脉在男性分布于睾丸和附睾,在女性则称为卵巢动脉,分布于卵巢和输卵管。

**6. 髂总动脉和盆部、下肢的动脉**　髂总动脉左、右各一,在平第 4 腰椎高度自腹主动脉分出,沿腰大肌内侧行向外下方,至骶髂关节的前方分为髂内动脉和髂外动脉。

(1)髂内动脉:粗而短,是盆部动脉主干,沿盆腔侧壁下行,发出脏支和壁支,分布于盆腔器官和盆壁(图 9-32)。脏支主要有膀胱下动脉、直肠下动脉、子宫动脉和阴部内动脉等。壁支主要有闭孔

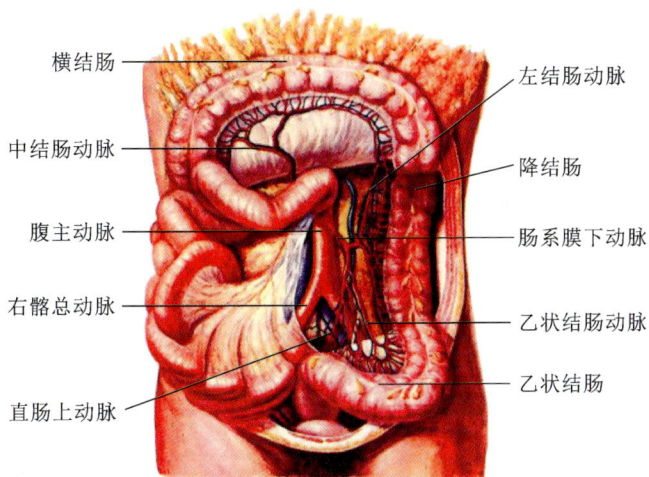

图 9-31　肠系膜下动脉

动脉、臀上动脉和臀下动脉等。

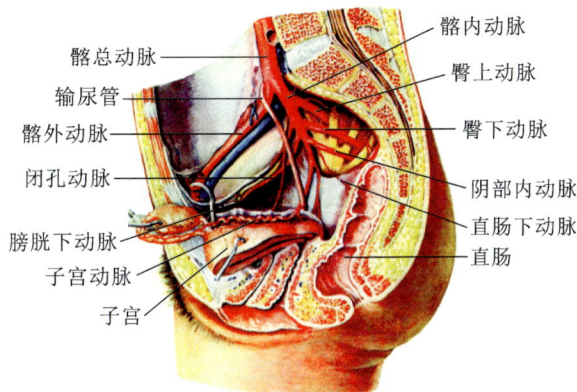

图 9-32　女性盆腔动脉

①膀胱下动脉:沿盆腔侧壁下行,分布于膀胱和前列腺等处。女性则分布于阴道壁。

②直肠下动脉:分布于直肠下部,并与直肠上动脉和肛动脉吻合。

③子宫动脉:走行于子宫阔韧带内,在子宫颈外侧 2 cm 处越过输尿管的前方,沿子宫颈上行,分布于阴道、子宫、输卵管和卵巢等处。在子宫切除术结扎子宫动脉时,应注意该动脉与输尿管的关系,以免损伤输尿管。

④阴部内动脉:自梨状肌下孔出盆腔,进入会阴深部,发出分支分布于肛区和外生殖器;分布于肛区的分支称为肛动脉。

⑤闭孔动脉:沿骨盆侧壁行向前下,经闭孔出盆腔,分布于大腿内侧部及髋关节。

⑥臀上动脉和臀下动脉:分别经梨状肌上、下孔出骨盆,发出分支分布于臀小肌、臀中肌和臀大肌等。

(2) 髂外动脉:沿腰大肌内侧缘下行,经腹股沟韧带中点的深面至股前部,移行为股动脉。腹壁下动脉是髂外动脉的重要分支,进入腹直肌鞘内,分布于腹直肌。

(3) 下肢的动脉:

①股动脉:髂外动脉的延续,在股三角内下行并逐渐转向背侧,进入腘窝,移行为腘动脉(图 9-33(a))。其发出分支分布于大腿肌和髋关节。在腹股沟韧带中点稍内侧的下方,股动脉位置表浅,可触及其搏动。当下肢发生大出血时,可在此向后外方把股动脉压向耻骨,进行止血(图 9-34(a))。

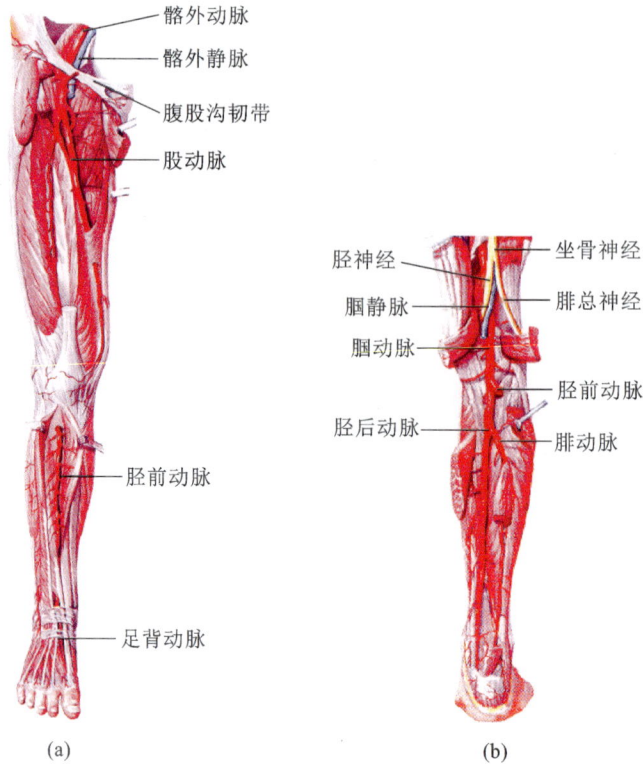

图 9-33 下肢的动脉

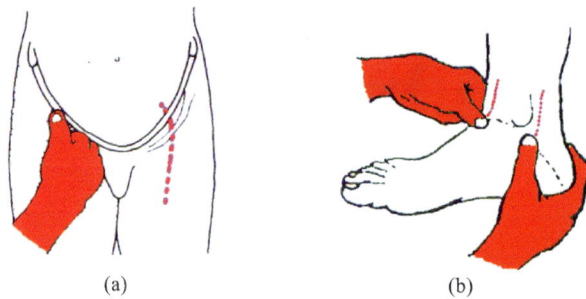

图 9-34 下肢的压迫止血部位(压迫股动脉和足动脉)

②腘动脉:行于腘窝深部,至腘窝下缘处分为胫前动脉和胫后动脉(图 9-33(b))。其发出分支分布于膝关节和邻近诸肌。

③胫前动脉:从腘动脉发出后,向前至小腿前面,在小腿前群肌之间下行,至踝关节前方移行为足背动脉。沿途发出分支分布于小腿前群肌和足背、足趾。

④胫后动脉:走行在小腿肌后群浅、深两层之间至足底,分为足底内侧动脉和足底外侧动脉。其发出分支分布于小腿肌后群、外侧群和足底肌。足底外侧动脉与足背动脉的分支吻合成足底动脉弓,再由足底动脉弓发出分支分布于足趾。

当足部出血时,可在踝关节前方,内、外踝连线的中点处,向下将足动脉压向足背,进行压迫止血(图 9-34(b))。

体循环动脉的主要分支,可归纳为图 9-35。

### (四) 体循环的静脉

体循环的静脉始于全身毛细血管,在向心汇集的过程中不断接受属支,逐渐变粗,最后注入右心房。

升主动脉 —→ 左、右冠状动脉

主动脉弓
- 头臂干
  - 右颈总动脉：颈外动脉、颈内动脉
  - 右锁骨下动脉 —→ 腋动脉 —→ 肱动脉：尺动脉、桡动脉
- 左颈总动脉（同右）
- 左锁骨下动脉（同右）

胸主动脉
- 壁支：肋间后动脉、肋下动脉、膈上动脉
- 脏支：食管支、支气管支、心包支

腹主动脉
- 壁支：腰动脉
- 脏支
  - 不成对：腹腔干、肠系膜上动脉、肠系膜下动脉
  - 成对：肾动脉、肾上腺中动脉、睾丸动脉（卵巢动脉）

左、右髂总动脉
- 髂内动脉
  - 壁支：臀上动脉、臀下动脉、闭孔动脉等
  - 脏支：子宫动脉、直肠下动脉、阴部内动脉、膀胱下动脉等
- 髂外动脉 —→ 股动脉 —→ 腘动脉
  - 胫前动脉 —→ 足背动脉
  - 胫后动脉 —→ 足底动脉

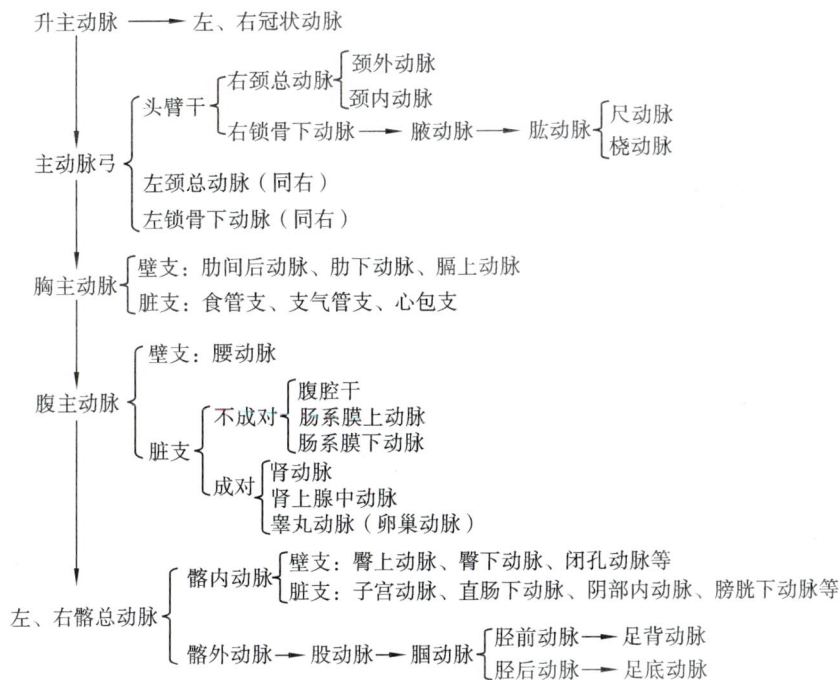

图 9-35 体循环动脉分支

体循环的静脉有以下特点。

（1）与伴行的动脉相比，静脉数量多、管腔大、管壁薄而柔软、弹性小。

（2）静脉管壁内有静脉瓣（图 9-36），一般成对排列，瓣口朝向心，可防止血液逆流。血液回流时受重力影响较大的四肢静脉的静脉瓣多，而躯干较大的静脉则静脉瓣少或无静脉瓣。

（3）静脉依其位置可分浅、深两类。浅静脉位于皮下浅筋膜内，又称皮下静脉，不与动脉伴行，最后注入深静脉。临床上常经浅静脉注射、输液、输血、采血和插入导管等。深静脉位于深筋膜深面，与动脉和神经伴行，深静脉的名称和行程与伴行动脉相同，引流范围也与伴行动脉的分布范围大体一致。

（4）静脉的吻合比较丰富，浅静脉之间、深静脉之间及浅静脉与深静脉之间，都存在着丰富的交通支。浅静脉吻合成静脉网，深静脉常形成静脉丛，如手背静脉网、膀胱静脉丛等。

（5）存在特殊结构的静脉，包括硬脑膜窦和板障静脉。

静脉血回流的影响因素：静脉瓣顺血流开放、逆血流关闭，是保证静脉血回流的重要装置；心室舒张吸引心房和大静脉的血液。如果心室收缩力显著减弱，心室排空不完全，则静脉血回流减少；吸气时，胸膜腔负压加大，胸膜腔内大静脉内压降低，则促进静脉血回流；脏器运动和动脉搏动有助于静脉血回流；体位改变也对静脉血回流产生影响。静脉血回流受阻可引起组织水肿，表现为体表组织凹陷性水肿、器官肿大、胸膜腔和腹膜腔积液等。

体循环的静脉包括上腔静脉系、下腔静脉系（包括肝门静脉系）和心静脉系（见心的静脉相关内容）。

**1. 上腔静脉系** 上腔静脉系的主干为上腔静脉，是一粗大的静脉干，由左、右头臂静脉在右侧第 1 胸肋关节的后方汇合而成，沿升主动脉右侧垂直下行，注入右心房。头臂静脉左、右各一，由同侧的颈内静脉和锁骨下静脉在胸锁关节的后方汇合而成，汇合处的夹角称静脉角，为淋巴导管的注

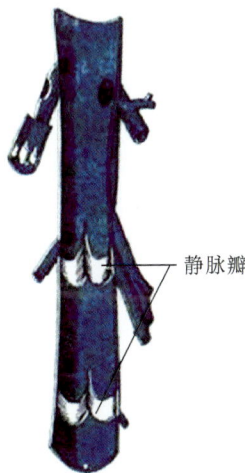

静脉瓣

图 9-36 静脉瓣

入部位。上腔静脉在注入右心房前有奇静脉注入(图9-37)。上腔静脉收集头颈部、上肢、胸部(心和肺除外)等上半身的静脉血。

(1)头颈部的静脉:主要有颈内静脉、颈外静脉和锁骨下静脉等(图9-38)。

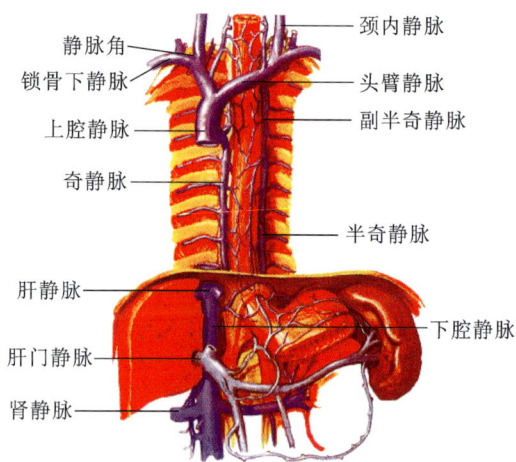

图9-37 上腔静脉

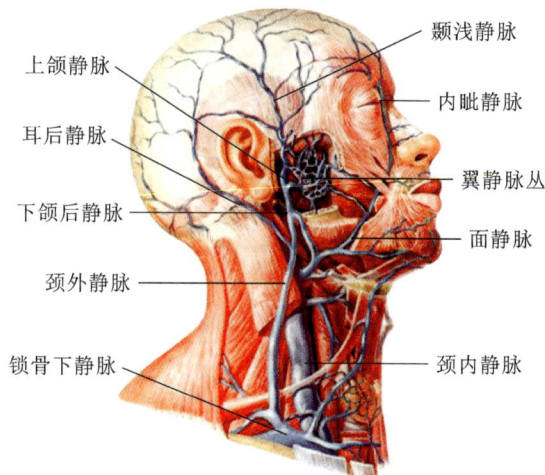

图9-38 头颈部的静脉

①颈内静脉:在颈静脉孔处连接颅内乙状窦,下行至颈根部与锁骨下静脉汇合成头臂静脉。颈内静脉的属支有颅内支和颅外支两种,颅内支收集脑膜、脑、视器等处的静脉血,颅外支主要收集面部、颈部等处的静脉血。其主要属支为面静脉。

面静脉起自内眦静脉,在面动脉的后方下行,收集面前部组织的静脉血。面静脉无静脉瓣,可通过眼上静脉和眼下静脉与颅内的海绵窦交通,还可通过面深静脉、翼静脉丛与海绵窦交通。因此,面部发生化脓性感染时,若处理不当(如挤压等),可导致颅内感染。临床上将鼻根至两侧口角的三角区称为"危险三角"。

②颈外静脉:颈部最大的浅静脉,在下颌角平面起于腮腺下方,沿胸锁乳突肌浅面下行,注入锁骨下静脉。颈外静脉主要收集枕部和颈浅部的静脉血。

③锁骨下静脉:在第1肋的外侧缘续于腋静脉,伴锁骨下动脉走行,与颈内静脉在胸锁关节的后方汇合成头臂静脉。

(2)上肢的静脉:上肢的深静脉与同名动脉相伴行,且多为两条。上肢浅、深静脉的全部血液最后汇合至腋静脉。腋静脉在第1肋外侧缘续为锁骨下静脉。

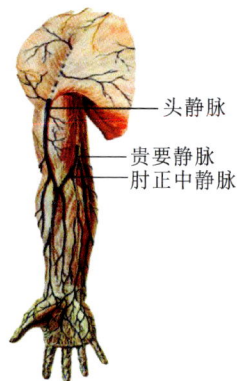

图9-39 上肢浅静脉

上肢的浅静脉主要包括头静脉、贵要静脉和肘正中静脉及其属支(图9-39)。临床上常用手背静脉网、前臂和肘部前面的浅静脉采血、输液和注射药物。

①头静脉:起自手背静脉网的桡侧,沿前臂的桡侧和臂部肱二头肌外侧沟上行至锁骨下窝穿深筋膜注入腋静脉。

②贵要静脉:起自手背静脉网的尺侧,沿前臂的尺侧和臂的内侧上行至臂中部穿深筋膜注入肱静脉。

③肘正中静脉:变异较多,通常在肘窝处连接头静脉和贵要静脉,是浅静脉采血和注射的常用部位。

(3)胸部的静脉:主要有头臂静脉、上腔静脉、奇静脉及其属支。

①头臂静脉:由颈内静脉和锁骨下静脉在胸锁关节后方汇合而成。

②上腔静脉:由左、右头臂静脉在右侧第1胸肋结合处后方汇合而成。上腔静脉沿升主动脉右

侧下行至右侧第 2 胸肋关节后方穿纤维心包,注入右心房。

③奇静脉:位于胸后壁的小静脉,沿脊柱胸段的右前方上行至第 4 胸椎体平面绕过右肺根上方注入上腔静脉。奇静脉收集右肋间后静脉、食管和主支气管静脉,以及半奇静脉、副半奇静脉等内的静脉血。奇静脉上连上腔静脉,下借右腰升静脉连于下腔静脉,是沟通上腔静脉系和下腔静脉系的重要通道之一。当上腔静脉或下腔静脉阻塞时,该通道可成为重要的侧支循环途径。

④椎管内、外有丰富的静脉丛,按部位可分为椎外静脉丛和椎内静脉丛,它们是沟通上、下腔静脉系和颅内、外静脉的重要通道。

**2. 下腔静脉系** 下腔静脉系由下腔静脉及其各级属支构成,收集下半身的静脉血。下腔静脉是全身最大的静脉干,在第 5 腰椎的右前方由左、右髂总静脉汇合而成,沿腹主动脉右侧上行,穿膈肌的腔静脉孔进入胸腔,上行穿纤维心包注入右心房。

(1)下肢的静脉:下肢的静脉瓣比上肢的静脉瓣多,浅静脉与深静脉之间的交通也较丰富。

①下肢的深静脉与同名动脉伴行,均为两条,收集伴行动脉分布区的静脉血。股静脉位于股动脉内侧,临床上常用于静脉穿刺。

②下肢的浅静脉主要有大隐静脉和小隐静脉。大隐静脉在足背的内侧缘起自足背静脉网,经内踝前方,沿小腿与大腿的内侧面上行,在腹股沟韧带的下方穿阔筋膜的隐静脉裂孔注入股静脉(图 9-40)。大隐静脉在内踝前方的位置表浅而恒定,临床上常在内踝前上方进行大隐静脉切开或输液。小隐静脉在足背的外侧缘起自足背静脉网,经外踝后方,沿小腿后面中线上行,到腘窝处注入腘静脉(图 9-41)。

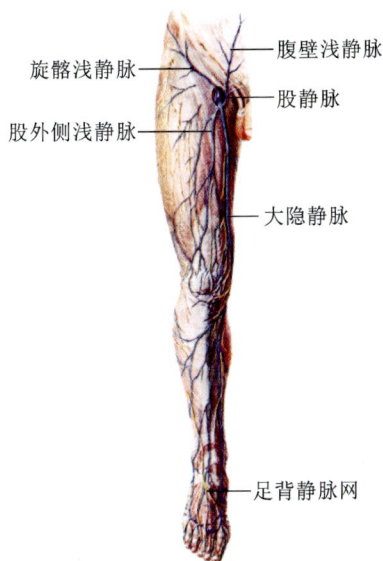

图 9-40 大隐静脉    图 9-41 小隐静脉

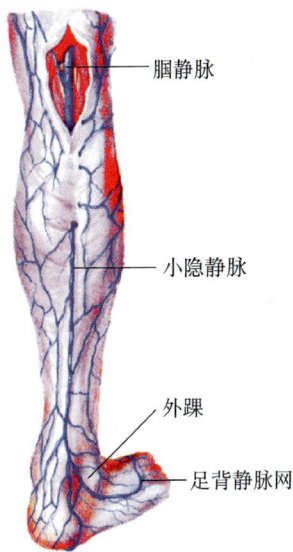

(2)腹盆部的静脉:腹盆部的静脉主要有髂外静脉、髂内静脉、髂总静脉、下腔静脉和肝门静脉及其属支。

①髂外静脉:股静脉的直接延续。两侧髂外静脉均分别上行至骶髂关节前方与同侧髂内静脉汇合成左、右髂总静脉。髂外静脉接收腹壁下静脉和旋髂深静脉的血液。

②髂内静脉:沿髂内动脉后内侧上行,与髂外静脉汇合成髂总静脉。髂内静脉的属支与同名动脉伴行。盆内器官的静脉在器官壁内或表面形成丰富的静脉丛,男性有膀胱静脉丛和直肠静脉丛,女性除这些静脉丛外还有子宫静脉丛和阴道静脉丛。这些静脉丛在盆腔器官扩张或受压迫时有助于血液回流。

③髂总静脉:由髂外静脉和髂内静脉汇合而成。两侧髂总静脉伴髂总动脉上行至第 5 腰椎右侧汇合成下腔静脉。髂总静脉接收髂内静脉和髂外静脉的血液,左髂总静脉还接收骶正中静脉的

血液。

④下腔静脉：由左、右髂总静脉在第5腰椎右前方汇合而成,沿腹主动脉右侧和脊柱右前方上行,经肝的腔静脉沟穿膈肌的腔静脉孔进入胸腔,再穿纤维心包注入右心房。下腔静脉的属支分壁支和脏支两种,多数与同名动脉伴行。壁支有4对腰动脉;脏支主要有肾静脉、睾丸(卵巢)静脉、肝静脉、肝门静脉系。肝静脉有2～3条,由肝内的小叶下静脉逐步汇合而成,在肝的后缘腔静脉沟处注入下腔静脉。

肝门静脉系由肝门静脉及其属支组成,收集腹腔内除肝以外不成对器官的静脉血,如食管腹段、胃、小肠、大肠(除外直肠下部)、胰、胆囊和脾等的静脉血。肝门静脉系起始端和末端分别与毛细血管相连,无瓣膜。

肝门静脉是一条短粗的静脉干,多由肠系膜上静脉和脾静脉在胰颈后面汇合而成,经胰颈和下腔静脉之间上行进入肝十二指肠韧带,在肝固有动脉和胆总管的后方上行至肝门,分为两支,分别进入肝左叶和肝右叶。肝门静脉在肝内反复分支,最终注入肝血窦。肝血窦含有来自肝门静脉和肝固有动脉的血液,经肝静脉注入下腔静脉。

肝门静脉的属支包括肠系膜上静脉、脾静脉、肠系膜下静脉、胃左静脉、胃右静脉、胆囊静脉和附脐静脉等。脾静脉与肠系膜上静脉汇合成肝门静脉(图9-42)。a.肠系膜上静脉与同名动脉伴行,主要收集同名动脉分布区的静脉血。b.脾静脉与同名动脉伴行,除收集同名动脉分布区的静脉血外,还收集肠系膜下静脉的静脉血。c.肠系膜下静脉与同名动脉伴行,收集同名动脉分布区的静脉血,注入脾静脉。d.胃左静脉与同名动脉伴行,收集同名动脉分布区的静脉血,注入肝门静脉。e.胃右静脉接受幽门前方的幽门前静脉,幽门前静脉经幽门于十二指肠交界处前面上行,是手术时区别幽门和十二指肠上部的标志。f.胆囊静脉注入肝门静脉主干或肝门静脉右支。g.附脐静脉无伴行动脉,分左、右两支,起于脐周静脉网,沿肝圆韧带走行,注入肝门静脉。

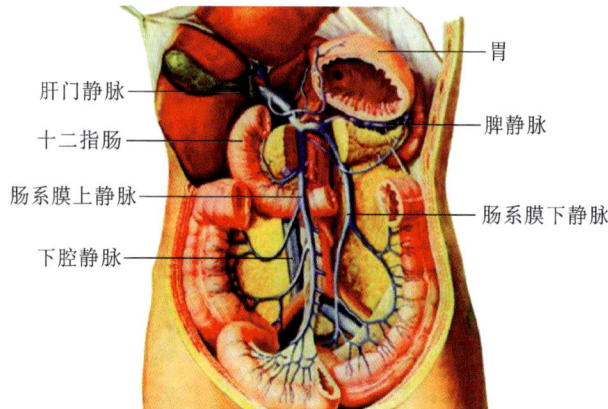

图 9-42　肝门静脉及属支

肝门静脉系与上、下腔静脉系之间的吻合主要有三处:经食管静脉丛与上腔静脉系吻合;经直肠静脉丛与下腔静脉系吻合;经脐周静脉网分别与上、下腔静脉系吻合(图9-43)。

在正常情况下,肝门静脉系与上、下腔静脉系之间的吻合支较细小,血流量也较小,均按正常方向分别回流入各自所属的静脉系。当肝门静脉血液循环障碍(如肝硬化致门脉高压)时,肝门静脉的血液可通过吻合支,经上、下腔静脉系回流入心。吻合部位静脉增粗、充血,引起食管静脉丛、直肠静脉丛和脐周围静脉网的静脉曲张。食管、直肠等处曲张的静脉破裂时,则会出现呕血或便血。当肝门静脉系的侧支循环失代偿时,可引起静脉血收集范围的器官淤血,出现脾大和腹水(腹腔积液)等症状。

体循环静脉的主要属支,可归纳如图9-44所示。

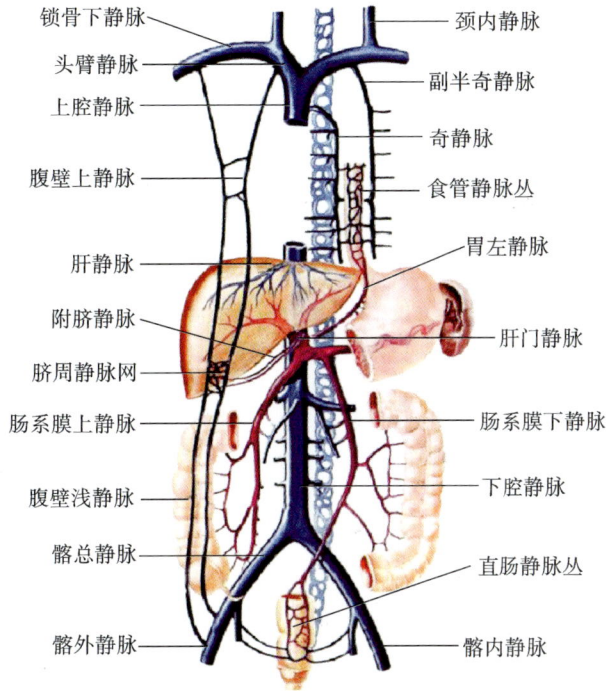

图 9-43 肝门静脉系与上、下腔静脉系之间的吻合

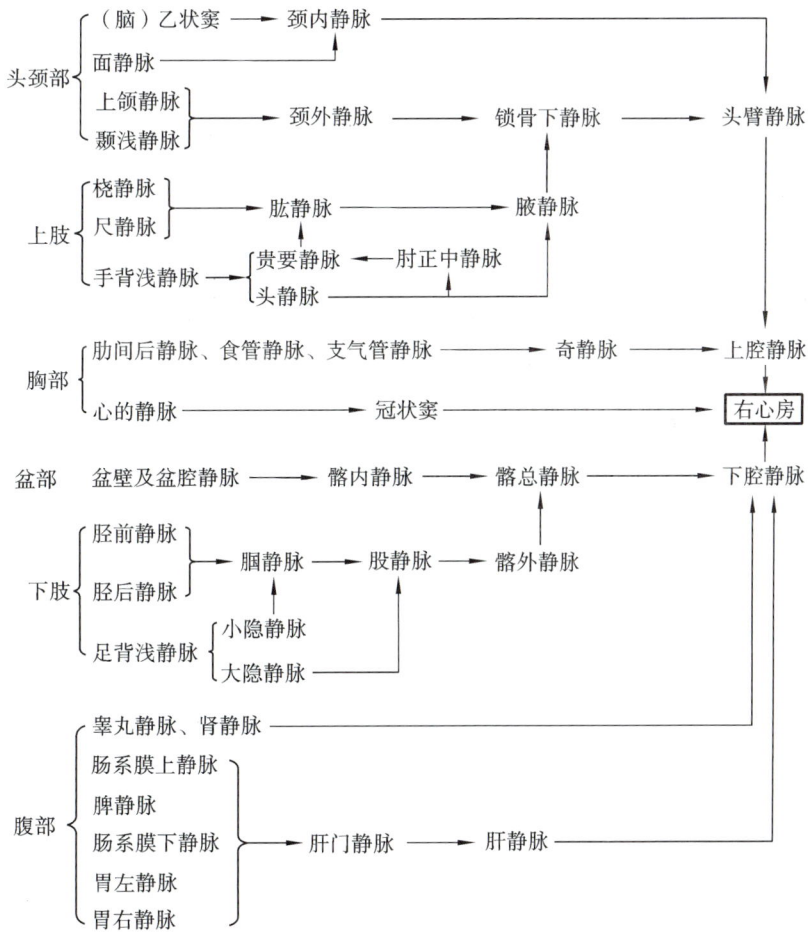

图 9-44 体循环静脉的主要属支

# 第三节　淋巴系统

淋巴系统由淋巴管道、淋巴组织和淋巴器官组成(图9-45)。淋巴管道和淋巴结的淋巴窦内含有淋巴液,简称为淋巴。自小肠绒毛中的中央乳糜池至胸导管的淋巴管道中的淋巴因含乳糜微粒而呈白色,其他部位的淋巴管道中的淋巴无色透明。淋巴沿淋巴管道和淋巴结的淋巴窦向心流动,最后汇入静脉。因此,淋巴系统是心血管系统的辅助系统,其功能是协助静脉引流组织液。同时,淋巴器官和淋巴组织具有产生淋巴细胞、过滤淋巴和进行免疫应答的功能。

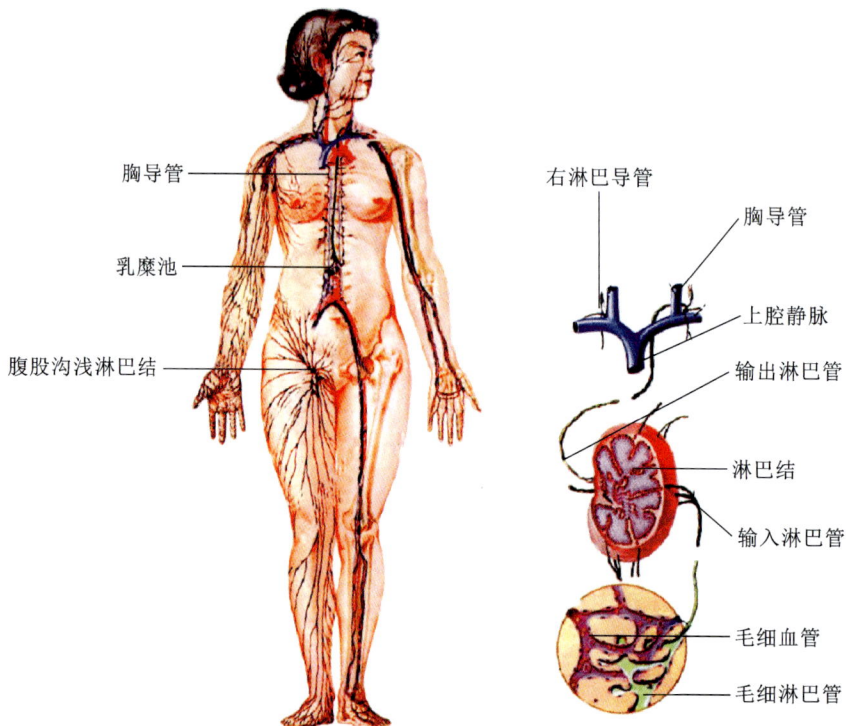

图 9-45　淋巴系统模式图

## 一、淋巴管道

淋巴管道包括毛细淋巴管、淋巴管、淋巴干和淋巴导管。

### (一)毛细淋巴管

毛细淋巴管以膨大的盲端起始于组织间隙,吻合成网,管壁由单层扁平细胞构成,基膜不完整。内皮细胞间隙较大。毛细淋巴管的通透性较大,蛋白质、细胞碎片、脂类、异物、细菌和肿瘤细胞等容易进入毛细淋巴管。肿瘤细胞经淋巴道转移是肿瘤转移的常见途径。毛细淋巴管分布较广,除脑、脊髓、胎盘以及上皮、角膜、晶状体、软骨等无血管的结构外,几乎遍布全身。

### (二)淋巴管

淋巴管由毛细淋巴管汇合而成,结构类似静脉,有较多向心开放的瓣膜,可防止淋巴逆流。淋巴管的行程中,一般都串联有一个或多个淋巴结,淋巴结有过滤淋巴的作用。

淋巴管分为浅淋巴管和深淋巴管。浅淋巴管走行于皮下,与浅静脉伴行;深淋巴管与深部的血管、神经伴行。浅、深淋巴管之间存在丰富的交通。

### （三）淋巴干

全身淋巴管经过一系列淋巴结逐渐汇合成较大的淋巴干。全身共有九条淋巴干：左、右颈干，左、右锁骨下干，左、右支气管纵隔干，左、右腰干和肠干（图 9-46）。

### （四）淋巴导管

全身的淋巴干最后汇合成胸导管和右淋巴导管两条大的淋巴导管，分别注入左、右静脉角。

**1. 胸导管** 胸导管是全身最大的淋巴管道，长 30～40 cm，通常在第 1 腰椎前方由肠干和左、右腰干汇合而成。其起始部膨大，称乳糜池。胸导管经膈肌的主动脉裂孔上行进入胸腔，到左颈根部，接纳左颈干、左锁骨下干和左支气管纵隔干，收集下半身及左侧上半身的淋巴，注入左静脉角。

**2. 右淋巴导管** 右淋巴导管长约 1.5 cm，由右颈干、右锁骨下干和右支气管纵隔干汇合而成，收集右侧上半身的淋巴，注入右静脉角。

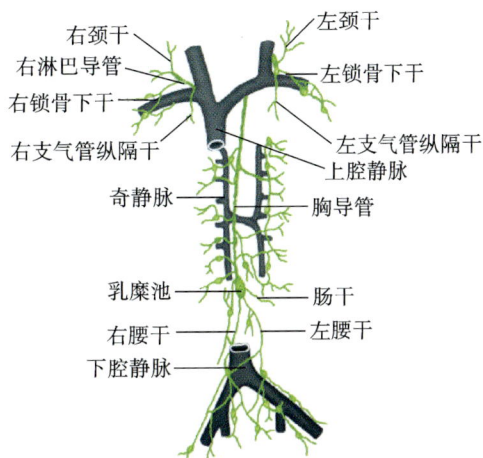

图 9-46　淋巴干和淋巴导管

## 二、淋巴组织

淋巴组织分为弥散淋巴组织和淋巴小结两类。除淋巴器官外，消化、呼吸、泌尿和生殖管道以及皮肤等处都含有丰富的淋巴组织，起着防御屏障的作用。

**1. 弥散淋巴组织** 弥散淋巴组织主要位于消化道和呼吸道的黏膜固有层。

**2. 淋巴小结** 淋巴小结包括小肠黏膜固有层内的孤立淋巴滤泡和集合淋巴滤泡以及阑尾壁内的淋巴小结等。

## 三、淋巴器官

淋巴器官包括淋巴结、脾、胸腺和扁桃体。

### （一）淋巴结

**1. 淋巴结的形态** 淋巴结一般为灰红色的圆形或椭圆形小体，大小不等，是淋巴管向心行程中必经的器官。淋巴结一侧较凸，有输入淋巴管进入；另一侧微凹，称淋巴结门，有血管、神经和输出淋巴管通过。

**2. 淋巴结的组织结构** 淋巴结表面覆盖有结缔组织构成的被膜，被膜向实质内伸出许多条索状的小梁。淋巴结实质可分为皮质、髓质和淋巴窦 3 个部分。

（1）皮质：位于表层，呈圆形或椭圆形，称淋巴小结，主要由 B 淋巴细胞构成。该细胞受抗原刺激时分化成浆细胞。淋巴小结中心区有分裂分化形成 B 淋巴细胞的能力，称生发中心；深层为弥散的淋巴组织，由 T 淋巴细胞构成，称副（深）皮质区。

（2）髓质：淋巴组织呈条索状并交织成网，又称髓索，主要含 B 淋巴细胞、浆细胞和巨噬细胞等。

（3）淋巴窦：淋巴结内淋巴流经的通路，分为皮质淋巴窦和髓质淋巴窦（髓窦），分别位于皮质和髓质内，窦内含有巨噬细胞等。淋巴经输入淋巴管进入淋巴窦时流速缓慢，有利于巨噬细胞对异物的清除，同时淋巴细胞也可进入淋巴窦并经输出淋巴管离开淋巴结。

**3. 淋巴结的功能**

（1）过滤淋巴：当淋巴流经淋巴结时，淋巴窦内的巨噬细胞可将其中的异物、病原菌吞噬清除，对机体有重要的防御和保护作用。当某器官或部位发生病变时，细菌、毒素、寄生虫或肿瘤细胞可沿淋巴管进入相应的局部淋巴结，局部淋巴结可对这些异物进行阻截和清除，从而阻止病变扩散。此时，这些局部淋巴结会发生细胞增殖等病理变化，致淋巴结肿大。如果局部淋巴结不能阻止病变的扩散,病变可沿淋巴管道继续蔓延。因此,局部淋巴结肿大可反映其引流范围存在病变。了解淋巴结的位置、淋巴引流范围和途径,对于病变的诊断和治疗具有重要意义。

(2)产生淋巴细胞:淋巴结内的淋巴细胞,可以增殖产生新的淋巴细胞。

(3)参与免疫:淋巴结是产生抗体和 T 淋巴细胞的重要免疫器官。

**4. 淋巴结群** 人体内淋巴结一般沿血管成群分布于较隐蔽的部位,并接受一定器官或部位的淋巴(图 9-47 至图 9-51)。

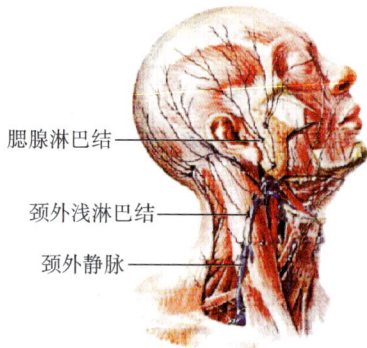

图 9-47 头颈部浅淋巴结

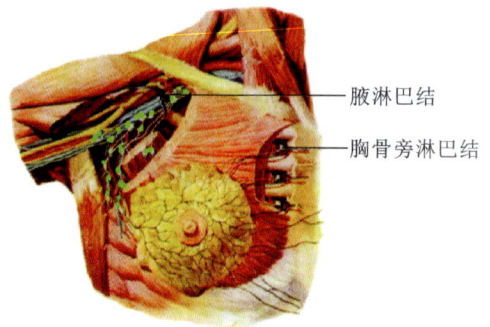

图 9-48 腋窝淋巴结

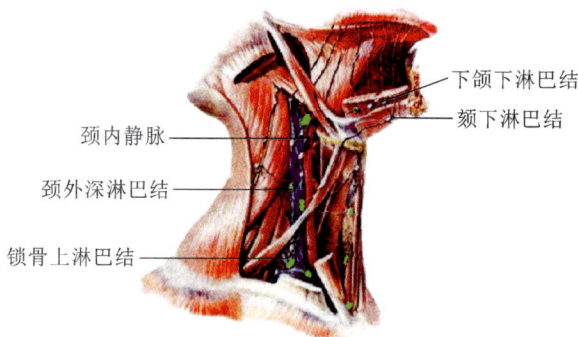

图 9-49 头颈部深淋巴结

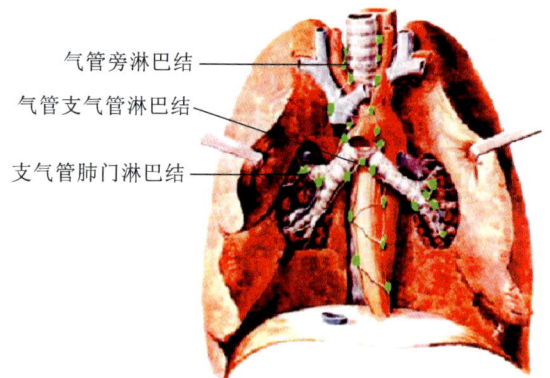

图 9-50 气管、支气管及肺门淋巴结

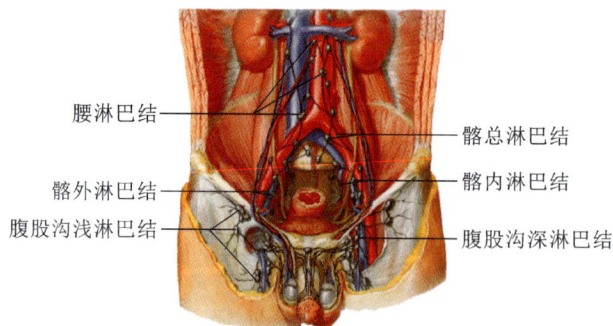

图 9-51 腹、盆部的淋巴结

## (二)脾

脾是人体最大的淋巴器官,位于左季肋区、第 9～11 肋的深面,其长轴与第 10 肋一致,正常情况下左肋弓下不能触及脾。脾表面光滑,呈暗红色,质软而脆,左季肋区受暴力打击易致脾破裂。

脾可分为脏、膈两面和上、下两缘(图 9-52)。脏面凹陷,近中央处有脾门,是血管、神经等进出脾的部位;膈面平滑隆凸,与膈相邻。上缘前部有 2～3 个脾切迹,是临床上触诊的重要标志。

脾的功能主要有储血、造血、清除衰老红细胞和进行免疫应答等。

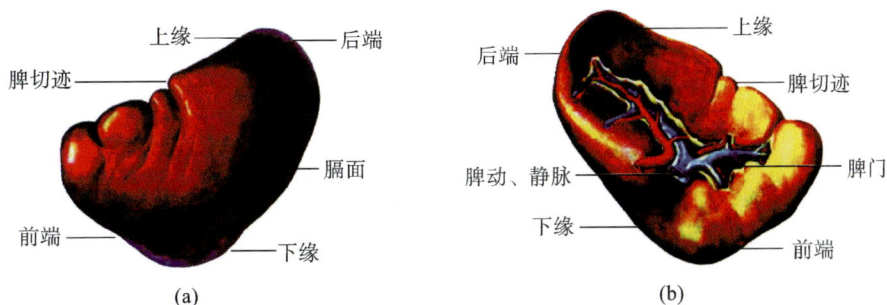

图 9-52 脾的形态

### (三) 胸腺

胸腺位于胸骨柄后方,上纵隔的前部,呈上窄下宽、不对称的左、右两叶。胸腺有明显的年龄变化,新生儿和幼儿的胸腺相对较大,性成熟后最大,以后逐渐萎缩,被结缔组织替代。

胸腺的功能主要是培育、选择和向周围淋巴器官(淋巴结、脾和扁桃体)和淋巴组织(淋巴小结)输送 T 淋巴细胞。胸腺还有内分泌功能,能分泌胸腺素。

### 本章小结

脉管系统是分布于全身各部的连续封闭管道,包括心血管系统和淋巴系统。心血管系统内循环流动的是血液,它由心、动脉、毛细血管和静脉组成;淋巴系统内流动的是淋巴,它由淋巴管道、淋巴器官和淋巴组织组成。淋巴沿着一系列的淋巴管道向心流动,最终汇入静脉,因此,淋巴系统也可认为是静脉系统的辅助部分。

知识拓展 9-1

脉管系统的主要功能是将消化系统内吸收的营养物质和肺吸入的氧运送到全身各器官、组织和细胞;同时又将组织和细胞的代谢产物如二氧化碳、尿素等输送到肺、肾、皮肤等器官排出体外,保证机体新陈代谢的正常进行。脉管系统还承担了维持体内的酸碱平衡、调节体温和输送内分泌器官或细胞分泌的激素及生物活性物质的功能;此外,脉管系统本身还具有重要的内分泌功能,如心肌细胞可产生心钠素、血管紧张素等,心的神经和血管内皮细胞都能产生和分泌一些激素和生物活性物质,它们共同参与机体的功能调节。

淋巴系统内的淋巴结等淋巴器官和组织能产生淋巴细胞和抗体,它们参与机体的免疫功能,构成机体重要的免疫防御体系。

### 思考题

口服核黄素后,可使尿液呈橙黄色,请用箭头串接的方式,描述药物自口服至经尿道排出需要经过的器官结构。

思考题答案　　练习题及答案

(王彩罡)

# 感觉器

本章 PPT

**【知识目标】**

掌握眼球壁的层次、各层的分部及形态结构特点；眼球内容物的名称和作用；房水的循环途径；咽鼓管的形态、功能及小儿咽鼓管的特点和临床意义；内耳的感受器。

熟悉泪器的组成和鼻泪管的开口部位；眼外肌的名称和作用；鼓膜的位置、形态和分部；中耳的组成及鼓室各壁的名称。

了解皮肤的层次及结构。

**【能力目标】**

能结合标本或模型正确讲解感觉器的结构组成及各部分的形态结构特点，学会运用所学分析眼、耳部疾病的临床表现，在日常生活中树立保护感觉器的意识。

**【思政目标】**

强调对感觉器的保护：通过学习感觉器的结构和功能，认识到其的重要性，从而增强对感觉器的保护意识。

培养科学精神和理性思维：通过学习感觉器的生理过程和与神经系统的联系，培养科学精神和理性思维，引导个体正确地理解和解释感觉信息。

## 导言

感觉器由感受器和附属器组成，包括视器、前庭蜗器、皮肤等。

感受器是机体感受内外环境各种刺激的结构，是认识世界的物质基础。感受器的主要功能是把感受到的刺激转化为神经冲动，经感觉神经传至中枢神经系统，产生相应的感觉。根据其发育和分化程度，通常把感受器分为一般感受器和特殊感受器。①一般感受器结构简单，主要配布于皮肤、脏器、血管、肌腱及关节等处。②特殊感受器结构复杂，有专门的感受细胞，还有附属器。

本章主要介绍视器、前庭蜗器和皮肤等。

## 案例引导

小李是一名 15 岁的学生，最近他发现自己的听力有些问题。他在上课时常常无法清楚听到老师的讲话，经常需要请同学复述才能听清楚。他也注意到自己的平衡感不太好，经常会摔倒。小李非常困惑，于是他去寻求医生的帮助。

请你作为医生,回答并解释以下问题:

1. 小李可能出现了哪些感觉器的问题?

2. 请描述引起这些感觉器问题的可能原因,尤其是与感觉器结构和功能有关的因素。

案例分析

# 第一节 视 器

视器又称眼,由眼球和眼副器两部分组成。视器的主要功能是感受光线的刺激,产生神经冲动,经视觉传导通路传导至大脑皮质视觉中枢,产生视觉。

## 一、眼球

眼球位于眼眶内,近似球形,前部稍凸,后部略扁,借视神经相连于间脑。眼球由眼球壁和眼球内容物组成(图 10-1)。

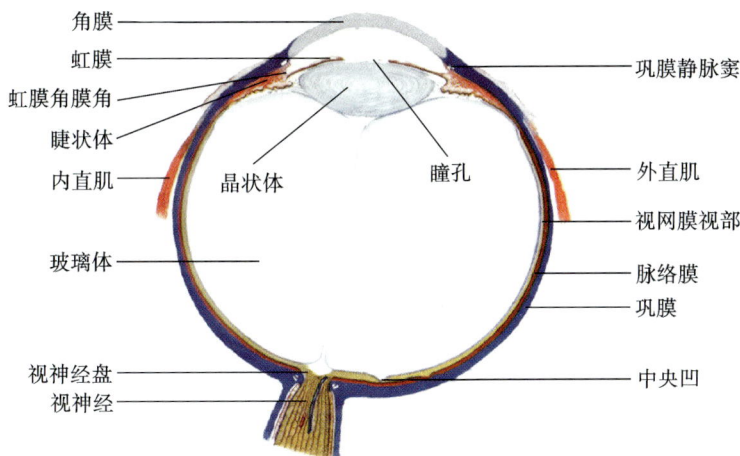

图 10-1 右侧眼球水平切面模式图

**(一)眼球壁**

眼球壁从外向内依次分为外膜、中膜和内膜。

**1. 外膜** 外膜又称纤维膜,厚而坚韧,由致密的纤维结缔组织构成,具有保护眼球内容物和维持眼球外形的作用。纤维膜由前向后分为角膜和巩膜2个部分。

(1)角膜:位于眼球的正前方,占外膜的前 1/6,略向前凸,无色透明,具有屈光作用。角膜无血管和淋巴管,但有丰富的感觉神经末梢,故感觉非常敏锐。角膜周缘血管和房水为角膜提供营养。角膜炎时会产生剧烈的疼痛感。角膜的再生能力强,角膜外伤时可引起白斑,影响视力。

(2)巩膜:占外膜的后 5/6,呈乳白色,质地坚韧,不透明,内有少量血管和神经,具有支持和保护眼球的作用。在巩膜与角膜交界处的深部,有一环形小管,称巩膜静脉窦,为房水循环的途径。

**2. 中膜** 中膜因含丰富的血管和色素细胞又称为血管膜。中膜呈棕黑色,有营养眼球壁和遮光作用。中膜由前到后分为虹膜、睫状体和脉络膜3个部分。

(1)虹膜:中膜的最前部,位于角膜后方,冠状位,呈圆盘状,中央有一圆孔称为瞳孔,为光线进入眼球的通路。虹膜内含有两种不同排列方向的平滑肌:一种环绕瞳孔周围,呈环形排列,称为瞳

147

孔括约肌,其收缩时可使瞳孔缩小,受副交感神经支配;另一种自瞳孔向周围呈放射状排列,称为瞳孔开大肌,其收缩时可使瞳孔开大,由交感神经支配。瞳孔的开大或缩小可调节进入眼球内的光线量。虹膜周缘与角膜交界处所形成的环状间隙称为虹膜角膜角,又称前房角,房水经此渗入巩膜静脉窦。

（2）睫状体:中膜最肥厚的部分,位于巩膜与角膜移行处的深面。睫状体的前部有许多向内突出的皱襞称睫状突,它发出睫状小带连于晶状体。睫状体内有平滑肌,称为睫状肌,该肌收缩与舒张,可使睫状小带松弛或紧张,从而调节晶状体的曲度。睫状体还具有产生房水的作用。

（3）脉络膜:占中膜的后 2/3,位于巩膜内面,并与巩膜疏松结合,但与内膜的外层紧密相贴。脉络膜内富含血管和色素,具有营养眼球内组织和吸收眼球内分散的光线的功能。

**3. 内膜** 内膜又称视网膜,衬于中膜的内面,由前向后分为视网膜虹膜部、睫状体部和视网膜脉络膜部。视网膜虹膜部和睫状体部的部分无感光作用,称视网膜盲部;视网膜脉络膜部具有感光功能,称为视网膜视部。在视网膜的后部偏鼻侧处,有一白色圆盘形隆起,称视神经盘或视神经乳头,此处由节细胞轴突集中而成,无感光细胞,不能感光,称为生理性盲点。在视神经盘颞侧约 3.5 mm 处有一黄色小斑,称为黄斑,其中央凹陷处称中央凹,是感光和辨色最敏锐的部位(图 10-2)。

视网膜视部分为两层,外层为色素上皮层,内层为神经层(图 10-3)。

（1）色素上皮层:由色素细胞组成的单层立方上皮构成,基底面紧靠脉络膜。细胞内含有丰富的黑色素颗粒,能吸收光线,使感光细胞免受强光刺激。

知识拓展 10-1

（2）神经层:由三层神经元组成,由外向内分别为视细胞层、双极细胞层和节细胞层,三层细胞之间有突触。视细胞层又包括视锥细胞和视杆细胞,视锥细胞分布于视网膜中央,具有感受强光和辨色的能力,主要在白昼发挥作用。视杆细胞分布于视网膜的周边,能感受弱光,无辨色能力,主要在夜间发挥作用。双极细胞层的神经元有联系视细胞层和节细胞层的作用。节细胞属多极神经元,其轴突向视神经盘处汇集,形成视神经。

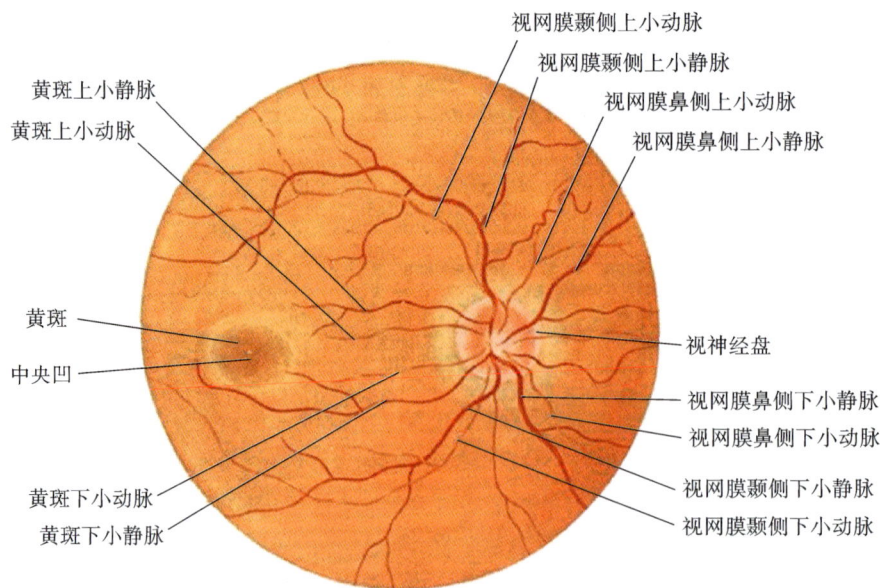

图 10-2 右侧眼底

**（二）眼球内容物**

眼球内容物包括房水、晶状体和玻璃体 3 个部分。这些结构与角膜一样均无色透明、无血管分布、具有屈光作用,共同称为眼的屈光系统。

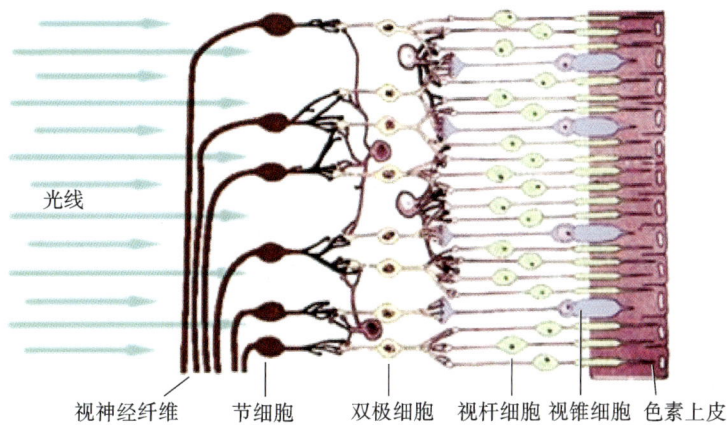

视神经纤维 节细胞 双极细胞 视杆细胞 视锥细胞 色素上皮

图 10-3 视网膜神经元(神经细胞)示意图

**1. 房水** 房水是充满眼房内的无色透明的液体。眼房是指位于角膜后方和晶状体前方之间的不规则形腔隙,被虹膜分为前方较大的前房和后方较小的后房,彼此借瞳孔相通。眼球前房的边缘,虹膜与角膜相交处形成的夹角,称为虹膜角膜角,又称前房角。房水由睫状体产生,除了具有屈光作用外,还具有营养角膜、晶状体以及维持眼内压的作用。睫状体产生房水至眼后房,经瞳孔流入眼前房,再经虹膜角膜角渗入巩膜静脉窦,最后汇入眼静脉。若因虹膜与晶状体粘连或前房角狭窄等原因造成房水循环受阻,则可引起眼内压增高,导致视网膜受压,出现视力减退甚至失明现象,临床上称为青光眼。

知识拓展 10-2

**2. 晶状体** 晶状体位于虹膜与玻璃体之间,无色透明,不含神经和血管,呈双凸透镜状,具有弹性(图 10-4)。晶状体若因疾病或外伤而变混浊,临床上称为白内障。晶状体由晶状体纤维构成,外面包被透明而且有弹性的薄膜,称为晶状体囊,周缘借睫状小带连于睫状突。晶状体是眼球屈光系统的主要部分,晶状体的曲度可随睫状肌的舒缩而改变。当视近物时,睫状肌收缩、睫状小带松弛,牵拉晶状体周缘的力量减弱,晶状体因本身弹性回缩而变凸,屈光能力增强,使物像聚焦于视网膜上。当视远物时,与此相反,晶状体受拉变薄,屈光能力减弱。随着年龄增长,晶状体弹性减弱,调节功能减退,视远物时较清晰,而视近物时晶状体屈光度不能相应增大,导致视物不清,俗称老花眼。

知识拓展 10-3

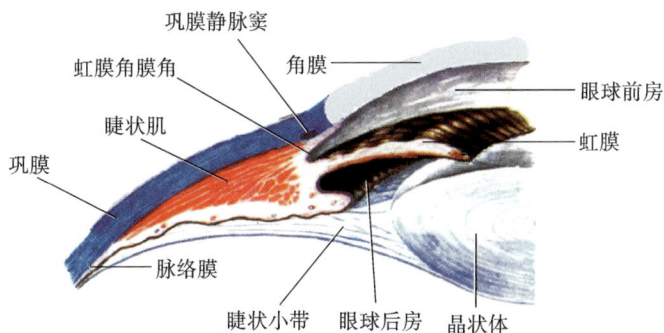

巩膜静脉窦
虹膜角膜角 角膜
睫状肌 眼球前房
巩膜 虹膜
脉络膜
睫状小带 眼球后房 晶状体

图 10-4 眼球前面的切面结构

**3. 玻璃体** 玻璃体充满晶状体与视网膜之间,为无色透明的胶状物,约占眼球内容积的 4/5,表面覆盖着玻璃体膜。玻璃体除有屈光作用外,尚有保持视网膜的位置、支持视网膜、维持眼球形态的作用。如果玻璃体因炎症或者外伤而不透明时,临床上称为玻璃体混浊;若眼前可见晃动的黑点,临床上则称为飞蚊症。

## 二、眼副器

眼副器包括眼睑、结膜、泪器和眼球外肌等,起保护、运动和支持眼球的作用(图 10-5)。

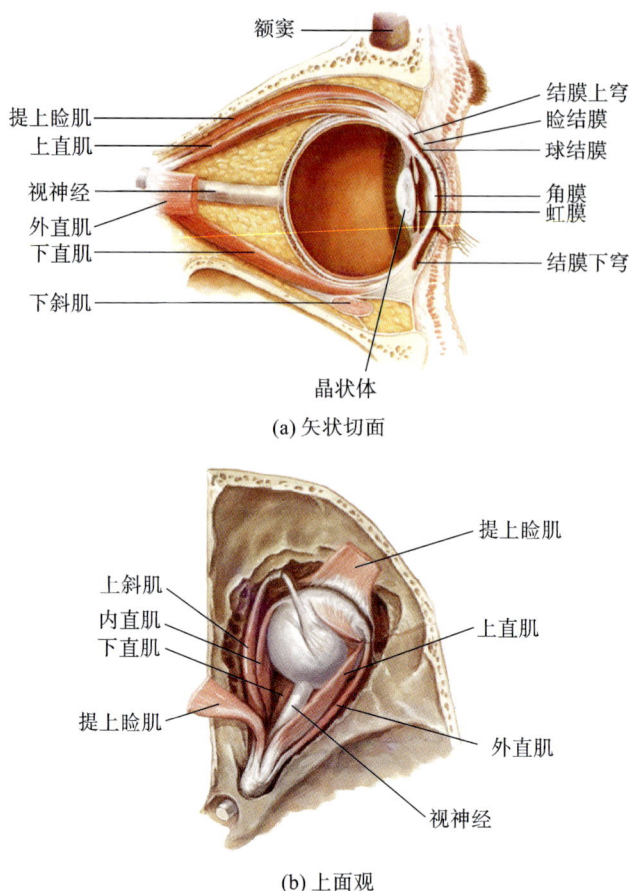

(a) 矢状切面

(b) 上面观

图 10-5　眼副器

### (一) 眼睑

眼睑俗称眼皮,位于眼球前方,具有保护眼球的作用,可避免异物、强光、烟尘对眼的伤害。眼睑可分上睑和下睑两部分,眼睑的游离缘称为睑缘。睑缘生有睫毛,睫毛的根部有睫毛腺,此腺的急性炎症称睑腺炎(又称麦粒肿)。上、下睑缘之间的裂隙,称为睑裂;睑裂的外侧端较锐,称为外眦;内侧端钝圆,称为内眦。近内眦的上、下睑缘各有一小孔,称为泪点,泪点是泪小管的入口。

眼睑由浅入深由皮肤、皮下组织、肌层、睑板和睑结膜组成。

眼睑的皮肤薄而柔软,皮下组织疏松无脂肪,低蛋白血症或局部炎症时易出现水肿。眼睑的肌层主要由眼轮匝肌、提上睑肌和平滑肌构成,能使睑裂开大或缩小。睑板由致密结缔组织构成,为半月形,其内有与睑缘垂直排列的睑板腺,开口于睑缘。睑板腺分泌物排泄受阻,形成睑板腺囊肿(霰粒肿)。睑板腺分泌脂性液体,有润滑睑缘和阻止泪液外溢的作用。睑结膜贴附在睑板内面,为一层很薄的黏膜。

知识拓展 10-4

### (二) 结膜

结膜是一层薄而透明的黏膜,富含血管,覆盖在眼睑内表面和巩膜的表面。覆盖于巩膜外面、止于角膜缘的结膜部分为球结膜,球结膜透明,故巩膜出血或胆汁黄染易被发现;位于上、下睑内面的结膜部分,称为睑结膜,可透见其深面的毛细血管;上、下睑结膜与球结膜转折移行部,称为结膜穹,结膜穹分为结膜上穹和结膜下穹。关闭睑裂时,全部结膜围成一囊状腔隙,称为结膜囊。结膜炎和沙眼是临床常见结膜疾病。

### (三) 泪器

泪器包括泪腺和泪道两部分(图 10-6)。

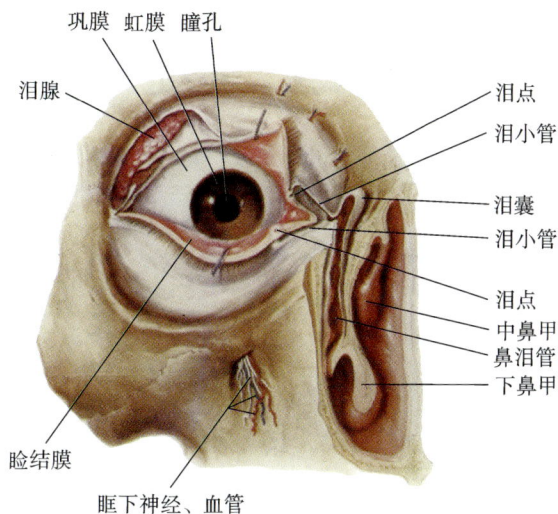

**图 10-6 右眼泪器**

**1. 泪腺** 泪腺位于眶上壁的泪腺窝内,以 10～20 条排泄小管开口于结膜上穹的外侧部。泪腺分泌泪液,泪液有湿润和清洁角膜、冲洗异物的作用,另外,泪液尚含有溶菌酶,具有杀菌的作用。

**2. 泪道** 泪道包括泪点、泪小管、泪囊和鼻泪管。

(1) 泪点:上、下睑缘的内侧端各有一小突起,其顶部的小孔即泪点,是泪道的起始部。

(2) 泪小管:起于泪点,上、下各一,先分别向上、下垂直走行,然后水平向内侧汇合,开口于泪囊。

(3) 泪囊:位于眼眶内侧壁前部的泪囊窝内,为一膜性囊,上端为盲端,高于内眦;下端移行为鼻泪管。

知识拓展 10-5

(4) 鼻泪管:连通鼻腔和泪囊窝的膜性管道,上接泪囊,下端开口于下鼻道外侧壁的前部。

泪腺分泌泪液,泪液于瞬目时分布于眼球表面,经泪点、泪小管、泪囊及鼻泪管流入下鼻道。泪道堵塞可引起溢泪症。

### (四) 眼球外肌

眼球外肌分布于眼球周围,共 7 条,均为骨骼肌,包括 1 块运动眼睑的肌和 6 块运动眼球的肌。

运动眼睑的肌为提上睑肌,收缩时可上提上睑,重症肌无力患者可出现上睑下垂。运动眼球的肌分别为:上直肌,使眼球转向内上;下直肌,使眼球转向内下;内直肌,使眼球转向内侧;外直肌,使眼球转向外侧;上斜肌,使眼球转向外下方;下斜肌,使眼球转向外上方。正常情况下,运动眼球的 6 块眼球外肌相互协调,使眼球保持在正常眼位。当运动眼球的某块肌麻痹时,可出现斜视或复视现象。

## 三、眼的血管

### (一) 眼的动脉

眼的血液供应主要来自眼动脉。眼动脉由颈内动脉发出,与视神经一起经视神经管入眶,分支供应眼球、眼睑、泪腺及眼球外肌等。其中,眼动脉最主要的分支是视网膜中央动脉,视网膜中央动脉是营养视网膜内层的唯一动脉。它经视神经中央进入眼球,从视神经盘处穿出,随即分为四支,即视网膜鼻侧上、下小动脉和视网膜颞侧上、下小动脉,呈扇形营养视网膜的周边部(图 10-7)。临床上常用检眼镜观察眼动脉,这对某些疾病的诊断和预后的判断,有重要意义。

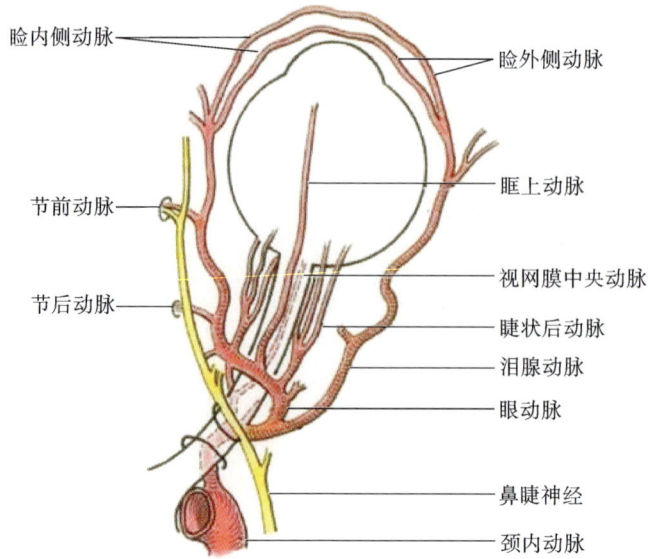

图 10-7　眼动脉

### (二) 眼的静脉

眼球的静脉主要有视网膜中央静脉,与同名动脉伴行,收集视网膜的静脉血,直接汇入海绵窦或眼上静脉。眼球外的静脉主要是眼上静脉和眼下静脉,收集眼球和眼副器的静脉血,向后经眶上裂入颅腔,主要注入海绵窦。眼部静脉无静脉瓣,眼上静脉和眼下静脉向前与内眦静脉相交通,向后注入海绵窦,故面部感染可经眼静脉侵入颅内,引起海绵窦炎症。

# 第二节　前庭蜗器

前庭蜗器又称耳,包括前庭器和听器 2 个部分。耳按部位分为外耳、中耳、内耳 3 个部分,外耳和中耳是收集和传导声波的结构,内耳是接受声波和位置刺激的感受器(图 10-8)。

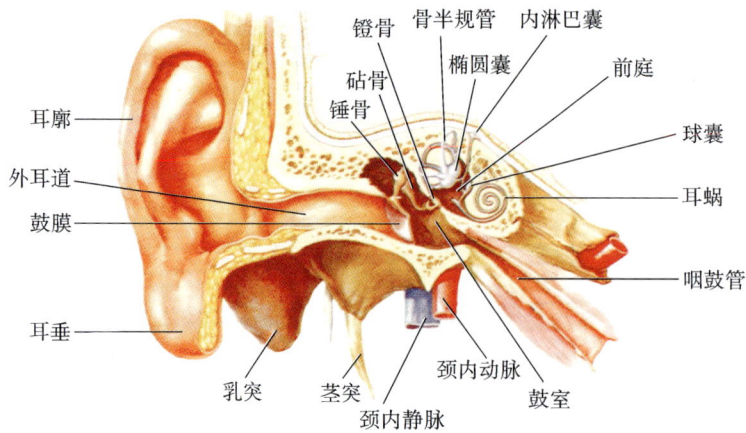

图 10-8　右侧前庭蜗模式图

## 一、外耳

外耳包括耳廓、外耳道和鼓膜 3 个部分。

### （一）耳廓

耳廓位于头的两侧。耳廓以弹性软骨为基础，外覆皮肤。耳廓下部无软骨的部分称耳垂，有丰富的毛细血管，是临床常用的采血部位。耳廓外面深凹的底部有外耳门，外耳门前方的突起，称为耳屏。

### （二）外耳道

外耳道是从外耳门至鼓膜的弯曲管道，略呈"S"形，由外向内，先向前上，继而稍向后，然后弯向前下。外耳道外侧 1/3 为软骨部，内侧 2/3 为骨性部。检查成人鼓膜时，由于软骨部可被牵动，故将耳廓向后上方牵拉，使外耳道成一直线。婴儿的外耳道骨性部和软骨部尚未发育完全，故外耳道短而直，鼓膜近乎水平，检查鼓膜时需将耳廓拉向后下方。外耳道皮肤薄，皮下组织少且与软骨膜及骨膜紧密结合，故外耳道发生疖肿时疼痛剧烈。外耳道的皮肤内有皮脂腺和耵聍腺，耵聍腺分泌黏稠液体，干后为耵聍，耵聍有保护外耳道的作用，若积存过多形成耵聍栓塞，可影响听力。

### （三）鼓膜

鼓膜是位于外耳道与鼓室之间的椭圆形半透明薄膜，鼓膜在活体呈银灰色，有光泽，似浅漏斗状，凹面向外侧，中心凹陷处称鼓膜脐，相当于锤骨柄的尖端处。由于鼓膜脐沿锤骨柄向上，可见鼓膜分别向前、向后形成两个皱襞。在两个皱襞之间，鼓膜上 1/4 的三角形区薄而松弛，称为松弛部，活体上呈淡红色；鼓膜的下 3/4 紧张，称紧张部，在紧张部前下方有一呈扇形的反光区，称为光锥（图 10-9）。

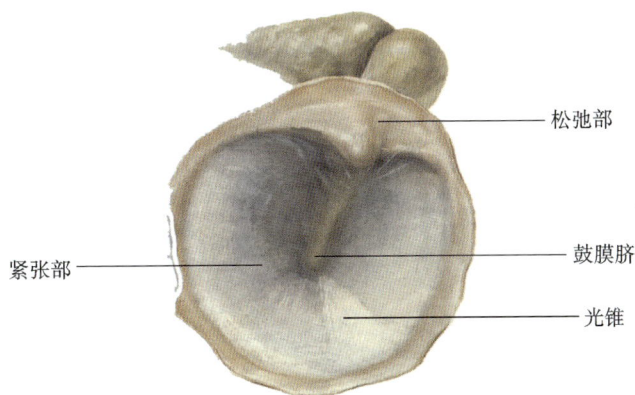

图 10-9　右侧鼓膜外面观

## 二、中耳

中耳包括鼓室、咽鼓管、乳突窦和乳突小房等部分。

### （一）鼓室

鼓室为颞骨岩部内含气的不规则腔隙，位于鼓膜和内耳之间，内有听小骨、血管及神经等。鼓室内均衬黏膜，与咽鼓管和乳突小房的黏膜相延续。鼓室有 6 个不规则的壁。

**1. 鼓室壁**

（1）上壁：又称鼓室盖，由颞骨岩部的鼓室盖构成，是由骨密质形成的一层薄的骨板，分隔鼓室与颅中窝。故中耳疾病可能经此侵入颅腔。

（2）下壁：又称颈静脉壁，仅为一薄层骨板，凸面向鼓室，将鼓室与颈静脉窝分隔。

（3）前壁：又称颈动脉壁，即颈动脉管的后壁。此壁甚薄，借骨板分隔鼓室与颈内动脉。其上部有咽鼓管的开口。

153

（4）后壁：又称乳突壁，上部有大而不规则的乳突窦入口，向后与乳突小房相通，故中耳炎可经此途径蔓延到乳突小房。

（5）内侧壁：又称迷路壁，是内耳前庭部的外侧壁。此壁后上方有一卵圆形小孔，称前庭窗，连于前庭，被镫骨底封闭；后下部有一圆形小孔，称蜗窗，被第二鼓膜封闭。

（6）外侧壁：大部分由鼓膜构成，故也称鼓膜壁，为位于鼓膜上方的骨性部。

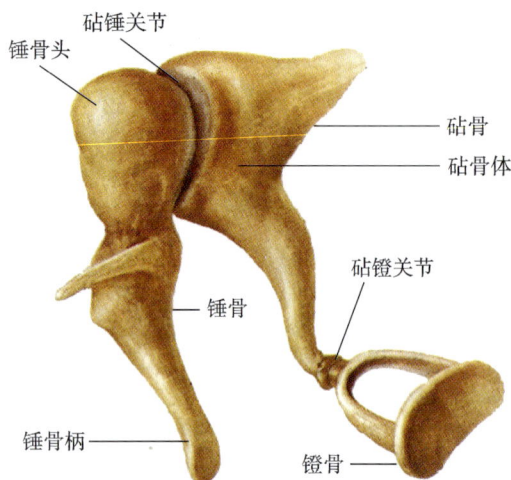

图 10-10　听小骨

**2. 听小骨**　听小骨位于鼓室内，每侧有 3 块，从外向内依次为锤骨、砧骨和镫骨，3 块骨依次以关节相连形成一听骨链，它们对声波有传导和调节作用（图 10-10）。

（1）锤骨：形如小锤，分锤骨头、锤骨柄、外侧突和前突。锤骨头上有砧骨关节面，与砧骨的锤骨关节面形成砧锤关节。头下方稍细处称颈，颈向下方延伸为锤骨柄，末端稍向前外方弯曲与鼓膜脐相接。在锤骨颈与柄之间发出前突和外侧突，使鼓膜形成锤前、后皱襞，是鼓膜松弛部和紧张部的分界标志。

（2）砧骨：形如砧，分砧骨体、砧骨长脚和砧骨短脚。砧骨体与锤骨头形成砧锤关节；砧骨长脚与镫骨头相连，构成砧镫关节；砧骨短脚以韧带连于鼓室后壁。

（3）镫骨：分为头、颈、前脚、后脚和底。镫骨头向外侧接砧骨长脚，构成砧镫关节。镫骨底借韧带与前庭窗相连，封闭前庭窗。

锤骨、砧骨和镫骨在鼓膜和前庭窗之间，借关节和韧带连结成听小骨链，听小骨链以锤骨前突和砧骨短脚为固定点和运动轴，锤骨柄与砧骨长脚几乎平行。当声波振动鼓膜时，听小骨链相继运动，将声波的振动转换成机械能，加强了镫骨底在前庭窗上的摆动，这大大地提高了声波的传递效率。当听小骨链的任何一个环节受到损害，都可以限制听小骨链的活动，使听觉减弱。

**（二）咽鼓管**

咽鼓管是连通鼓室与鼻咽部的管道，管壁衬有黏膜。近鼓室的 1/3 为骨部，近鼻咽的 2/3 为软骨部，二者交界处管腔狭窄，称咽鼓管峡。咽鼓管咽口平时处于关闭状态，仅在吞咽、打哈欠或尽力张口时，咽口暂时开放，使鼓室的气压与外界大气压平衡，以维持鼓膜的正常形态，以利于鼓膜的正常振动。小儿咽鼓管短而宽，且呈水平位，故咽部的感染可经咽鼓管蔓延至鼓室，引起中耳炎。

知识拓展 10-6

**（三）乳突窦和乳突小房**

乳突窦和乳突小房是鼓室向后的延伸。乳突窦是鼓室与乳突小房间的小腔，向前开口于鼓室，向后通乳突小房。乳突小房为颞骨乳突内的许多含气小腔隙，大小不等，形态不一，互相连通，腔内衬以黏膜，且与乳突窦和鼓室的黏膜相延续。

**三、内耳**

内耳位于颞骨岩部内，鼓室内侧壁和内耳道底之间，由结构复杂的管道系统组成，故又称迷路。迷路分为骨迷路和膜迷路 2 个部分。骨迷路为骨性管道，膜迷路位于骨迷路内，是封闭的膜性小管，内含内淋巴。骨迷路和膜迷路之间的腔隙中充满了外淋巴，内、外淋巴互不相通。听觉和位置觉感受器位于膜迷路内。

## （一）骨迷路

骨迷路是颞骨内由骨密质构成的隧道式管腔,由前内向后依次为耳蜗、前庭和骨半规管(图10-11)。

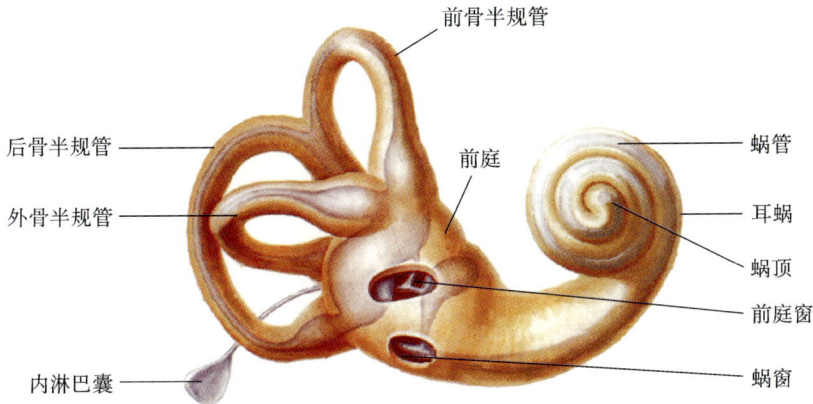

图 10-11　右前外侧骨迷路

**1. 前庭**　前庭为一不规则的椭圆形腔隙,是骨迷路的中间部分,向前连耳蜗,向后接3个骨半规管。前庭有内侧壁和外侧壁。前庭的外侧壁即鼓室的内侧壁,有前庭和蜗窗。

**2. 骨半规管**　骨半规管为3个互相垂直排列的半环形骨性小管。按照它们的位置,分为前骨半规管、后骨半规管和外骨半规管,每管均有两脚,其中一个骨脚在靠近前庭处膨大,称壶腹骨,前骨半规管、后骨半规管的两个脚合成一个总骨脚。

**3. 耳蜗**　耳蜗形似蜗牛壳,位于前庭的前方,由蜗轴和环绕蜗轴外周的蜗螺旋管构成。耳蜗前端称蜗顶,朝向前外方,蜗底朝向内耳道底,蜗底至蜗顶之间锥体形的骨松质称蜗轴。蜗轴的骨松质内有蜗神经和血管穿行。

蜗螺旋管是由中空的螺旋状骨密质构成的骨管,由蜗底至蜗顶围绕蜗轴盘旋2.75周而成。在蜗底处,蜗螺旋管通向前庭,管腔较大;向蜗顶,管腔逐渐细小,以盲端终于蜗顶。在蜗螺旋管内,由蜗轴伸出一螺旋状的薄骨板,称为骨螺旋板。骨螺旋板由蜗轴突向蜗螺旋管内,此板未达蜗螺旋管的外侧壁,其空缺处由蜗管填补、封闭,故蜗螺旋管分为3部:近蜗顶侧的管腔为前庭阶,起自前庭;中间是膜性的蜗管;近蜗底侧的管腔为鼓阶。鼓阶在蜗螺旋管起始的外侧壁上有蜗窗,为第二鼓膜所封闭,与鼓室相隔。前庭阶和鼓阶内均含外淋巴,在蜗顶处借蜗孔彼此相通(图10-12)。

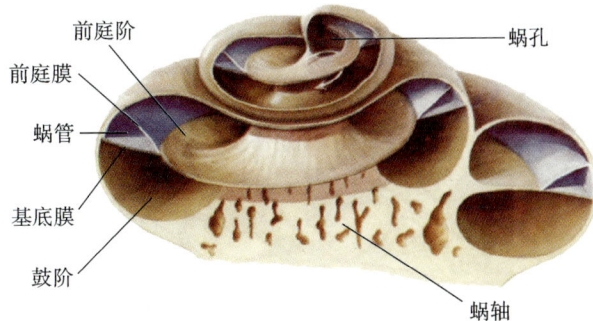

图 10-12　耳蜗剖面结构

## （二）膜迷路

膜迷路是套在骨迷路内、封闭的膜性小管和小囊,由前内向后外分别为蜗管、球囊、椭圆囊和膜

155

半规管(图 10-13)。

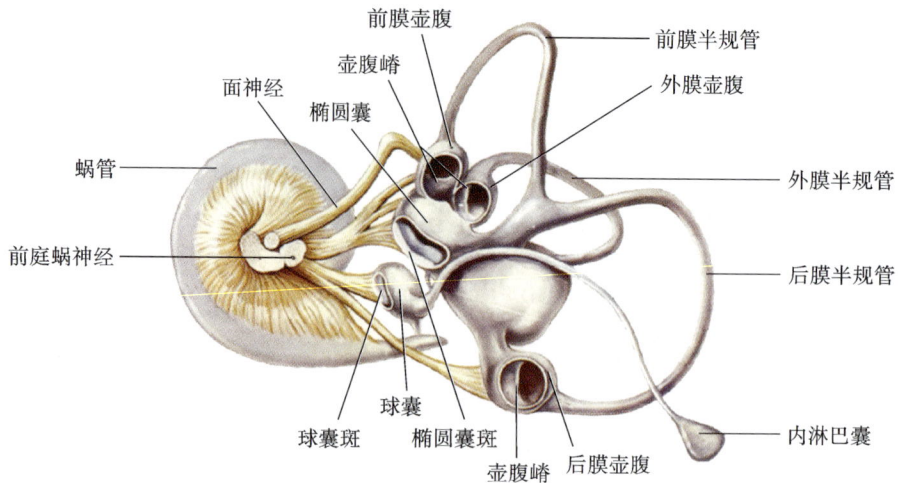

图 10-13　右侧膜迷路

**1. 蜗管**　蜗管是蜗螺旋管内的一条膜性小管,位于前庭阶与鼓阶之间,横切面呈三角形。蜗管上壁为前庭膜,与前庭阶分开;下壁为基底膜,与鼓阶分开。基底膜上有螺旋器,又称 Corti 器,是听觉感受器,能感受声波刺激。

**2. 球囊和椭圆囊**　球囊和椭圆囊是位于前庭内相互连通的两个膜性小囊。球囊较小,位于球囊隐窝内。前下端借连合管与蜗管相连,向后借椭圆囊球囊管及内淋巴导管连接椭圆囊和内淋巴囊。在球囊的前上壁有感觉上皮,称球囊斑。椭圆囊为椭圆形而略扁的膜囊,位于前庭上方的椭圆囊隐窝内。囊的后壁借 5 个开口连接 3 个膜半规管,前壁以椭圆囊球囊管连接球囊和内淋巴管。椭圆囊的底部及前壁有感觉上皮,称椭圆囊斑。椭圆囊斑和球囊斑都是位置觉感受器,能感受头部静止的位置及直线变速运动引起的刺激,神经冲动经前庭神经传入脑。

**3. 膜半规管**　膜半规管为位于同名的骨半规管内的膜性小管,与骨半规管的形态相似,每个膜半规管内各有一个膨大,称膜壶腹。每个膜壶腹的壁内面均有隆起的壶腹嵴,它们是位置觉感受器,能感受头部旋转变速运动的刺激。迷路水肿表现为眩晕综合征。

#### 四、声波的传导

声波传入内耳的感受器有两条途径,即空气传导和骨传导,正常情况下以空气传导为主。

**1. 空气传导**　耳廓收集声波经外耳道振动鼓膜,中耳内的听小骨链随之振动,经镫骨底传至前庭窗,冲击耳蜗内的外淋巴,继而引起蜗管内的内淋巴的振动,从而使基底膜上的螺旋器兴奋,产生神经冲动,经蜗神经传至大脑听觉中枢,产生听觉。这是正常听觉传导的主要途径。

**2. 骨传导**　声波经颅骨(骨迷路)直接传导至内耳的过程。正常情况下骨传导的功能意义不大,但在听力检查时可用到骨传导。骨传导对于鉴别传导性耳聋与神经性耳聋极为重要。

# 第三节　皮　　肤

皮肤覆盖于人体表面,是人体最大的器官,成人约占体重的 16%,总面积达 1.2～2 m²,有屏障、保护、感觉、吸收、调节体温和参与物质代谢等功能。

#### 一、皮肤的微细结构

皮肤分为浅层的表皮和深层的真皮(图 10-14)。

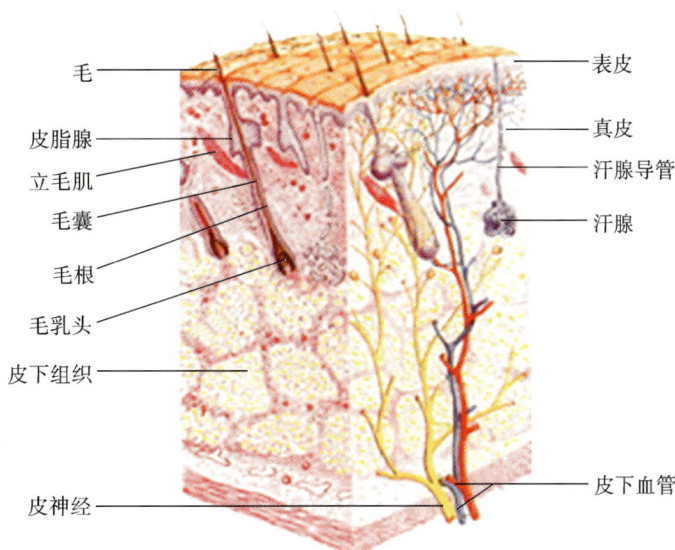

图 10-14　皮肤结构模式图

图中标注：毛、皮脂腺、立毛肌、毛囊、毛根、毛乳头、皮下组织、皮神经、表皮、真皮、汗腺导管、汗腺、皮下血管

## （一）表皮

表皮由角化的复层扁平上皮构成。根据表皮细胞的形态特点，表皮由深至浅分为五层结构，即基底层、棘层、颗粒层、透明层和角质层。

**1. 基底层**　位于表皮的最深层，由一层矮柱状的基底细胞组成。基底细胞分裂增殖能力活跃，新生细胞可不断地向浅层移动，分化为各层的细胞并逐渐角化。基底细胞在皮肤创伤愈合中有重要的再生修复作用，故基底层又称生发层。

**2. 棘层**　位于基底层浅面，由 4～10 层多边形细胞组成，因细胞表面伸出许多细而短的棘状小突，故称为棘细胞。

**3. 颗粒层**　位于棘层浅面，由 3～5 层梭形细胞组成。细胞核已趋于萎缩退化，细胞质内充满许多强碱性的透明角质颗粒，故称为颗粒层。

**4. 透明层**　位于颗粒层浅面，由数层扁平细胞构成，细胞间界限不清，在 HE 染色中呈均匀透明状，嗜酸性，细胞核和细胞器退化消失。

**5. 角质层**　位于表皮最浅层，由多层扁平角质细胞嵌合组成。细胞核和细胞器完全退化、消失，细胞质内有大量角蛋白。角质层对酸、碱和摩擦等具有很强的抵抗力，能阻止体外物质入侵机体并防止体内物质的流失，是人体体表浅层的一道重要的天然屏障。角质层表层细胞不断脱落，形成皮屑。

表皮的角化是细胞不断增殖分化，并向表层逐渐推移的结果，也是细胞内角蛋白逐渐形成的过程。人类的表皮细胞每 3～4 周更新一次。

## （二）真皮

真皮位于表皮下深面，由致密结缔组织构成，分为乳头层和网状层两部分。二者之间无明显界限。

**1. 乳头层**　紧接表皮的基底层，由疏松结缔组织构成，有许多突向表皮的乳头状突起，含有丰富的毛细血管、游离神经末梢和触觉小体，从而增加了表皮与真皮的接触面，有利于表皮从真皮的血管中获得营养。

**2. 网状层**　位于乳头层的深部，较厚，是真皮的主要组成部分。粗大的胶原纤维和弹性纤维交织成网，使皮肤具有较大的韧性和弹性。此层内还有较大的血管、淋巴管、神经纤维及环层小体、汗腺、皮脂腺及毛囊等。

### （三）皮下组织

皮下组织不属于皮肤,位于真皮深面,可使皮肤与深部组织相连,由疏松结缔组织和脂肪组织构成。皮下组织厚度因个体、年龄、性别和部位而异,腹部、臀部的皮下组织较厚,眼睑、阴囊及阴茎等处最薄,且不含脂肪组织。

知识拓展 10-7

## 二、皮肤的附属器

皮肤的附属结构由表皮衍生而来,包括毛发、皮脂腺、汗腺和指(趾)甲等结构。

### （一）毛发

全身皮肤,除手掌和足底等处外,均有毛发分布。每根毛发可分为毛干、毛根和毛球三部分。毛发露在皮肤外面的部分,称为毛干;埋在皮肤内的部分称为毛根;包绕于毛根周围的上皮及结缔组织形成鞘状结构,称为毛球,是毛发的生长点。毛发与皮肤表面成一定角度生长,在与皮肤成钝角的一侧有一束斜行的平滑肌,连于毛囊和真皮,称立毛肌。立毛肌遇冷或感情冲动时收缩,使毛发竖立,产生"鸡皮疙瘩"。

### （二）皮脂腺

皮脂腺位于毛囊与立毛肌之间,其导管开口于毛囊,皮脂腺的分泌物称皮脂,有润滑毛发和皮肤的作用。皮脂腺在青春期分泌旺盛,过度分泌会导致排出不畅,引起痤疮。

### （三）汗腺

汗腺为单曲管状腺,由分泌部和导管组成。根据分泌方式、分布部位及分泌物性质不同,分为外分泌腺和顶泌汗腺。外分泌腺又称小汗腺,遍布全身,分泌物为汗液,内含大量水、离子、氯化物、乳酸及尿素等。顶泌汗腺又称大汗腺,主要分布于腋窝、会阴、肛门周围等处,分泌部粗大,盘曲成团,导管开口于毛囊,分泌物较黏稠,经细菌分解后产生特殊的气味,称为狐臭。大汗腺在青春期发达,分泌旺盛。

### （四）指(趾)甲

指甲和趾甲分别位于手指和足趾的背面,由多层紧密排列的角质细胞构成,呈扁平板状。露在外面者为甲体,包埋于皮肤内者为甲根,甲体深面的皮肤为甲床,甲根附着处的甲床特别厚,称为甲母质,是甲的生长点。甲体周缘的皮肤称为甲襞,甲体与甲襞之间为甲沟。

---

**思政课堂**

**全国爱眼日**

眼睛是人类感官中重要的器官之一,不当的用眼习惯会导致眼部疾病,危害身体健康。1992 年,天津医科大学眼科教授王延华与流行病学教授耿贯一首次向全国倡议设立爱眼日,倡议得到响应并将每年的 5 月 5 日定为"全国爱眼日"。1996 年,卫生部、教育部等 12 部委重新确定每年的 6 月 6 日为"全国爱眼日"。

思政要点:保持眼睛健康至关重要,一些关键的注意事项包括定期行眼睛检查,避免长时间注视屏幕,选择适当的电脑和手机使用姿势,合理使用防护眼镜以保护眼睛免受紫外线的伤害,避免过度用眼等。

---

**▶ 本章小结**

感觉器主要有视器、前庭蜗器和皮肤等。视器由眼球与眼副器构成。眼球由眼球壁和眼球内容物构成。前庭蜗器包括外耳、中耳和内耳三部分。球囊斑、椭圆囊斑和壶腹嵴是位置觉感受器,螺旋器是听觉感受器。皮肤由表皮和真皮构成。表皮由复层扁平上皮构成,由深至浅分为基底层、棘层、颗粒层、透明层和角质层;真皮由致密结缔组织构成,分为乳头层和网状层。皮肤的附属器包括毛发、皮脂腺、汗腺和指(趾)甲等结构。

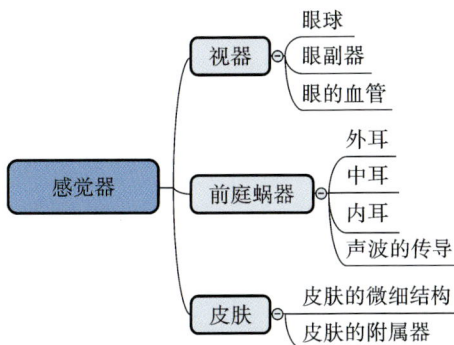

```
                      ┌─ 眼球
              视器 ───┼─ 眼副器
              │       └─ 眼的血管
              │
              │       ┌─ 外耳
感觉器 ───────┤前庭蜗器─┼─ 中耳
              │       ├─ 内耳
              │       └─ 声波的传导
              │
              │       ┌─ 皮肤的微细结构
              皮肤 ───┴─ 皮肤的附属器
```

→ 思考题

患者王先生,55岁,因视力有所下降,且经常出现头痛去医院就诊,眼科医生经过检查,诊断出他患有青光眼。

分析思考:

(1) 造成青光眼的原因是什么?

(2) 房水产生的部位在哪里? 流经哪些部位?

思考题答案　　　　练习题及答案

(赵玉民)

# 神经系统

本章 PPT

**【知识目标】**

掌握神经系统的组成;脊髓的位置、外形和内部结构;脑干的外形;大脑半球的分叶、主要沟回及大脑皮质的功能定位;内囊的位置、分部和临床意义。

熟悉神经系统的常用术语;小脑、间脑的位置和外形;脑和脊髓的被膜、主要血管及脑脊液的循环;颈丛、臂丛、腰丛、骶丛的位置和主要分支;胸神经皮支在胸、腹壁的分布规律;12 对脑神经的分部和主要功能;躯干、四肢的深、浅感觉传导通路的组成和功能;锥体系的组成和功能。

了解脑干、小脑、间脑的内部结构和功能;内脏神经;头面部浅感觉传导通路;视觉传导通路。

**【能力目标】**

能说出神经系统的组成,能根据脊髓的位置,选择及分析临床椎管穿刺的部位,能根据病变、损伤部位判断损伤的脊髓及分析临床表现。能够将神经系统各部的知识进行串联,分析解释传导通路不同部位损伤时的临床表现,或从临床症状和表现推导神经损伤部位。

**【思政目标】**

神经系统是人类进化的最佳产物,也是意识的物质基础。学习可以促进大脑的发育发展,防止痴呆。我们应该培养积极的学习态度,养成主动学习、终身学习的习惯,并形成严谨的医学学习、工作态度。我们可以对神经传导损伤的基本常识进行宣传,在他人需要时提供必要的帮助。我们要培养热爱生命、尊重生命的人文精神,养成将基础知识与临床运用相结合的学习习惯。

导言

在我们身体这座精妙而复杂的"大厦"里,神经系统无疑是最为关键的"控制中心"。当你清晨从睡梦中自然苏醒,那是神经系统发出指令让你感知外界的光线与声音;当你运动时,肌肉的协调收缩舒张,是神经系统在精准调配;当你沉浸于美妙的音乐、动人的故事时,也是神经系统在帮你捕捉、感受和回味。在前面的学习旅程中,我们已探索了人体的诸多奥秘,从骨骼的坚实架构,到肌肉的力量源泉,再到各内脏器官的有序运作。现在,让我们把目光聚焦到神经系统,它如同一张无形却又强大的网络,贯穿全身,通过无数的神经纤维和神经元,传递着各种信息,维持着身体的平衡与协调,调节着各个器官的功能活动。接下来,就让我们深入神秘的神经系统,去探寻它的组成、结构与功能,解锁人体生命活动背后那些神奇的控制密码。

# 第一节 概　　述

神经系统是人体内结构和功能最复杂的系统,由脑、脊髓以及与脑和脊髓相连的遍布全身的周围神经组成,在人体各系统中起主导作用。神经系统借助感受器可以接受体内外的刺激,产生各种反应,以调节和控制全身各器官、系统的活动,使机体成为一个完整、统一的整体。比如,人体在体育锻炼时,随着骨骼肌的收缩,同时会出现呼吸加深加快及心率加快等系列变化,这些都是在神经系统的调控下完成的。

神经系统的形态和功能是在漫长的进化过程中不断演变、发展和完善的。由于人类长期从事生产劳动、语言交流和社会活动,因此大脑皮质的结构和功能发生了与动物完全不同的质的变化,不仅含有感觉和运动中枢,而且还有更复杂的分析语言的中枢,使人类大脑皮质成为思维、意识活动的物质基础。因此,人类不仅能被动地适应环境的变化,还能主动地认识和改造世界。

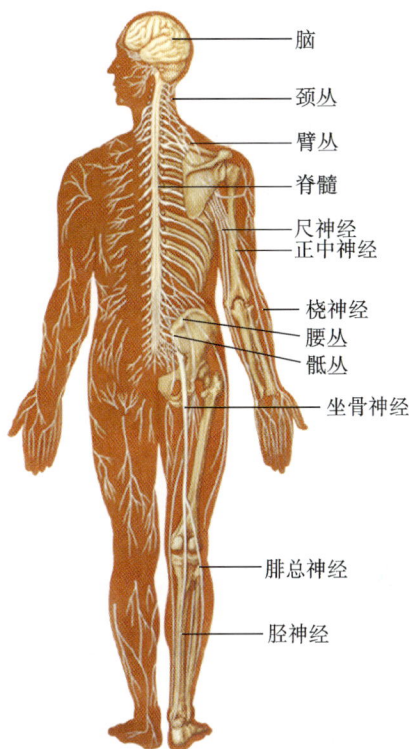

图 11-1　神经系统的构成示意图

## 一、神经系统的组成

神经系统由脑、脊髓(图 11-1)及与之相连的周围神经组成,是人体最复杂的系统,起主导作用。它通过感受器接受刺激,产生反应,调节全身器官活动。人类大脑皮质高度发达,有复杂语言中枢,能主动认识和改造世界。

神经系统分为中枢神经系统(脑和脊髓)和周围神经系统(脊神经、脑神经和内脏神经)。周围神经按分布对象分为躯体神经和内脏神经。内脏神经中的运动神经又称自主神经。依据其功能不同,周围神经分为交感神经和副交感神经两部分。

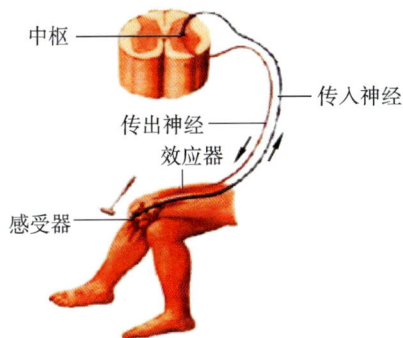

图 11-2　反射弧示意图

## 二、神经系统的活动方式

神经系统的基本活动方式是反射。所谓反射,是指神经系统对内、外环境刺激做出反应的活动。完成反射活动的形态学基础为反射弧,反射弧包括感受器、传入神经、中枢、传出神经、效应器五部分(图 11-2)。

## 三、神经系统的常用术语

**1. 灰质和皮质**　中枢神经系统内神经元胞体和树突聚集的部位称灰质,大脑和小脑表面的灰质称皮质。

**2. 白质和髓质**　中枢神经系统内神经纤维聚集的部位称白质,大脑和小脑皮质深面的白质称髓质。

**3. 神经核和神经节**　中枢神经系统内形态和功能相似的神经元胞体聚集形成的团块称神经核,周围神经系统内的称神经节。

**4. 纤维束和神经**　中枢神经系统内起止、行程和功能相同的神经纤维聚集成束,称纤维束或传导束,周围神经系统内神经纤维聚集成束并被结缔组织包裹形成的条索状结构称神经。

**5. 网状结构** 中枢神经系统内神经纤维交织成网状,灰质团块散在分布于其中,形成灰质和白质混杂排列的结构。

# 第二节　中枢神经系统

中枢神经系统包括位于椎管内的脊髓和位于颅腔内的脑,是反射活动的中心部位,两者通过枕骨大孔相连续。脑可以分为延髓、脑桥、中脑、小脑、间脑和端脑六部分。延髓、脑桥和中脑合称为脑干。

## 一、脊髓

### (一)脊髓的位置和外形

脊髓位于椎管内(图11-3),上端与延髓相接,下端在成人约平第1腰椎体下缘,全长42～45 cm,仅占据椎管的上2/3。脊髓呈扁圆柱形,有颈膨大和腰骶膨大两处膨大。颈膨大两侧连有分布到上肢的神经;腰骶膨大两侧连有分布到下肢的神经。腰骶膨大以下脊髓逐渐变细,呈圆锥状,称脊髓圆锥(图11-4、图11-5)。脊髓圆锥末端向下延续为终丝,止于尾骨后面的骨膜。脊髓表面有6条纵沟,前正中裂和后正中沟把脊髓分为对称的两半,前外侧沟和后外侧沟内有脊神经根丝出入。脊神经由前根和后根合成(图11-6),共31对,每一对脊神经所连的一段脊髓,称为一个脊髓节段,包括8个颈节、12个胸节、5个腰节、5个骶节和1个尾节。在脊髓圆锥的下方,连接在脊髓腰、骶、尾段两侧的脊神经根纤维围绕终丝形成马尾(图11-5)。

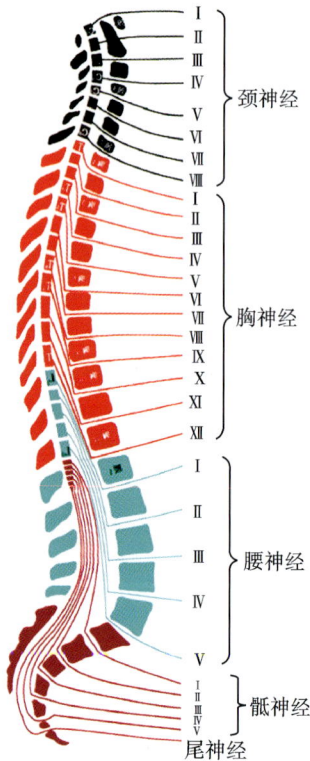

图11-3　脊髓的位置(侧面观)

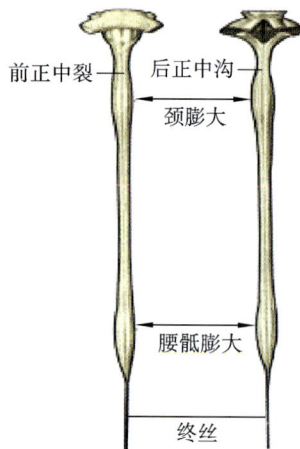

图11-4　脊髓的外形

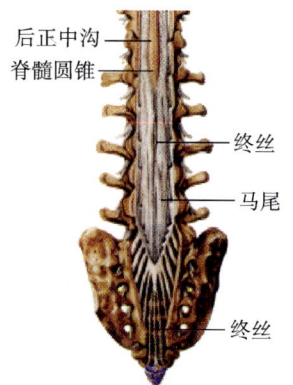

图11-5　脊髓圆锥与马尾

## （二）脊髓的内部结构

脊髓由灰质和白质构成。灰质在内部，白质在周围（图 11-7）。

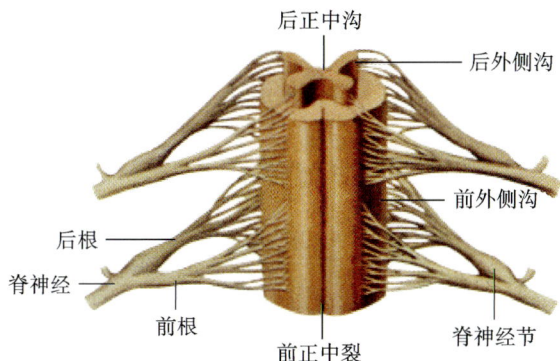

图 11-6　脊髓和脊神经的关系

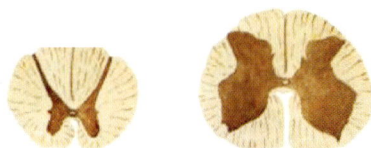

图 11-7　脊髓横切面

**1. 灰质**　在脊髓横切面上呈 H 形（图 11-7），中间横行部分为灰质连合，中央有中央管。每侧灰质的前部为前角，主要由运动神经元组成，支配骨骼肌；后部为后角，由联络神经元组成，接受传入纤维；胸 1 至腰 3 节段的前、后角之间有侧角，由交感神经元组成，是交感神经的低级中枢。

**2. 白质**　白质位于灰质周围，由纵向排列的纤维束组成，包括上行纤维束和下行纤维束。上行纤维束主要有薄束、楔束和脊髓丘脑束（图 11-8），分别传导本体感觉、精细触觉和痛觉、温度觉、粗触觉；下行纤维束主要有皮质脊髓束，传导随意运动。

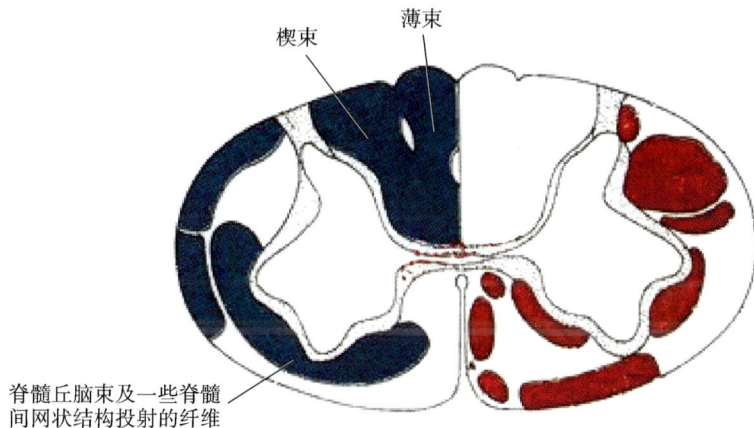

图 11-8　脊髓白质各纤维束示意图

## （三）脊髓的功能

**1. 传导功能**　脊神经将躯干、四肢的各种感觉信息传入脊髓，经上行纤维束传至大脑皮质；同时，脊髓通过下行纤维束接受高级中枢的调控，将信息传至躯干和四肢。

**2. 反射功能**　脊髓灰质内有许多反射中枢，如腱反射、膀胱排尿反射等的中枢。

## 二、脑

脑位于颅腔内，由端脑、间脑、中脑、脑桥、延髓和小脑六部分组成（图 11-9、图 11-10）。中脑、脑桥、延髓三部分合称脑干。延髓向下经枕骨大孔连接脊髓。

## （一）脑干

脑干位于颅后窝内，自下而上由延髓、中脑和脑桥三部分组成，第 3～12 对脑神经与脑干相连。

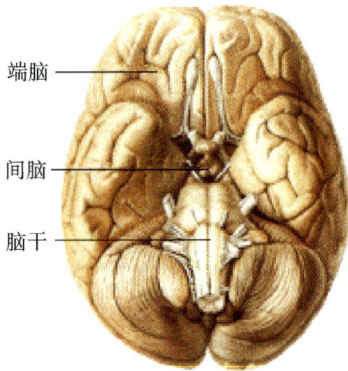

图 11-9　脑的底面

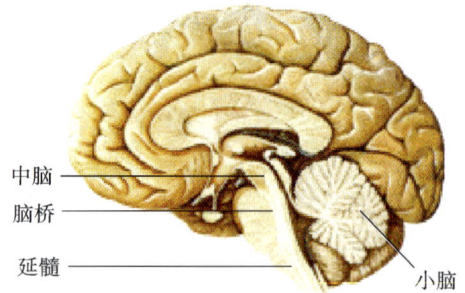

图 11-10　脑的正中矢状切面

**1. 脑干的外形**

(1)腹侧面(图 11-11):延髓下部与脊髓外形相似,上部有锥体和橄榄等结构;脑桥腹面宽阔膨隆,有基底沟和三叉神经根;中脑腹侧面有大脑脚和脚间窝。

(2)背侧面(图 11-12):延髓下部形似脊髓,上部构成菱形窝的下半部;脑桥背面构成菱形窝上半部;中脑背面有上、下两对隆起,分别是上丘和下丘。

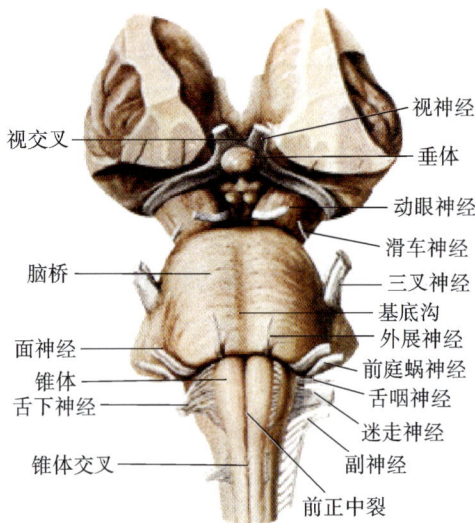

图 11-11　脑干腹侧面

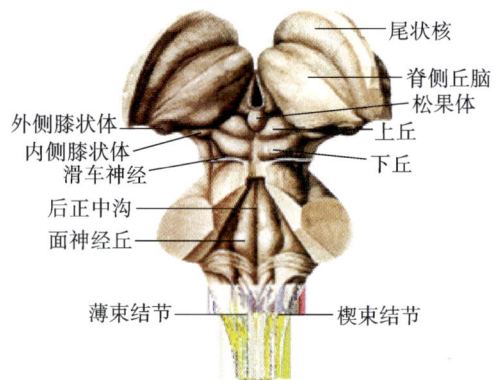

图 11-12　脑干背侧面

**2. 脑干的内部结构**

(1)灰质:脑干内的灰质是神经核,分为脑神经核(图 11-13)和非脑神经核。脑神经核包括躯体运动神经核、内脏运动神经核、躯体感觉神经核和内脏感觉神经核;非脑神经核包括延髓内的薄束核和楔束核,中脑内的红核和黑质等。

(2)白质:由上、下行纤维束和进出小脑的神经纤维构成。上行纤维束有内侧丘系、脊髓丘系和三叉丘系;下行纤维束有锥体束。

(3)网状结构:参与中枢神经系统内上、下行信息的整合,觉醒、睡眠的周期节律调节,各种感觉和运动功能的调节,并与学习、记忆等高级功能有关。

**3. 脑干的功能**

(1)传导功能:联系大脑、间脑、小脑与脊髓之间的上、下行纤维束。

(2)反射功能:有多个反射的低级中枢,如中脑的瞳孔对光反射中枢,脑桥的角膜反射中枢,延髓的呼吸运动中枢等。

（3）网状结构的功能：参与信息整合,调节觉醒、睡眠的周期节律,调节各种感觉和运动功能,并与学习、记忆等高级功能有关。

#### (二) 小脑

小脑位于颅后窝,延髓和脑桥的后方,占据颅后窝的大部分。小脑、延髓和脑桥之间的腔室为第四脑室。

**1. 小脑的外形**（图11-14） 小脑上面平坦,下面中间凹陷,两侧膨隆。中间缩窄的部分称为小脑蚓,两侧膨隆的部分称小脑半球。小脑半球下面靠近枕骨大孔处的卵圆形膨出部分,称小脑扁桃体。

**2. 小脑的内部结构**（图11-15） 小脑灰质集中在表面,称小脑皮质;白质在深面,称小脑髓质。髓质内的灰质核团,称为小脑核。

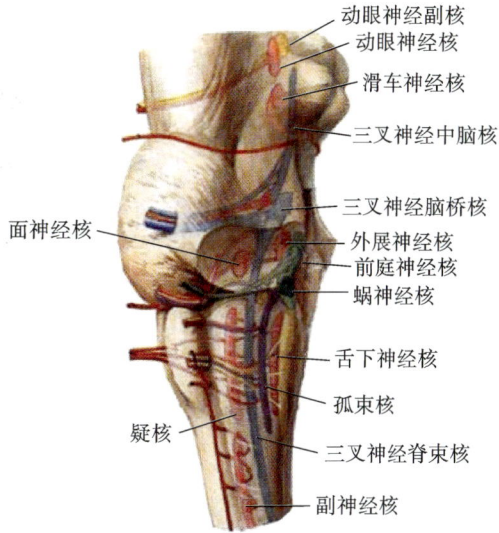

图 11-13 脑神经核在脑干背面的投影

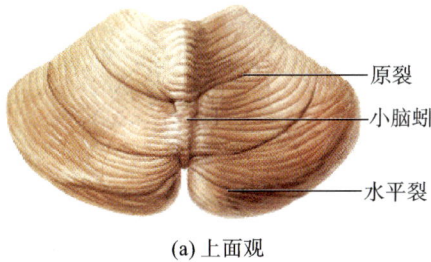

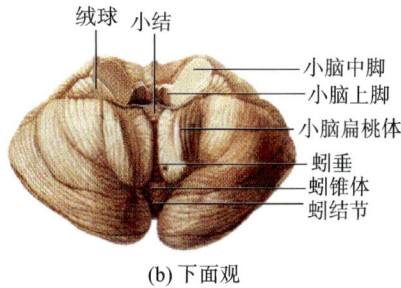

动眼神经副核
动眼神经核
滑车神经核
三叉神经中脑核
三叉神经脑桥核
外展神经核
前庭神经核
蜗神经核
面神经核
舌下神经核
孤束核
疑核
三叉神经脊束核
副神经核

(a) 上面观  原裂 小脑蚓 水平裂

(b) 下面观  绒球 小结 小脑中脚 小脑上脚 小脑扁桃体 蚓垂 蚓锥体 蚓结节

图 11-14 小脑上、下面观

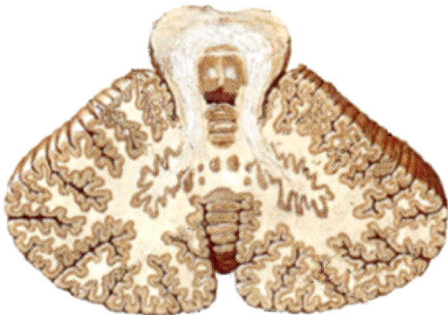

图 11-15 小脑的内部结构

**3. 小脑的功能** 主要是维持身体平衡、调节肌张力和协调骨骼肌随意运动。

**4. 第四脑室** 第四脑室位于延髓、脑桥和小脑之间,形似帐篷,底为菱形窝,顶突向小脑,内有脑脊液流过。第四脑室上通中脑水管,下通脊髓中央管,借外侧孔和正中孔与蛛网膜下隙相通。

#### (三) 间脑

间脑位于中脑和端脑之间,其背面被两侧大脑半球掩盖,仅腹侧部的视交叉、视束、灰结节、漏斗、垂体和乳头体外露于脑底。间脑可分为背侧丘脑、上丘脑、下丘脑、后丘脑和底丘脑五部分。间脑的内腔为第三脑室。

**1. 背侧丘脑**（图11-16） 背侧丘脑又称丘脑,是两个卵圆形灰质团块,被"Y"形的白质内髓板分为前核群、内侧核群和外侧核群。

**2. 后丘脑**（图11-16） 后丘脑位于背侧丘脑后端的外下方,有内侧膝状体和外侧膝状体,分别与听觉和视觉传导有关。

**3. 下丘脑**（图11-17） 下丘脑位于背侧丘脑的前下方,包括视交叉、灰结节、漏斗、乳头体。下丘脑内有视上核和室旁核,可分泌抗利尿激素和催产素。下丘脑是调节内脏活动和内分泌活动的重要中枢,对体温、摄食、生殖、水盐平衡等起调节作用。

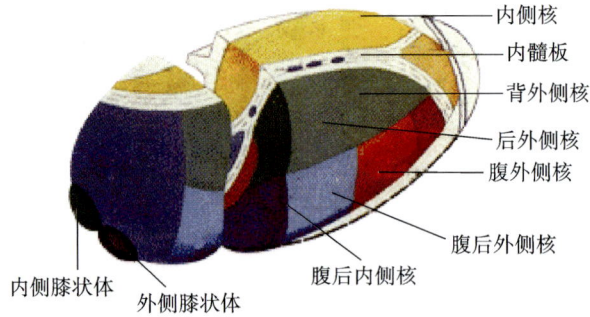

图 11-16 右侧丘脑核团的示意图

内侧核
内髓板
背外侧核
后外侧核
腹外侧核
腹后外侧核
腹后内侧核
内侧膝状体
外侧膝状体

**4.第三脑室** 第三脑室为位于两侧背侧丘脑和下丘脑之间的狭窄腔隙,前方借室间孔与侧脑室相通,后方借中脑水管与第四脑室相通。

**(四)端脑**

端脑位于颅腔内,主要由左、右大脑半球构成,是脑的最高级部位。左、右大脑半球之间的纵行裂隙称为大脑纵裂,大脑纵裂底部连接左、右大脑半球的横行纤维,称为胼胝体(图 11-18)。大脑半球与小脑半球之间是大脑横裂。

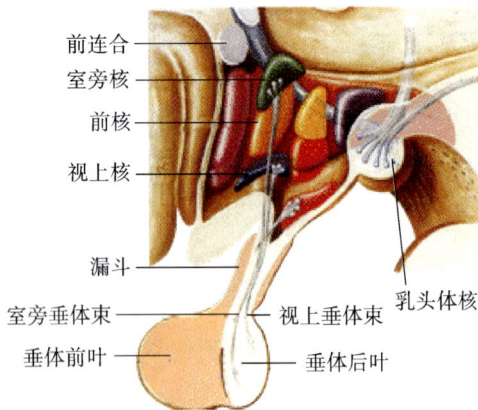

前连合
室旁核
前核
视上核
漏斗
室旁垂体束
垂体前叶
视上垂体束
乳头体核
垂体后叶

图 11-17 下丘脑结构示意图

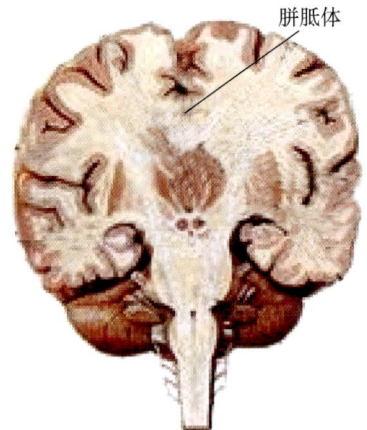

胼胝体

图 11-18 脑的冠状切面

**1.大脑半球的外形和分叶** 大脑半球表面有脑回和脑沟,以三条脑沟为界,分为五个大脑叶(图 11-19),分别是额叶、顶叶、枕叶、颞叶和岛叶。

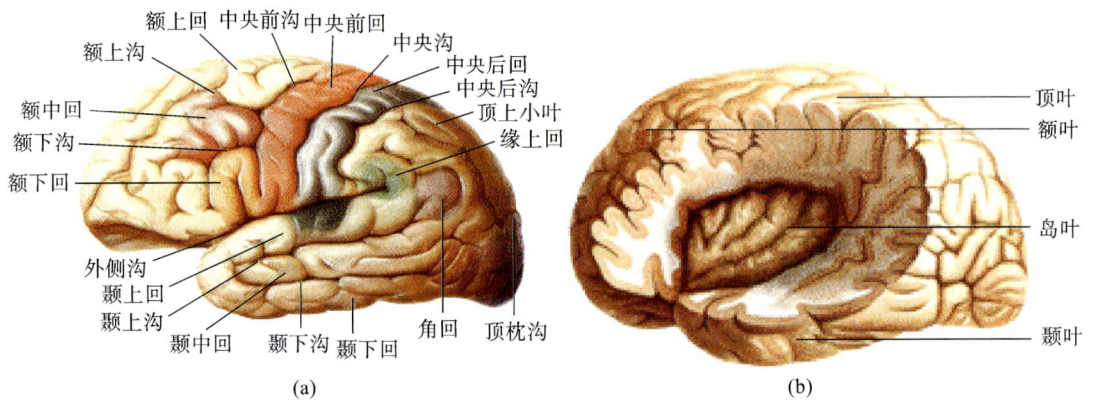

额上回 中央前沟 中央前回
额上沟
额中回
额下沟
额下回
外侧沟
颞上回
颞上沟
颞中回
颞下沟 颞下回
中央沟
中央后回
中央后沟
顶上小叶
缘上回
角回 顶枕沟

(a)

顶叶
额叶
岛叶
颞叶

(b)

图 11-19 大脑半球上外侧面

**2. 大脑半球的重要沟回和结构** 上外侧面(图 11-19)有中央前回、中央后回、额上回、额中回、额下回、顶上小叶、顶下小叶、颞上回、颞中回、颞下回等;内侧面(图 11-20)有扣带回、中央旁小叶、距状沟等;底面有嗅球、嗅束等。

**3. 大脑半球的内部结构** 大脑半球表面覆盖的灰质称大脑皮质;皮质深面的白质称大脑髓质;埋在大脑髓质内的灰质团块靠近端脑的底部,称基底核;大脑半球内部的腔隙称为侧脑室。

1) 侧脑室(图 11-21) 位于大脑半球内部的腔隙,左、右各一,分为中央部、前角、后角和下角。

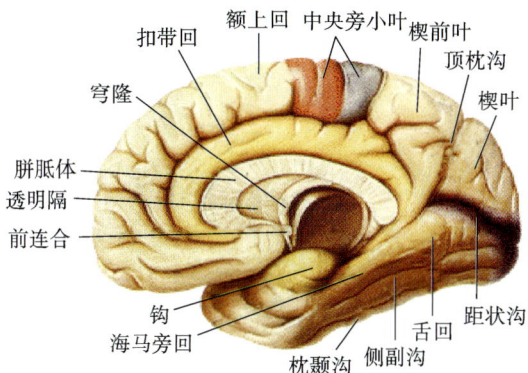

图 11-20 大脑半球内侧面

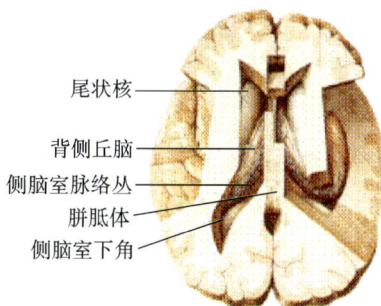

图 11-21 侧脑室上面观

2) 基底核(图 11-22) 包括尾状核、豆状核、屏状核和杏仁体。尾状核呈"C"形弯曲,围绕豆状核和背侧丘脑;豆状核被白质板分为苍白球和壳,与尾状核合称纹状体;杏仁体与调节内脏活动和情绪有关;屏状核的纤维联系和功能尚不清楚。

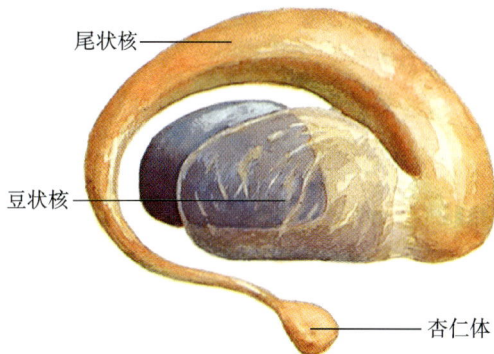

(a)

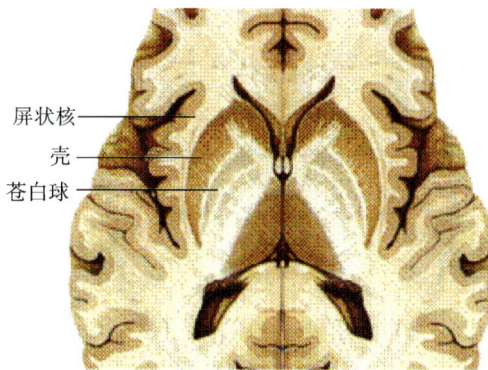

(b)

图 11-22 基底核模式图

3) 大脑髓质 由大量神经纤维组成,分为联络纤维、连合纤维和投射纤维。投射纤维构成内囊,绝大部分经过尾状核、豆状核和背侧丘脑之间。内囊在大脑半球的水平切面上呈向外开放的"＞＜"形,分为前肢、膝和后肢三部分(图 11-23)。内囊前肢位于尾状核和豆状核之间,有额桥束、丘脑前辐射通过;内囊后肢位于豆状核和背侧丘脑之间,主要有皮质脊髓束、皮质红核束、顶枕颞桥束、丘脑中央辐射、视辐射和听辐射通过;内囊膝(图 11-24)位于内囊前肢、后肢相交处,有皮质核束通过。由于内囊内有管理对侧半身感觉和运动的纤维及视辐射通过,故此区损伤后表现为对侧偏身感觉丧失、对侧偏瘫和偏盲,即"三偏综合征"。

4) 大脑皮质 脑的最高中枢所在部位,是高级神经活动如语言、意识、思维等的物质基础。人类在长期进化过程中,大脑皮质的不同部位逐渐形成了接受某些刺激、完成某些反射活动的相对集中区,即功能区,大脑皮质不同的区域具有不同的功能,称为大脑皮质的功能定位,大脑皮质的主要

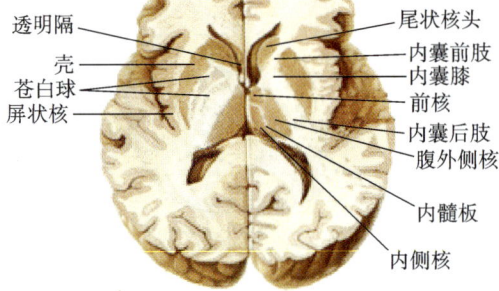

图 11-23　大脑半球水平切面

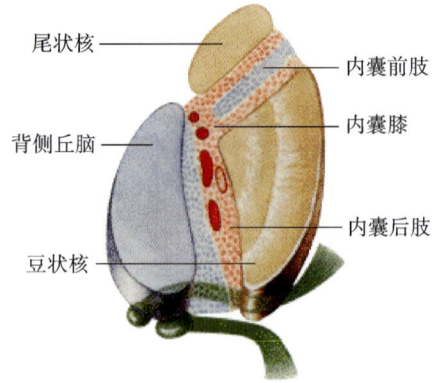

图 11-24　内囊模式图

功能区如下。

（1）躯体运动区（躯体运动中枢）：位于中央前回和中央旁小叶的前部，它是控制骨骼肌随意运动的最高中枢。其具有以下特点：①身体各部代表区呈上下倒置关系，但头面部是正置的。②支配对侧肢体的运动，但躯干固有肌、咽喉肌、咀嚼肌、眼球外肌以及睑裂以上面肌等由双侧躯体运动区支配。一侧躯体运动区损伤时，可出现对侧肢体痉挛性瘫痪。③身体各部代表区的大小与运动的精细程度成正比，运动愈精细的部位（如手、舌、唇等），代表区愈大。

（2）躯体感觉区（躯体感觉中枢）：位于中央后回和中央旁小叶的后部，接受对侧半身痛觉、温度觉、触觉、压觉及本体感觉的神经冲动。其具有以下特点：①身体各部代表区呈上下倒置关系，但头面部是正置的。②接受对侧半身的感觉冲动。③身体各部代表区的大小与感觉的敏感程度成正比，如手、唇、舌等部位的代表区较大。躯体感觉区损伤时，本体感觉和精细触觉消失，但因间脑可参与粗略浅感觉等的感知过程，患者仍能感知温度觉、痛觉和粗略触觉。

（3）视区（视觉中枢）：位于枕叶内距状沟上、下方的皮质。一侧视区管理双眼对侧半视野。

（4）听区（听觉中枢）：位于颞横回。一侧听区管理两耳的听觉信息。

（5）语言区（语言中枢）：人类大脑皮质所特有的功能区，包括书写中枢、运动性语言中枢、听觉性语言中枢、视觉性语言中枢四个区。大多数人的语言中枢（图 11-25）位于左侧半球，只有少部分人的语言中枢位于右侧半球，所以左侧半球是语言中枢的"优势半球"。

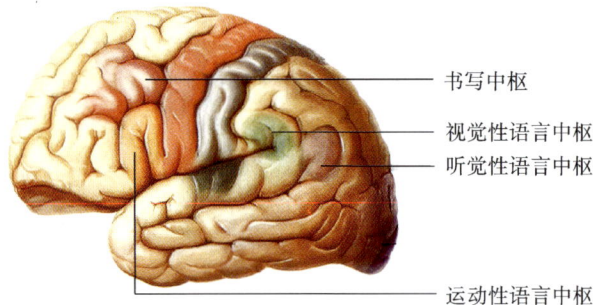

图 11-25　语言中枢

①书写中枢：位于额中回后部。如果此区受损，手的运动功能虽然正常，但写字、绘图等精细动作不能完成，称失写症。

②运动性语言中枢（说话中枢）：位于额下回的后部。如果此区受损，患者能发音，但不能说出有意义的语言，丧失了说话的能力，称运动性失语症。

③听觉性语言中枢（听话中枢）：位于颞上回的后部。如果此区受损，患者听觉正常，但不能理解

别人讲话的意思,也不理解自己讲话的意义,往往答非所问,称感觉性失语症。

④视觉性语言中枢(阅读中枢):位于角回。如果此区受损,患者视觉正常,但不能理解文字符号的意义,称失读症。

### 三、脑和脊髓的被膜、血管以及脑脊液及其循环

#### (一)脑和脊髓的被膜

脑和脊髓表面由外向内被覆着硬膜、蛛网膜和软膜三层被膜。

**1. 脊髓的被膜(图 11-26)**

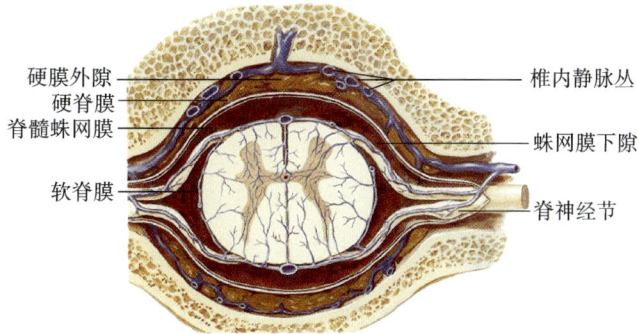

图 11-26 脊髓的被膜

(1)硬脊膜:厚而坚韧,包被脊髓和脊神经。硬脊膜与椎管内面的骨膜之间的间隙为硬膜外隙,临床上可在此处进行硬膜外麻醉。

(2)脊髓蛛网膜:紧贴硬脊膜内面,与软脊膜之间有蛛网膜下隙,充满脑脊液。蛛网膜下隙在脊髓下端扩大为终池,临床上可在终池内进行穿刺、抽取脑脊液或注入药物。

(3)软脊膜:薄而富含血管和神经,紧贴脊髓表面。

**2. 脑的被膜**

(1)硬脑膜:坚韧有光泽,与硬脊膜相比有大脑镰和小脑幕等结构(图 11-27),可防止脑组织移位。硬脑膜内、外两层在某些部位分开形成硬脑膜窦,主要的硬脑膜窦有上矢状窦、下矢状窦、直窦、横窦和海绵窦(图 11-28)等。

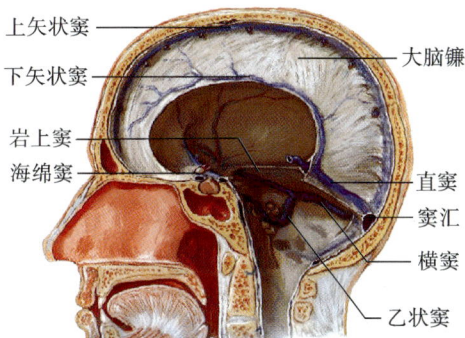

图 11-27 硬脑膜和硬脑膜窦

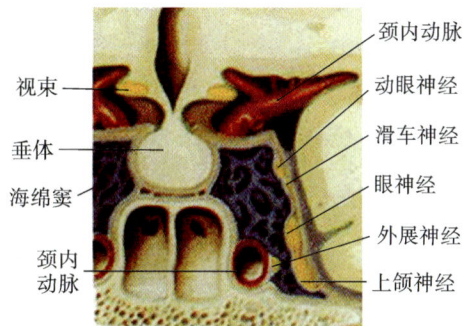

图 11-28 海绵窦

(2)脑蛛网膜:包绕整个脑,与软脑膜之间有蛛网膜下隙,蛛网膜粒是脑脊液渗入上矢状窦的结构(图 11-29)。

(3)软脑膜:紧贴脑表面并深入沟裂中,薄而富有血管和神经,在脑室附近形成脉络丛,是产生脑脊液的主要部位。

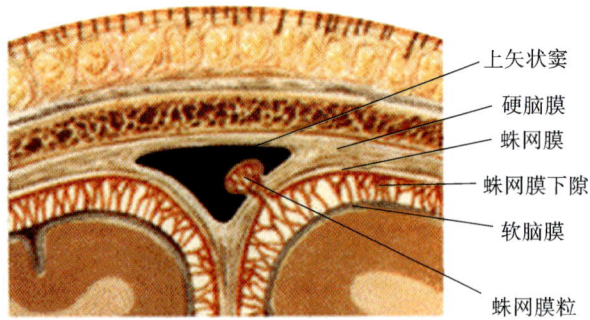

图 11-29　上矢状窦和蛛网膜粒

### （二）脑和脊髓的血管

#### 1. 脑的血管

（1）脑的动脉（图 11-30 至图 11-33）：来源于颈内动脉和椎动脉。颈内动脉供应大脑半球前 2/3 和部分间脑；椎动脉供应大脑半球后 1/3、部分间脑、小脑和脑干。大脑动脉环由前交通动脉、两侧大脑前动脉起始段、两侧颈内动脉末端、两侧后交通动脉和两侧大脑后动脉起始段共同组成，可使脑的动脉联合，维持脑的血供。

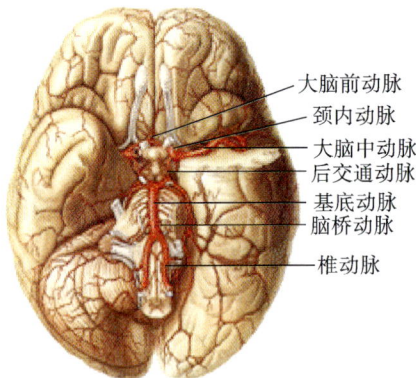

图 11-30　脑底面的动脉

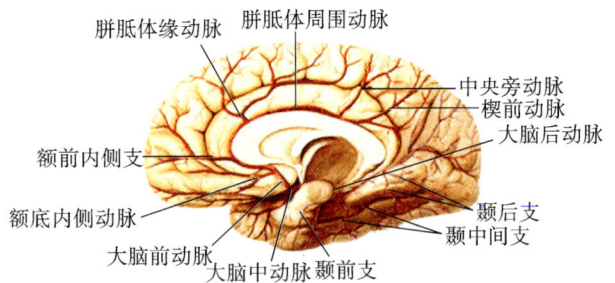

图 11-31　大脑半球内侧面的动脉

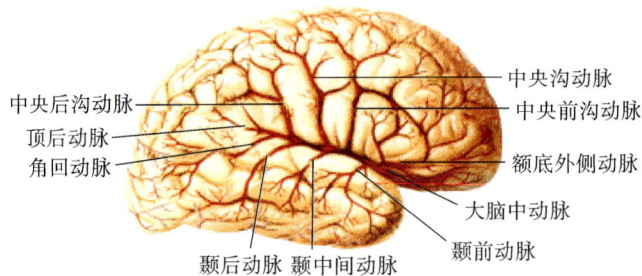

图 11-32　大脑半球背外侧面的动脉

（2）脑的静脉（图 11-34）：不与动脉伴行，无瓣膜，分浅、深两组，两组间互相吻合。浅静脉主要为大脑上、中、下静脉，深静脉收集大脑髓质等的静脉血，流入大脑大静脉，向后注入直窦。

#### 2. 脊髓的血管

（1）脊髓的动脉（图 11-35）：有两个来源，一是椎动脉发出的脊髓前动脉和脊髓后动脉；二是节段性动脉发出的脊髓支，共同营养脊髓。

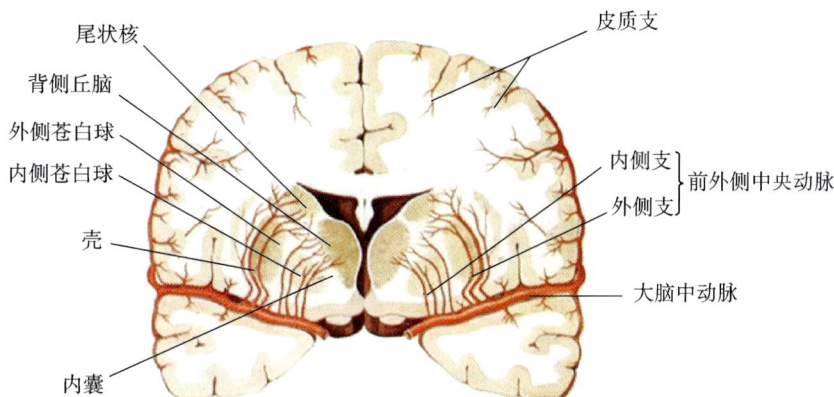

尾状核
背侧丘脑
外侧苍白球
内侧苍白球
壳
内囊
皮质支
内侧支
外侧支 } 前外侧中央动脉
大脑中动脉

图 11-33　大脑中动脉

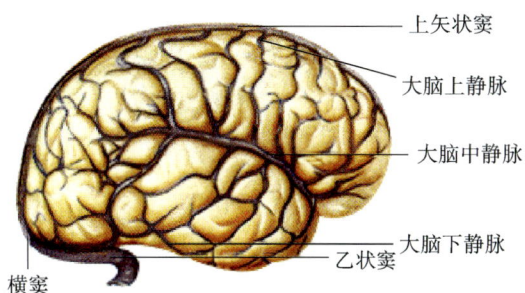

上矢状窦
大脑上静脉
大脑中静脉
大脑下静脉
乙状窦
横窦

图 11-34　大脑浅静脉

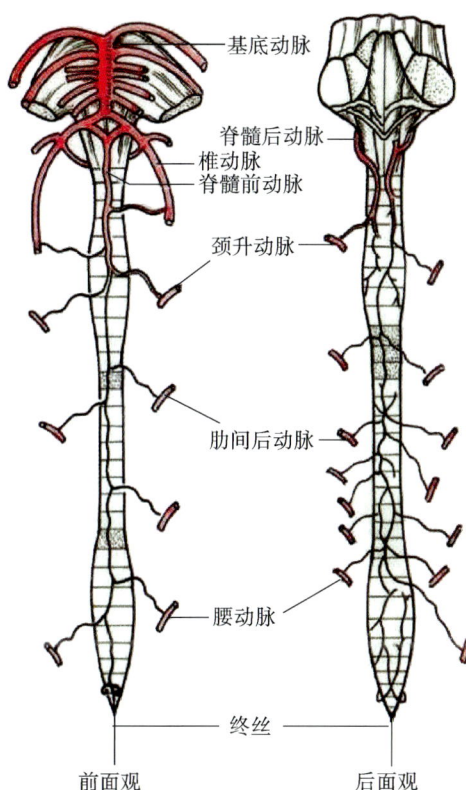

基底动脉
脊髓后动脉
椎动脉
脊髓前动脉
颈升动脉
肋间后动脉
腰动脉
终丝
前面观　　后面观

图 11-35　脊髓的动脉

（2）脊髓的静脉：较动脉多而粗，分布大致和动脉相同，回收静脉血后注入硬脊膜外隙内的椎内静脉丛。

**（三）脑脊液及其循环**

脑脊液是无色透明液体，成人平均为 150 mL，处于不断产生、循环和回流的相对平衡状态。脑脊液的循环途径（图 11-36）：自左、右侧脑室脉络丛产生的脑脊液经室间孔入第三脑室，与第三脑室脉络丛产生的脑脊液一起，向下经中脑水管流至第四脑室，汇合第四脑室脉络丛产生的脑脊液，经第四脑室正中孔和两外侧孔流入蛛网膜下隙，蛛网膜下隙内的脑脊液流向大脑背面，经蛛网膜粒渗入上矢状窦归入静脉。脑脊液对中枢神经系统起缓冲、保护、营养、运输及维持正常颅内压等作用。

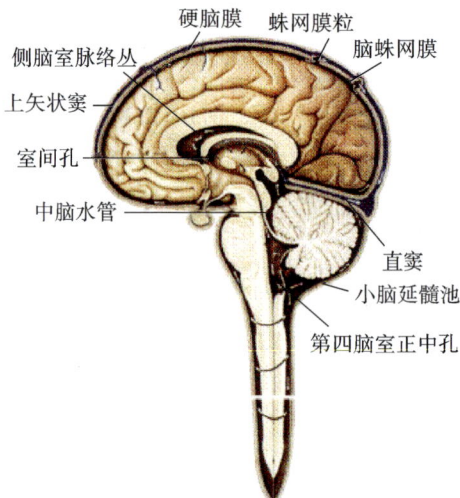

图 11-36　脑脊液循环模式图

**思政课堂**

　　神经系统是人类意识与思维活动的物质基础,也是生命活动的高级调节中枢。学习神经系统不仅能让我们理解身体的奥秘,更能启发我们珍惜生命、尊重科学。通过了解"三偏综合征"等临床案例,我们深刻体会到患者面临的挑战,从而培养同理心与社会责任感。医学不仅是技术的运用,更是人文关怀的体现。我们应当倡导无障碍环境建设,积极参与志愿服务,用实际行动传递温暖。同时,保持终身学习的习惯,以促进大脑健康,延缓认知衰退。让我们以严谨的态度探索科学,以仁爱之心服务社会,践行"健康所系,性命相托"的医学誓言,共同构建一个更具包容性、充满温度的世界。

**思考题**

　　大脑中动脉中央支栓塞,可出现何临床表现?为什么?

思考题答案

# 第三节　周围神经系统

　　周围神经系统由分布于躯体各处的神经、神经节、神经丛和神经终末装置等构成。依据与中枢的联系部位,可分为脊神经、脑神经;按照分布部位不同,又可分为躯体神经和内脏神经。

## 一、脊神经

　　脊神经共 31 对,借前根(运动性)和后根(感觉性)与脊髓相连,在椎间孔处合并成混合性神经(图 11-37)。后根有脊神经节,含假单极神经元胞体。脊神经干短,出椎间孔后分为脊膜支、交通支、前支和后支。前支除胸神经外交织成丛,主要神经丛及分支如下。

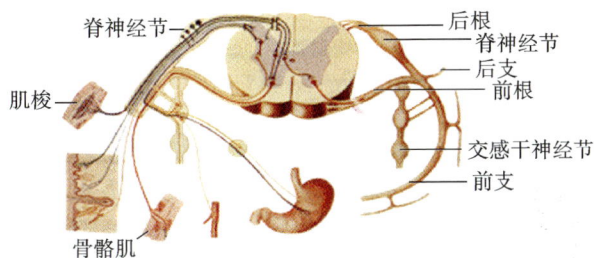

图 11-37　脊神经的组成和分布模式图

**（一）颈丛**

**1. 组成和位置**　颈丛由第1～4颈神经的前支相互交织而构成。该神经丛较小,位于胸锁乳突肌上部的深面,中斜角肌和肩胛提肌起始端前方。

**2. 主要分支**　颈丛的分支包括皮支和肌支。

（1）颈丛的皮支（图11-38）:在胸锁乳突肌深面集中后,从此肌后缘中点附近浅出,然后散开行向各方,分布于一侧颈部皮肤。颈丛浅出部位,位置表浅,是颈部浅层结构浸润麻醉的一个阻滞点。主要的分支有枕小神经、耳大神经、颈横神经、锁骨上神经。

（2）颈丛的肌支:主要支配颈部深层肌、肩胛提肌、舌骨下肌群和膈肌,主要分支是膈神经。

膈神经（图11-39）是颈丛发出的最重要的肌支,是混合性神经。膈神经沿前斜角肌的表面下行,穿锁骨下动脉、静脉之间,经胸廓上口进入胸腔。入胸腔后,经肺根前方,在纵隔胸膜与心包之间下行至膈肌。膈神经运动纤维支配膈肌,感觉纤维则主要分布在胸膜、心包及膈下面的部分腹膜。右膈神经的感觉纤维还分布到肝、胆囊和肝外胆道的浆膜等。膈神经受损时,同侧半膈肌瘫痪,表现为腹式呼吸减弱或消失,严重者可有窒息感。膈神经受到刺激时可发生呃逆。

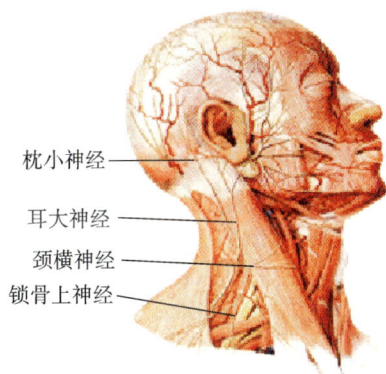

图 11-38　颈丛的皮支

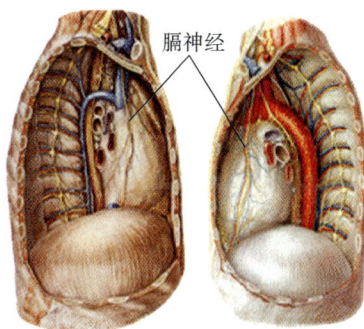

图 11-39　膈神经

**（二）臂丛**

**1. 组成与位置**　臂丛由第5～8颈神经前支和第1胸神经前支的大部分纤维组成（图11-40）。臂丛经斜角肌间隙穿出,在锁骨中段后方下行至腋窝,在锁骨中点后方比较集中且位置浅表,常作为臂丛阻滞麻醉的部位。

**2. 主要分支**　主要分布于上肢的肌肉和皮肤,主要分支如下（图11-41）。

（1）肌皮神经（图11-41）:自臂丛发出后,向外下斜穿喙肱肌,在肱二头肌和肱肌之间下行,沿途发出肌支支配喙肱肌、肱二头肌和肱肌这三块肌。在肘关节稍下方,其终支穿出臂部深筋膜,改称为前臂外侧皮神经,分布于前臂外侧皮肤。

肱骨上中段骨折可导致肌皮神经损伤,表现为屈肘无力以及前臂外侧皮肤感觉的减弱。

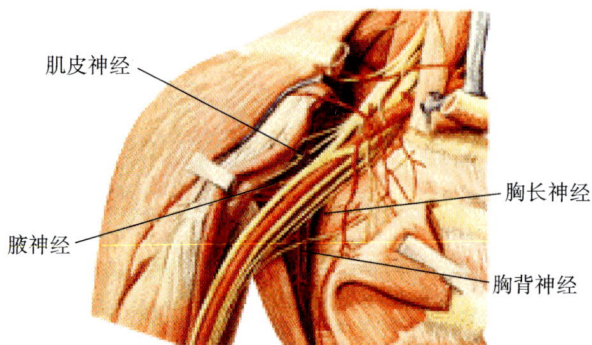

图 11-40　臂丛

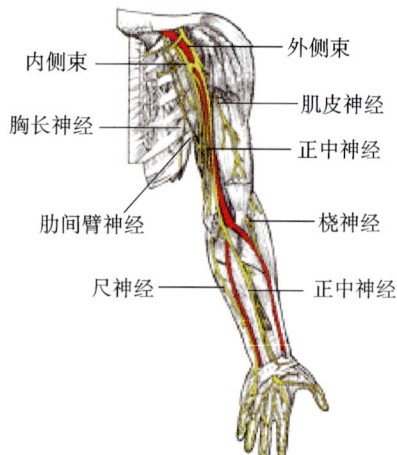

图 11-41　上肢前面的神经

（2）正中神经（图 11-41、图 11-42）：自臂丛发出后，沿肱二头肌的内侧，下降至肘窝，经肘窝向下至前臂的浅、深肌群之间，沿前臂正中经腕下行至手掌。

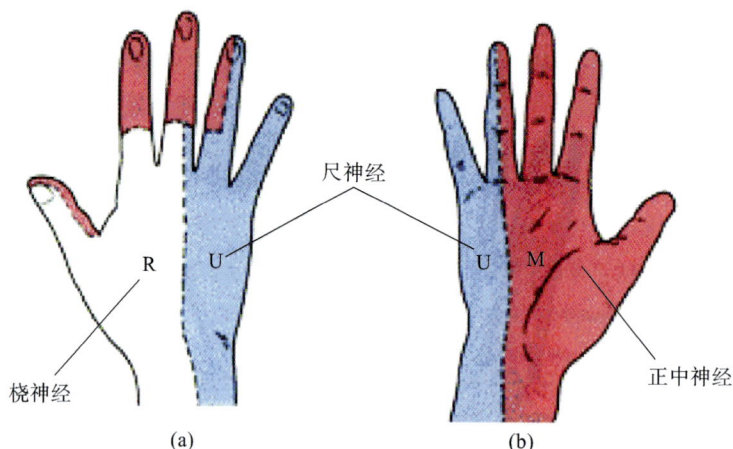

图 11-42　手部皮肤的神经支配

正中神经在臂部一般无分支，在肘部、前臂和手掌发出肌支，支配除肱桡肌、尺侧腕屈肌和指深屈肌尺侧半以外的所有前臂屈肌。在手掌支配除拇收肌以外的鱼际肌和第 1、2 蚓状肌。其皮支传导桡侧半手掌、桡侧三个半手指掌面皮肤及中远节指背皮肤感觉。

前臂和腕部外伤时常累及正中神经，出现正中神经分布区域的功能障碍，表现如下：①运动障碍：前臂不能旋前，屈腕能力减弱，拇指、食指和中指不能屈曲，拇指不能做对掌运动。②感觉障碍：皮支分布区域感觉障碍，尤以拇指、食指、中指远节最为明显。③肌萎缩：鱼际肌萎缩，手掌变平坦，称为"猿掌"（图 11-43）。

（3）尺神经（图 11-41、图 11-42）：自臂丛发出后，尺神经在肱动脉内侧下行，在臂中部转向后下，经尺神经沟进入前臂、沿尺动脉的内侧下降达腕部。尺神经在臂部无分支，在行经尺神经沟时位置表浅又紧贴骨面，骨折时易受损。在前臂尺神经发出肌支支配尺侧腕屈肌和指深屈肌尺侧半。尺神经入手掌后发出肌支支配小鱼际肌、拇收肌、全部骨间肌和第 3、4 蚓状肌。其皮支分布于手掌尺侧半、尺侧一个半手指掌面的皮肤，以及手背尺侧半和尺侧两个半指背面的皮肤。

尺神经在肱骨内上髁后方、桡腕关节内侧较易受损，表现为屈腕力减弱，环指和小指的远节指骨不能屈曲。小鱼际肌萎缩变平坦，拇指不能内收，骨间肌萎缩，各指不能互相靠近，各掌指关节过伸，

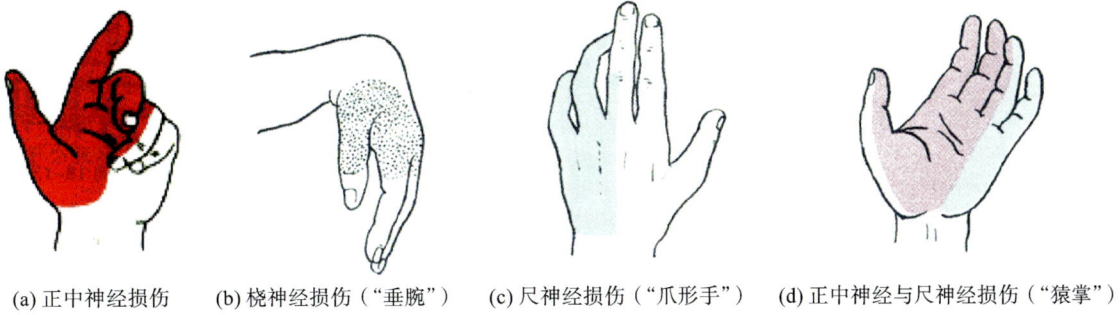

(a) 正中神经损伤　　(b) 桡神经损伤（"垂腕"）　　(c) 尺神经损伤（"爪形手"）　　(d) 正中神经与尺神经损伤（"猿掌"）

图 11-43　正中神经、尺神经和桡神经损伤的手形

出现"爪形手"（图 11-43）。手掌及手背内侧缘皮肤感觉丧失。

（4）桡神经（图 11-41、图 11-42）：自臂丛发出后，在肱三头肌深面，紧贴肱骨后面的桡神经沟行向外下，在肱骨外上髁的前方至前臂，沿前臂后面下行入手背。在臂部，桡神经发出分支支配肱三头肌。在前臂发出分支支配肱桡肌和前臂后群肌。其皮支支配臂部及前臂后面的皮肤，手背桡侧半及桡侧两个半指背面的皮肤。

肱骨中段或中、下 1/3 交界处骨折时，容易合并桡神经损伤。主要运动障碍是前臂伸肌瘫痪，表现为抬前臂时呈"垂腕"状态（图 11-43）。感觉障碍以第 1、2 掌骨间隙背面皮肤最为明显。

（5）腋神经（图 11-44）：自臂丛发出后，绕肱骨外科颈至三角肌深面。肌支支配三角肌和小圆肌，皮支分布于肩部和臂外侧上部的皮肤。

肱骨外科颈骨折、肩关节脱位或腋杖压迫，均可造成腋神经损伤而致三角肌瘫痪，表现为臂不能外展，三角肌区皮肤感觉障碍。由于三角肌萎缩，肩部失去圆隆外形，肩峰突出，形成"方形肩"。

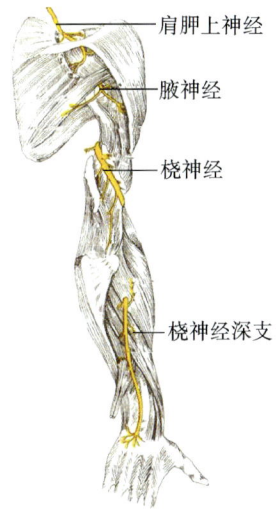

图 11-44　上肢后面的神经

#### （三）胸神经前支

胸神经前支共 12 对，有节段性分布特点。第 1～11 对为肋间神经，位于相应肋间隙中；第 12 对为肋下神经，位于第 12 肋下方。它们的肌支支配肋间肌和腹前外侧群肌，皮支分布于胸、腹壁的皮肤以及胸、腹膜壁层（图 11-45）。胸神经前支在胸、腹壁皮肤的节段性明显，由上而下按神经顺序依次排列如下：$T_2$ 分布区相当胸骨角平面，$T_4$ 分布区相当于乳头平面，$T_6$ 分布区相当于剑突平面，$T_8$ 分布区相当于肋弓平面，$T_{10}$ 分布区相当于脐平面，$T_{12}$ 分布区则相当于耻骨联合与脐连线中点平面。临床上常以上述节段性分布平面为标志检查感觉障碍的节段位置，来测定麻醉平面的高低或推断脊髓损伤平面。

#### （四）腰丛

**1. 组成和位置**　腰丛由第 12 胸神经前支一部分、第 1～3 腰神经前支和第 4 腰神经前支一部分组成（图 11-46），位于腰大肌深面。

**2. 主要分支**　支配髂腰肌等。

（1）髂腹下神经和髂腹股沟神经：二者走行方向略同，并行，分布于腹股沟区的肌肉和皮肤，其中髂腹股沟神经还分布于阴囊（或大阴唇）的皮肤。

（2）股神经（图 11-47）：腰丛最大分支，自腰丛发出后，经腹股沟韧带中点稍外侧的深面进入大腿，行于股三角内。股神经发出的肌支主要支配缝匠肌和股四头肌，皮支分布于大腿和膝关节前面的皮肤，最长的皮支称隐神经，伴大隐静脉下行至足内侧缘，分布于小腿内侧面和足内侧缘的皮肤。

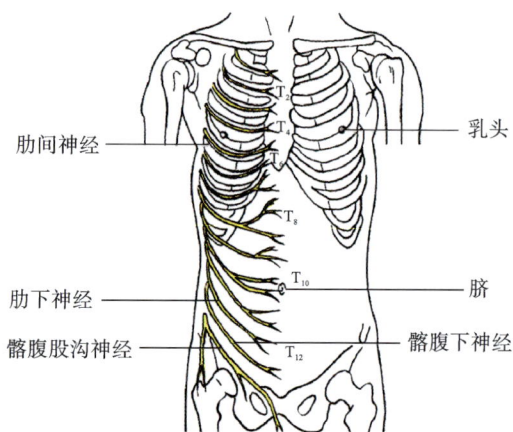

图 11-45 胸神经前支的节段性分布

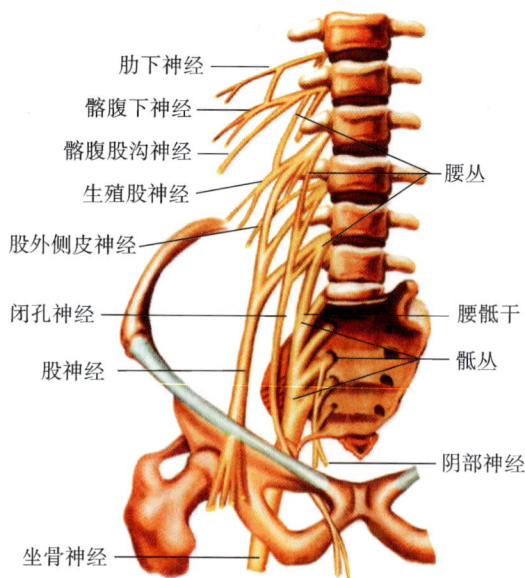

图 11-46 腰丛、骶丛神经

股神经损伤后主要表现为屈髋无力,坐位时不能伸膝,行走困难,股四头肌萎缩,膝跳反射消失,大腿前面和小腿内侧面皮肤感觉障碍。

(3) 闭孔神经(图 11-47):自腰丛发出后沿盆腔侧壁下行,穿闭孔到大腿内侧部,分布于髋关节、大腿内侧肌群和大腿内侧面皮肤。闭孔神经受损时出现大腿内收力减弱,仰卧时患肢不能置于健侧大腿之上,大腿内侧皮肤感觉障碍。

### (五) 骶丛

**1. 组成与位置** 由第4腰神经前支的一部分、第5腰神经前支及全部骶、尾神经的前支组成,是全身最大的神经丛。

**2. 主要分支** 分布于盆壁、臀部、会阴、股后部、小腿以及足部的肌肉和皮肤(图 11-48)。

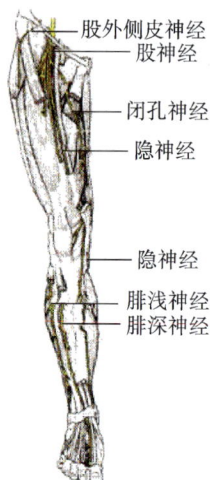

图 11-47 下肢前面的神经

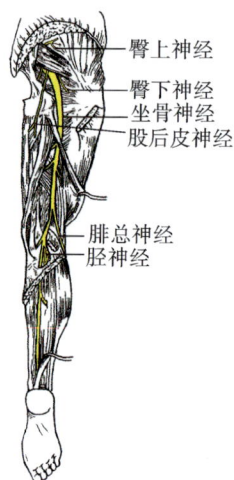

图 11-48 下肢后面的神经

1) 臀上神经 从骶丛发出后,经梨状肌上孔出盆腔至臀部,支配臀中肌和臀小肌。

2) 臀下神经 从骶丛发出后,经梨状肌下孔出盆腔至臀部,支配臀大肌。

3) 阴部神经 从骶丛发出后,经梨状肌下孔出盆腔,进入会阴部,分布于会阴部、肛门和外生殖器的肌肉和皮肤。

4）坐骨神经 全身最粗大的神经。穿梨状肌下孔出盆腔,进入臀大肌的深面,经股骨大转子和坐骨结节之间下行至大腿后面,沿大腿后群肌的深面下行,在腘窝上角处分为胫神经和腓总神经。在大腿后面发出肌支支配大腿后群肌。

（1）胫神经:坐骨神经主干的直接延续,在腘窝内与腘动脉伴行至小腿后面,沿小腿后群肌的深面下行,经内踝后方进入足底,分为足底内侧神经和足底外侧神经。胫神经发出的肌支支配小腿后群肌和足底肌;皮支分布于小腿后面下部、足底和足背外侧缘的皮肤。

胫神经损伤后主要表现为足内翻力弱,不能跖屈,不能以足尖站立。由于小腿前外侧群肌过度牵拉,足呈背屈、外翻位,出现"钩状足"畸形（图11-49）。感觉障碍区以足底面皮肤明显。

（2）腓总神经:自坐骨神经分出后,沿腘窝外侧缘下行,绕腓骨头后方至腓骨颈外侧向前,分为腓浅神经和腓深神经。腓浅神经在小腿外侧群肌之间下行,发出肌支支配小腿外侧群肌,皮支分布于小腿外侧、足背和第2～5趾背面的皮肤。腓深神经在小腿前群肌之间下行至足背,发出肌支支配小腿前群肌和足背肌,皮支分布于第1、2趾相对缘的皮肤。

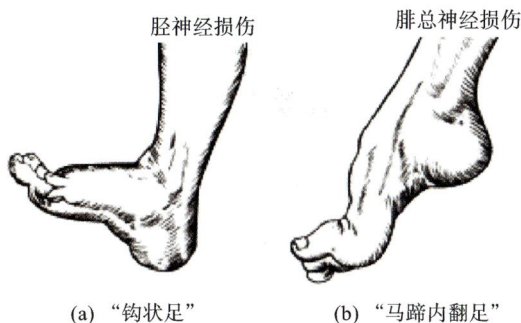

图 11-49 病理性足形

(a) "钩状足"　　　(b) "马蹄内翻足"

腓总神经在腓骨颈处位置表浅,容易受损而出现足不能背屈,趾不能伸,足下垂且内翻的"马蹄内翻足"外观（图11-49）,行走时呈"跨阈步态"。感觉障碍在小腿外侧面和足背较为明显。

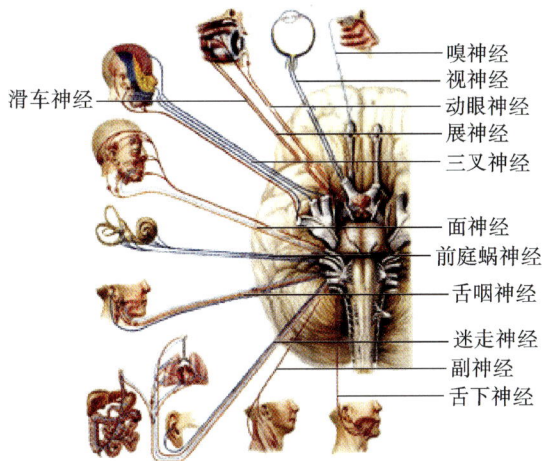

图 11-50 脑神经概况

## 二、脑神经

脑神经共12对（图11-50）,成分复杂,有7种纤维成分,按性质分为感觉性、运动性和混合性脑神经。主要脑神经如下。

### （一）嗅神经

嗅神经为感觉性脑神经,起自鼻腔嗅区黏膜中的嗅细胞,中枢突聚集成嗅丝,向上穿筛孔入颅腔,止于嗅球,传导嗅觉冲动（图11-50）。

### （二）视神经

视神经为感觉性脑神经,由视网膜节细胞的轴突在视神经盘处聚集而成,穿视神经管入颅腔,左、右视神经于垂体前方形成视交叉,后形成视束,止于外侧膝状体,传导视觉冲动（图11-50）。

### （三）动眼神经

动眼神经为运动性脑神经,由动眼神经核发出的躯体运动纤维和动眼神经副核发出的内脏运动纤维构成（图11-50）。自中脑脚间窝出脑,沿海绵窦外侧壁前行,出海绵窦经眶上裂入眶。躯体运动纤维支配提上睑肌、上直肌、下直肌、内直肌和下斜肌;内脏运动纤维（副交感纤维）支配瞳孔括约肌和睫状肌,完成瞳孔对光反射和晶状体调节反射。一侧动眼神经受损时,会导致患眼除外直肌和上斜肌以外的全部眼外肌瘫痪,表现为上睑下垂、眼外斜视、瞳孔散大和患眼瞳孔对光反射消失等症状。

### （四）滑车神经

滑车神经为运动性脑神经（图11-50）,起自中脑的滑车神经核,经下丘下方出脑,绕大脑脚外侧前行,穿海绵窦,经眶上裂入眶,支配上斜肌。

### （五）三叉神经

三叉神经为混合性脑神经，是最粗大的脑神经，含躯体运动纤维和躯体感觉纤维。躯体运动纤维起自脑桥内的三叉神经运动核，进入下颌神经，经卵圆孔出颅，分布于咀嚼肌；躯体感觉纤维的胞体位于三叉神经节内，其周围突组成三大分支。

**1. 眼神经**　眼神经为感觉性脑神经，穿经海绵窦外侧壁，经眶上裂入眶，发出分支分布于眼球、结膜、硬脑膜、泪腺以及鼻背和睑裂以上的皮肤（图 11-51、图 11-52）。

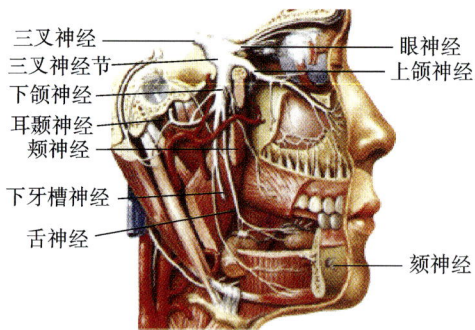

图 11-51　三叉神经的主要分支

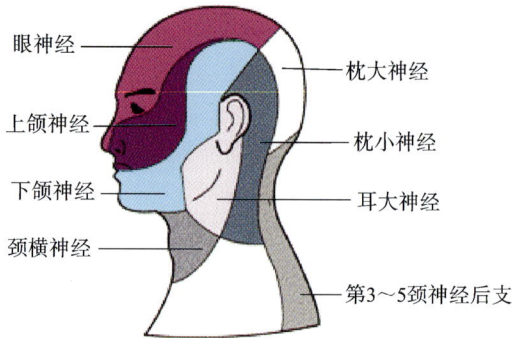

图 11-52　三叉神经皮支的分布范围

**2. 上颌神经**　上颌神经为感觉性脑神经，穿经海绵窦外侧壁，经圆孔出颅，向前经眶下裂入眶，延续为眶下神经，分布于睑裂与口裂之间的皮肤，上颌牙齿与牙龈、上颌窦、鼻腔、口腔腭部和鼻咽部黏膜等（图 11-51、图 11-52）。

**3. 下颌神经**　下颌神经为混合性脑神经，最粗大，经卵圆孔出颅，运动纤维支配咀嚼肌，感觉纤维分布于硬脑膜、下颌牙齿与牙龈、舌前 2/3 和口腔底的黏膜、耳颞区及口裂以下的皮肤等处（图 11-51、图 11-52）。

以眼裂和口裂为界，三大分支在头面部皮肤有明确分布区（图 11-52）。一侧三叉神经受损时，可导致患侧头面部皮肤及眼、鼻腔和口腔黏膜的一般感觉丧失；角膜反射消失；患侧咀嚼肌瘫痪，张口时下颌偏向患侧。临床上三叉神经痛可累及三叉神经的任何一支或全部分支，疼痛范围与该支在面部的分布区相一致，当压迫眶上孔、眶下孔或颏孔时，可加剧或诱发疼痛。

### （六）展神经

展神经（又称外展神经）为运动性脑神经（图 11-50），起自脑桥内的展神经核，经延髓脑桥沟出脑，穿入海绵窦经眶上裂入眶支配外直肌。展神经损伤可引起外直肌瘫痪，导致内斜视。

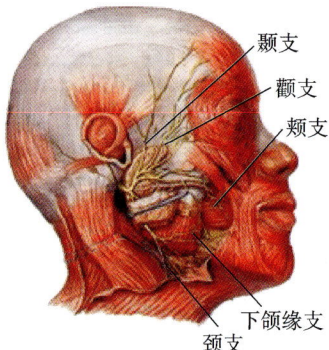

图 11-53　面神经在面部的分支

### （七）面神经

面神经为混合性脑神经，含躯体运动纤维、内脏运动纤维和内脏感觉纤维 3 种纤维成分，大部分为躯体运动纤维。从延髓脑桥沟出脑后，经内耳门、内耳道进入面神经管。在面神经管内，内脏运动纤维支配泪腺等的分泌，内脏感觉纤维分布于舌前 2/3 黏膜味蕾，传导味觉。躯体运动纤维出茎乳孔后进入腮腺，分支交织成丛，发出颞支、颧支、颊支、下颌缘支和颈支（图 11-53），支配面部表情肌和颈阔肌。面神经行程较长，损伤部位不同时，症状有差异。面神经管外损伤时，表现为患侧表情肌瘫痪，如额纹消失、不能闭眼、不能皱眉、角膜反射消失、鼻唇沟变浅或消失、口角歪向健侧、不能鼓腮和吹口哨、说话时唾液从口角流出；面神经管内损伤时，患者除表情肌瘫痪外，还伴有患侧舌前 2/3 味觉丧失以及泪腺等分泌障碍引起的眼干、鼻腔干燥等症状。

### (八) 前庭蜗神经

前庭蜗神经为感觉性脑神经,包括前庭神经和蜗神经(图11-50)。前庭神经传导来自内耳壶腹嵴、椭圆囊斑和球囊斑的平衡觉冲动;蜗神经传导来自内耳螺旋器的听觉冲动。二者伴行,经内耳门入颅腔,分别终止于脑桥内的前庭神经核和蜗神经核。前庭蜗神经损伤后表现为患侧耳聋和平衡觉功能障碍,通常伴有恶心、呕吐等症状。

### (九) 舌咽神经

舌咽神经为混合性脑神经,含4种纤维成分。自延髓发出后,经颈静脉孔出颅,在颈内动、静脉之间下行,然后呈弓形入舌(图11-54)。其躯体运动纤维支配茎突咽肌;内脏运动纤维在耳神经节内换元后支配腮腺分泌;躯体感觉纤维传导软腭等部位的一般感觉;内脏感觉纤维分布于舌后1/3黏膜味蕾以及颈动脉窦和颈动脉小球,传导味觉,调节血压和呼吸。舌咽神经受损时,可出现患侧舌后1/3味觉丧失,舌根和咽峡区痛觉障碍,患侧咽肌肌力减弱等。

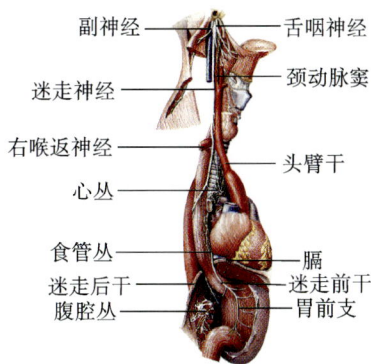

图 11-54 舌咽神经、迷走神经、副神经等

### (十) 迷走神经

迷走神经为混合性脑神经,行程最长,分布范围最广,含4种纤维成分。其躯体运动纤维支配咽喉肌;躯体感觉纤维传导硬脑膜、耳廓和外耳道皮肤的一般感觉;内脏运动纤维(副交感纤维)起自延髓内的迷走神经背核,分布于颈部、胸部和腹部脏器,管理平滑肌、心肌和腺体活动;内脏感觉纤维传导颈部、胸部和腹部器官感觉。迷走神经自延髓发出后,经颈静脉孔出颅,在颈内静脉和颈内动脉或颈总动脉后方下行,经胸廓上口入胸腔,伴食管下行,穿膈肌食管裂孔进入腹腔,发出分支分布于肝、胰、脾、肾以及结肠左曲以上的消化管(图11-54)。

重要分支如下。

**1. 喉上神经** 在颈静脉孔下方发出,分内、外两支,外支支配环甲肌,内支为感觉支,分布于声门裂以上喉黏膜及咽、会厌和舌根等处(图11-55)。

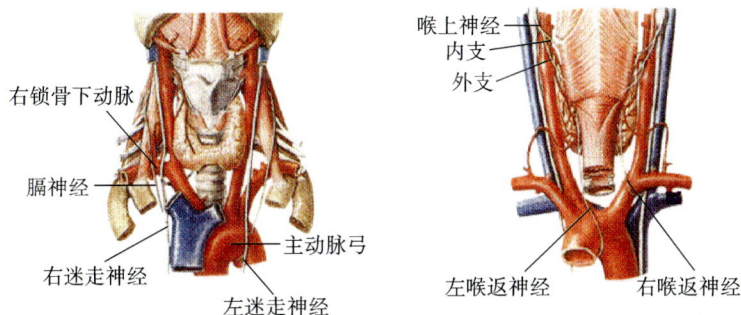

图 11-55 迷走神经的分支

**2. 喉返神经** 左、右喉返神经起始及行程有差别。左喉返神经在左迷走神经经过主动脉弓前方处发出,并勾绕主动脉弓返回至颈部;右喉返神经在右迷走神经经过右锁骨下动脉前方处发出,并勾绕此动脉,上行返回至颈部。左、右喉返神经均沿气管食管旁沟上行至甲状腺侧叶深面、环甲关节的后方入喉,改称喉下神经,分别传导声门裂以下喉黏膜感觉,运动纤维支配除环甲肌以外的所有喉肌(图11-55)。

喉返神经在入喉前与甲状腺下动脉及其分支相互交叉,在甲状腺手术结扎甲状腺下动脉时,应避免损伤此神经。若损伤一侧喉返神经,可导致声音嘶哑;若两侧喉返神经均受损,患者可出现失音、呼吸困难,甚至窒息等。

#### (十一)副神经

副神经为运动性脑神经,与延髓相连,经颈静脉孔出颅,支配胸锁乳突肌和斜方肌(图11-54)。若一侧副神经受损,则同侧胸锁乳突肌和斜方肌瘫痪,患者出现头不能向患侧侧屈、面部不能转向对侧、患侧不能耸肩及肩胛骨下垂等症状。

#### (十二)舌下神经

舌下神经为运动性脑神经,由舌下神经核发出后,自延髓前外侧沟出脑,经舌下神经管出颅,支配舌肌(图11-50)。若一侧舌下神经受损,则患侧半舌肌瘫痪,伸舌时舌尖偏向患侧。

### 三、内脏神经

内脏神经包括内脏运动神经和内脏感觉神经。

#### (一)内脏运动神经(图11-56、图11-57)

**1. 与躯体运动神经的区别** 躯体运动神经支配骨骼肌,纤维成分单一,自低级中枢至骨骼肌仅含一级神经元;而内脏运动神经支配内脏、心血管和腺体,有交感和副交感两种纤维成分,多数内脏器官受其双重支配,且自低级中枢发出后需在周围神经节内交换神经元,再支配效应器。

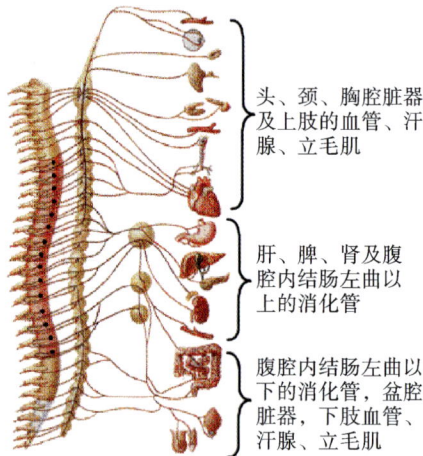

图11-56　交感神经纤维走行模式图

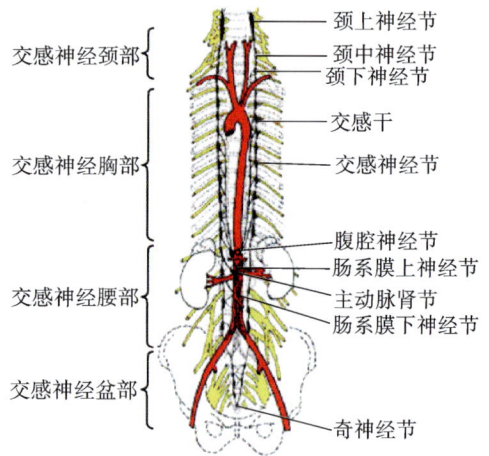

图11-57　交感干和交感神经节

**2. 分类** 内脏运动神经分为交感神经和副交感神经两部分。

1)交感神经

(1)中枢部:低级中枢位于脊髓第1胸节段至第3腰节段侧角内的交感神经元,由此发出节前纤维。

(2)周围部:包含交感神经节(椎旁神经节和椎前神经节)、交感干、交通支(白交通支和灰交通支)及交感神经丛(图11-56、图11-57)。椎旁神经节又称交感干神经节,位于脊柱两旁,借节间支连成交感干,上端至颅底外面,下端在第3尾椎前方合并,每侧有19~24个神经节,节后纤维部分起自这些神经节;椎前神经节呈不规则的结节状团块,位于脊柱前方、腹主动脉不成对脏支根部,如腹腔神经节、肠系膜上神经节、肠系膜下神经节及主动脉肾神经节。白交通支是脊髓侧角细胞发出的节前纤维离开脊神经进入交感干神经节的通路,仅见于全部胸神经和上3对腰神经与交感干神经节之间,因纤维有髓鞘、呈白色而得名。灰交通支是交感干神经节发出的节后纤维进入脊神经的通路,存在于交感干神经节与全部脊神经之间,因纤维无髓鞘、呈灰色而得名。

(3)分布:脊髓第1~5胸节段侧角交感神经元发出的节前纤维,交换神经元后,节后纤维支配头、颈、胸腔脏器及上肢的血管、汗腺、立毛肌;第5~12胸节段侧角交感神经元发出的节前纤维,交换神经元后,节后纤维支配肝、脾、肾等实质性器官和腹腔内结肠左曲以上的消化管;第1~3腰节段侧角细胞发出的节前纤维交换神经元后,节后纤维支配腹腔内结肠左曲以下的消化管,盆腔脏器,及下肢的血管、汗腺及立毛肌。

2）副交感神经

（1）中枢部：低级中枢位于脑干的内脏运动核和脊髓第 2～4 骶节段的骶副交感核，由此发出节前纤维。

（2）周围部：包括副交感神经节（器官内节和器官旁节），以及进出副交感神经节的节前纤维、节后纤维。

（3）分布：

①颅部副交感神经：其节前纤维与动眼神经、面神经、舌咽神经和迷走神经伴行。动眼神经的副交感神经节前纤维，由中脑内的动眼神经副核发出，进入眶后在睫状神经节内交换神经元，节后纤维穿入眼球壁，分布于瞳孔括约肌和睫状肌；面神经的副交感神经节前纤维，由脑桥内的上泌涎核发出，一部分经岩大神经至翼腭神经节交换神经元，节后纤维至泪腺和鼻腔黏膜的腺体，另一部分通过鼓索加入舌神经，到下颌下神经节交换神经元，节后纤维分布于下颌下腺和舌下腺；舌咽神经的副交感神经节前纤维，由延髓内的下泌涎核发出，至卵圆孔下方的耳神经节交换神经元，节后纤维分布到腮腺；迷走神经的副交感神经节前纤维，由延髓的迷走神经背核发出，随迷走神经分支到胸、腹腔脏器的器官旁节或器官内节交换神经元，节后纤维随即分布至胸、腹腔脏器（结肠左曲以下的消化管除外）。

②骶部副交感神经：节前纤维由脊髓第 2～4 骶节段副交感神经核发出，随骶神经前根、前支出骶前孔至盆腔，组成盆内脏神经，加入盆丛，随盆丛分支分布到降结肠、乙状结肠、盆腔脏器和外生殖器等，在器官旁节或器官内节交换神经元，节后纤维支配这些器官的平滑肌和腺体。

**3. 交感神经与副交感神经的主要区别** 交感神经低级中枢由脊髓胸腰部灰质的中间带外侧核组成，副交感神经的低级中枢则由脑干和脊髓骶部的副交感核组成。交感神经节包括椎旁神经节和椎前神经节，位于脊柱两旁和前方，副交感神经节为器官旁节和器官内节，位于所支配器官附近或壁内，故副交感神经节前纤维比交感神经节前纤维长，而其节后纤维则较短。一个交感节前神经元的轴突可与许多节后神经元组成突触，而一个副交感节前神经元的轴突与较少的节后神经元组成突触，所以交感神经的作用范围广泛，而副交感神经的作用范围较局限。交感神经分布广泛，除头颈部、胸部、腹腔脏器外，还遍及全身血管、腺体、立毛肌等，而副交感神经分布不如交感神经广泛，一般认为大部分血管、汗腺、立毛肌、肾上腺髓质不受其支配。交感神经与副交感神经对同一器官的作用既相互拮抗又相互统一，机体运动加强时，交感神经兴奋性加强，副交感神经相对抑制，心跳加快、血压升高、支气管扩张等，以适应环境的剧烈变化；机体安静或睡眠时，副交感神经兴奋性增强，交感神经相对抑制，心跳减慢、血压下降等，有利于体力恢复和能量储存。

**（二）内脏感觉神经**

内脏感觉神经通过感受器接受来自内脏、血管等处的刺激，将其转变为神经冲动传至中枢。与躯体感觉神经一样，内脏感觉神经元的胞体位于脊神经节和脑神经节内，为假单极神经元。周围突随交感神经和副交感神经分布，中枢突进入脊髓和脑干，分别止于脊髓后角和脑干内的孤束核。

内脏感觉由特殊内脏感觉和一般内脏感觉组成。一般内脏感觉指除嗅觉和味觉外的全部血管、腺体和内脏的感觉，特殊内脏感觉指嗅觉和味觉。与躯体感觉相比，内脏感觉痛阈较高，对炎症、缺血、痉挛和牵拉刺激敏感，对切割、烧灼等刺激不敏感；感觉弥散，定位不准确，分辨力差，因此会出现牵涉性痛，即某些内脏器官发

知识拓展 11-2

生病变时，常在体表一定区域产生感觉过敏或疼痛感觉的现象，可发生在患病内脏邻近或较远的皮肤区。如：心绞痛时，常在胸前区及左臂内侧感到疼痛；肝胆疾病时，常在右肩部感到疼痛等。

# 第四节 神经传导通路

根据传导方向不同,神经传导通路分为两大类:感觉传导通路(上行传导通路)和运动传导通路
(下行传导通路)。感受器感受机体内、外环境的刺激,将刺激转换为神经冲动并沿着传入神经传递
到中枢相应部位,最后在大脑皮质形成感觉的神经传导路径称为感觉传导通路。大脑皮质将传入的
感觉信息分析整合后发出指令,沿传出神经到达低级中枢的运动神经元再到达躯体或内脏的效应
器,从而产生效应的神经传导路径称为运动传导通路。所以,感觉传导通路和运动传导通路分别是
反射弧的传入部和传出部。

## 一、感觉传导通路

### (一)躯干、四肢本体感觉和精细触觉传导通路

本体感觉指肌、腱、关节等运动器官的位置觉、运动觉和振动觉,又称深感觉。此通路为意识性
深感觉传导通路,也传导皮肤精细触觉,由三级神经元组成(图 11-58)。第 1 级神经元胞体位于脊神
经节内,周围突随脊神经分布到本体感受器和皮肤精细触觉感受器,中枢突经脊神经后根进入脊髓
同侧后索,来自脊髓第 5 胸节段以下的纤维形成薄束,传导躯干下部、下肢的本体感觉和精细触觉;
来自第 4 胸节段以上的纤维形成楔束,传导躯干上部、上肢的本体感觉和精细触觉,薄束和楔束沿脊
髓后索上行,分别止于延髓的薄束核和楔束核。第 2 级神经元胞体位于延髓的薄束核和楔束核,发
出纤维呈弓形前行至中央管腹侧交叉,形成内侧丘系交叉,交叉后的纤维在中线两侧上行,称内侧丘
系,经脑桥和中脑终于背侧丘脑腹后外侧核。第 3 级神经元胞体位于背侧丘脑腹后外侧核,发出纤
维组成丘脑中央辐射,经内囊后肢投射到大脑皮质中央后回的上、中部和中央旁小叶的后部。该传
导通路受损时,患者闭目不能确定相应部位的位置、姿势和运动方向,振动觉消失,同时精细触觉也
丧失。

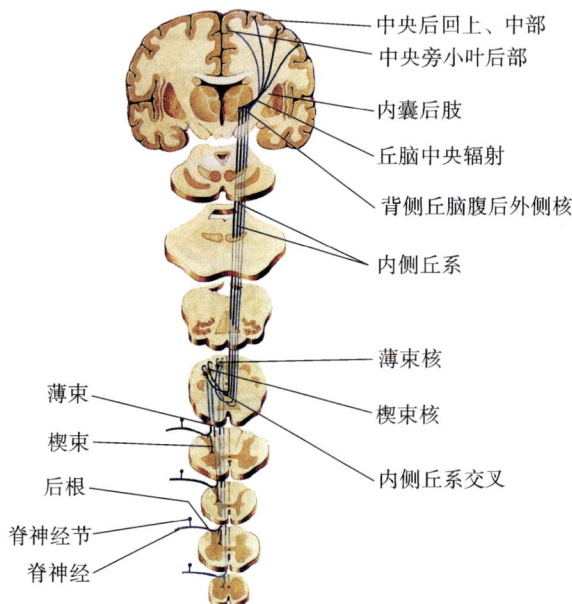

图 11-58 躯干、四肢本体感觉和精细触觉传导通路

### (二) 躯干、四肢痛温觉、粗略触觉和压觉传导通路

此通路也称浅感觉传导通路,由三级神经元组成(图 11-59)。第 1 级神经元胞体位于脊神经节内,周围突分布到皮肤感受器,中枢突经脊神经后根进入脊髓,止于脊髓灰质后角细胞。第 2 级神经元胞体位于脊髓后角,发出纤维上升 1~2 个脊髓节段,经白质前连合交叉到对侧,一部分纤维进入外侧索组成脊髓丘脑侧束,传导痛觉和温度觉;另一部分纤维进入前索组成脊髓丘脑前束,传导粗略触觉和压觉,两束在脊髓外侧索和前索上行,经脑干终于背侧丘脑腹后外侧核。第 3 级神经元胞体位于背侧丘脑腹后外侧核,发出纤维加入丘脑中央辐射,经内囊后肢投射到大脑皮质的中央后回上、中部和中央旁小叶后部。一侧脊髓丘脑侧束和脊髓丘脑前束受损时,受损平面 1~2 个脊髓节段以下对侧皮肤痛觉、温度觉减弱或丧失,触觉缺失不显著,因为后索亦传导精细触觉。

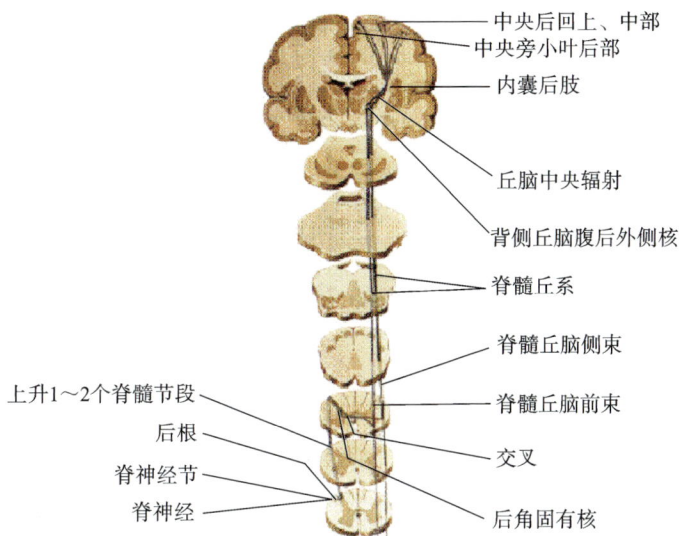

图 11-59 躯干、四肢痛温觉、粗略触觉和压觉传导通路

### (三) 头面部痛温觉、粗略触觉和压觉传导通路

此通路由三级神经元组成(图 11-60)。第 1 级神经元胞体位于三叉神经节内,周围突组成三叉神经分支,分布于头面部皮肤和黏膜感受器,中枢突进入脑桥,传导痛温觉的纤维下降形成三叉神经脊束,止于三叉神经脊束核,传导触压觉的纤维止于三叉神经脑桥核。第 2 级神经元胞体位于三叉神经脊束核和三叉神经脑桥核,发出纤维交叉至对侧,组成上行的三叉丘系,止于背侧丘脑腹后内侧核。第 3 级神经元胞体位于背侧丘脑腹后内侧核,发出纤维参与组成丘脑中央辐射,经内囊后肢投射到大脑皮质的中央后回下部。

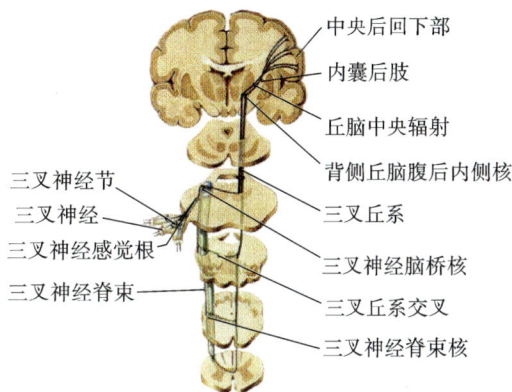

图 11-60 头面部痛温觉、粗略触觉和压觉传导通路

### (四) 视觉传导通路

两眼平视前方所看到的空间范围称视野,每侧眼视野分为颞侧半视野和鼻侧半视野。由于眼球屈光装置对光线的折射作用,鼻侧半视野物像投射到颞侧半视网膜,颞侧半视野物像投射到鼻侧半视网膜等。视觉传导通路由三级神经元组成(图 11-61)。第 1 级神经元为视网膜双极细胞,其周围

突与光感受器细胞形成突触,中枢突与节细胞形成突触。第 2 级神经元即视网膜节细胞,轴突在视神经盘处集合形成视神经,经视神经管入颅腔,两侧视神经部分纤维在垂体窝前方交互形成视交叉,延续为视束,视交叉中来自双眼鼻侧半视网膜的纤维交叉,来自颞侧半的纤维不交叉,左侧视束含两眼视网膜左侧半纤维,右侧视束含两眼视网膜右侧半纤维,视束绕过大脑脚,终止于外侧膝状体。第 3 级神经元胞体位于外侧膝状体内,发出纤维形成视辐射,经内囊后肢投射到大脑皮质距状沟上下的视觉中枢,产生视觉。当视觉传导通路不同部位损伤时,可致不同视野缺损:视网膜损伤引起对应盲点;一侧视神经损伤致患侧视野全盲;视交叉中央部交叉纤维损伤(如垂体瘤压迫)致双眼视野颞侧半偏盲;视交叉外侧部非交叉纤维损伤(如颈内动脉瘤压迫)致患侧视野鼻侧半偏盲;一侧视束及以后传导通路(视辐射、视区皮质)损伤致双眼对侧半视野同向性偏盲,如右侧损伤可致右眼视野鼻侧半和左眼视野颞侧半偏盲等。

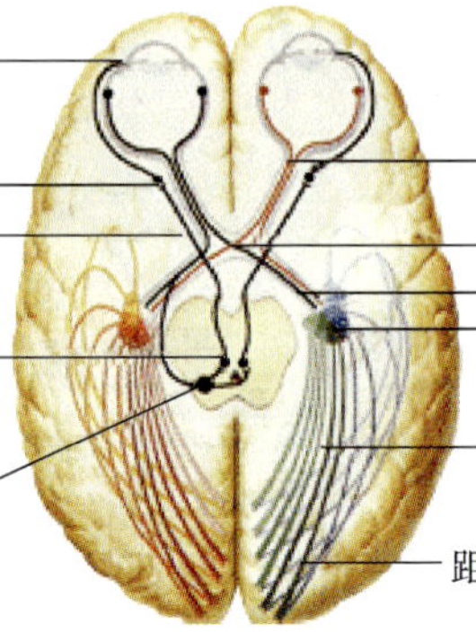

图 11-61 视觉传导通路

## 附:瞳孔对光反射通路

光照一侧瞳孔引起两眼瞳孔缩小的反应称瞳孔对光反射,光照侧眼的反应为直接对光反射,未光照侧眼的反应为间接对光反射。该反射由视神经和动眼神经中的副交感纤维完成,通路如下:视网膜产生视觉冲动,依次经视神经、视交叉及两侧视束传导,视束中少量纤维经上丘臂至中脑顶盖前区(对光反射中枢),其细胞接收信息并发出纤维至双侧动眼神经副核,再经动眼神经至睫状神经节,交换神经元后发出节后纤维分布至瞳孔括约肌,使其收缩,瞳孔缩小。若一侧视神经受损,光照患侧瞳孔,两侧瞳孔均无反应;光照健侧瞳孔,两侧瞳孔都缩小,即患侧直接对光反射消失,间接对光反射存在。若一侧动眼神经受损,分别光照两侧瞳孔;患侧瞳孔均无反应,即患侧直接和间接对光反射均消失。

## 二、运动传导通路

运动传导通路是大脑皮质对骨骼肌运动进行控制和调节的传导通路,包括锥体系和锥体外系两部分。锥体系通过直接或间接作用于下运动神经元,来调控并执行随意运动。锥体外系是指锥体系以外调控随意运动的传导通路。

### (一)锥体系

锥体系支配骨骼肌的随意运动,由上运动神经元(大脑皮质中央前回和中央旁小叶前部的锥体细胞)和下运动神经元(脊髓前角运动神经元和脑神经运动核)两级神经元组成。

**1. 皮质脊髓束** 管理躯干、四肢骨骼肌的随意运动。由大脑皮质中央前回上、中部和中央旁小叶前部皮质的锥体细胞轴突聚集而成,经内囊后肢、中脑大脑脚、脑桥基底部下行至延髓形成锥体。在锥体下部,大部分纤维交叉至对侧,形成锥体交叉。交叉后的纤维在脊髓外侧索下行,形成皮质脊髓侧束,陆续逐节直接或间接止于各节段的前角运动神经元,皮质脊髓侧束存在于脊髓全长,支配四肢肌。小部分未交叉的纤维在同侧脊髓前索内下行,形成皮质脊髓前束,再陆续逐节交叉至对侧,直接或间接止于各节段的前角运动神经元,皮质脊髓前束只存在于脊髓中胸段以上,支配躯干肌和四肢肌(图 11-62)。

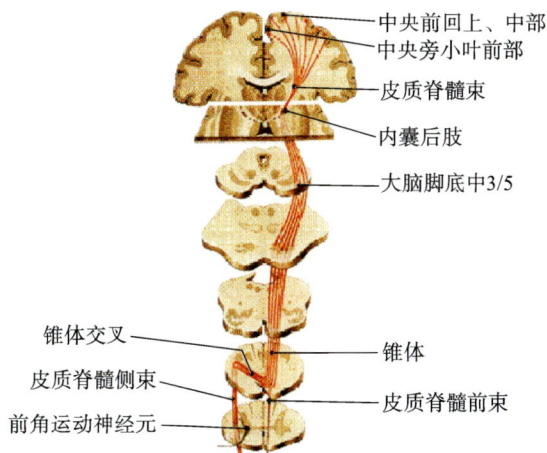

图 11-62 皮质脊髓束

**2. 皮质核束(皮质脑干束)** 调控头面部骨骼肌的随意运动。由大脑皮质中央前回下部皮质的锥体细胞轴突聚集而成,经内囊膝下降至脑干。皮质核束的大部分纤维终止于双侧的动眼神经核、滑车神经核、三叉神经运动核、外展神经核、面神经核上部、疑核和副神经核这些脑神经运动核,而小部分纤维完全交叉到对侧,终止于面神经核下部和舌下神经核,支配对侧的面下部面肌和舌肌。因此,除面神经核下部和舌下神经核受单侧(对侧)皮质核束支配外,其他脑神经运动核均接受双侧皮质核束的支配。一侧皮质核束损伤时,只有对侧面下部面肌和对侧舌肌瘫痪,而眼外肌、咀嚼肌、咽喉肌和面上部表情肌均不受影响(图 11-63)。

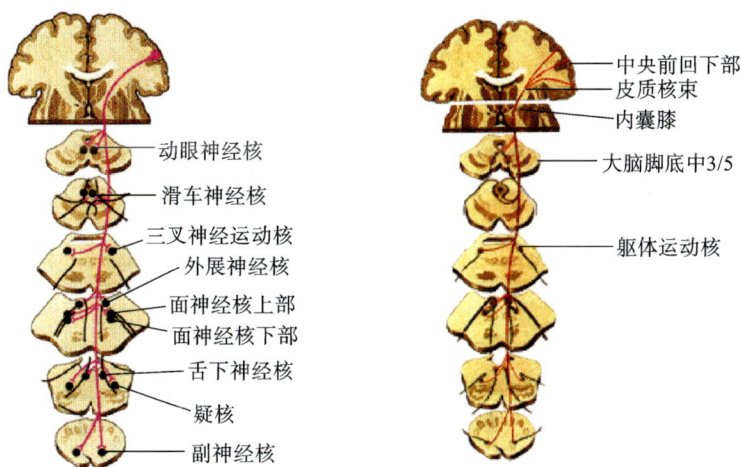

图 11-63 皮质核束

知识拓展 11-3

**(二) 锥体外系**

锥体外系指锥体系以外所有影响和控制躯体运动的神经下行传导通路,结构复杂,包括大脑皮质,皮质下基底神经核、红核、黑质、小脑、网状结构等,以及它们的纤维联系。锥体外系的主要功能是调节肌张力,协调肌群运动,维持体态姿势,协助完成习惯性、节律性动作等。锥体系和锥体外系相互配合、协调,共同控制骨骼肌的随意运动。

正如周围神经将中枢神经的指令传递至全身,维系机体的平衡与功能,我们每个人也是社会的重要组成部分,肩负着传递正能量、促进社会和谐的责任。

## 本章小结

神经系统包括中枢神经系统(脑和脊髓)和周围神经系统(脊神经、脑神经和内脏神经)。中枢神经系统是反射活动的中心,负责信息的整合与调控;周围神经系统则连接中枢神经系统与全身各部分,传递感觉和运动信号。本章重点讲解了脊髓的位置、外形和内部结构,脑的分部(如脑干、小脑、间脑和端脑)及其功能,以及大脑皮质的功能定位。此外,还阐述了脑和脊髓的被膜、血管及脑脊液循环的生理意义。

## 思考题

腓总神经损伤有哪些典型症状?

思考题答案　　　练习题及答案

（蒋　芬）

# 内分泌系统

本章PPT

**【知识目标】**

掌握内分泌系统的组成,垂体、甲状腺、甲状旁腺、胸腺、肾上腺的形态、位置及毗邻关系。

熟悉内分泌腺的结构及特点;常见内分泌腺的细微结构及功能。

了解松果体、胸腺的位置、形态、功能。

**【能力目标】**

能说出内分泌系统的组成,能运用内分泌系统基本观点及相关知识解释内分泌系统常见的生理病理现象。

**【思政目标】**

培养学生关心、爱护患者的职业素养及大爱无疆的人道主义精神。

**导言**

随着人们生活水平的提高,内分泌疾病的患病率逐年升高,呈现出幼年化趋势。如性早熟、肥胖、甲状腺功能亢进、糖尿病等。人们要如何避免患这些疾病?本章内容与之息息相关,让我们一起来学习内分泌系统这一章,共同探寻内分泌器官与身体之间的关系吧。

内分泌系统是机体重要的调节系统,在神经系统的调控下,共同维持机体的内环境稳态,调节机体的生长发育、生殖及各种代谢活动。

内分泌系统(图12-1)由内分泌腺、内分泌组织及内分泌细胞组成。内分泌腺包括松果体、垂体、甲状腺、甲状旁腺、胸腺、肾上腺和生殖腺。内分泌腺无导管,但拥有丰富的毛细血管,可分泌激素。激素直接进入血液循环,作用于特定的靶器官或靶细胞,与相应受体结合后产生特定的生物学效应。内分泌组织是散在分布于器官或组织中的细胞团块。内分泌细胞分布于心脏、胃肠道、呼吸道、肾等器官内。

**思政课堂**

案例:患者李某,男,28岁,未婚。美声歌唱演员,颈前部发现肿块1年,诊断为甲状腺恶性肿瘤。患者自诉近1年体重减轻、多汗、心悸。患者得知自己患有甲状腺恶性肿瘤的消息后,意志消沉、郁郁寡欢。在医生的建议下选择择期手术,术后患者恢复较好,但术后出现声音嘶哑。该情况的出现给患者身心带来巨大的创伤。在住院期间,医护人员多次与患者交流后得知,出于职业原因,声音是患者生命中很重要的部分,由于接受了甲状腺肿瘤切

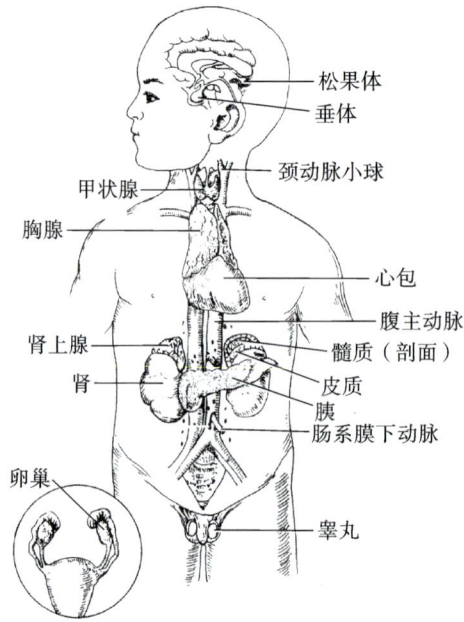

图 12-1　内分泌系统

除术,患者失去了他曾经引以为豪及赖以为生的"好"声音。患者一时之间难以接受该事实,故而术后意志消沉、郁郁寡欢。

　　思政要点:近年来,甲状腺恶性肿瘤的发病率逐年上升。由于行甲状腺肿瘤切除术对其周围腺体及淋巴结进行清扫时喉返神经容易受损,患者术后易出现声音嘶哑、呼吸困难等情况。对于甲状腺肿瘤切除术后患者,我们应当如何护理?如何让他们迅速走出阴霾?医护人员应该用足够的爱心、耐心和专业知识来爱护、关心、帮助患者,让患者能在术后更快适应和度过这个艰难的时期。医学生除了学习医学知识外,更应当有大爱无疆的人道主义精神。

# 第一节　松　果　体

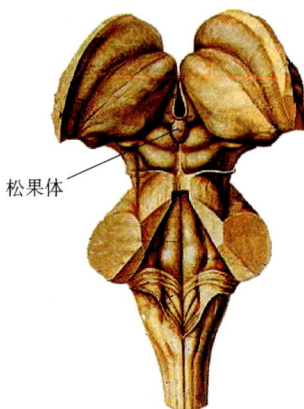

图 12-2　松果体

## 一、松果体的形态和位置

　　松果体为一椭圆形小体,长5~8 mm,宽3~5 mm,重120~200 mg。呈灰红色,位于背侧丘脑的后上方,以细柄附着于第三脑室的后部(图12-2)。松果体表面是结缔组织被膜(由软脑膜延续而来),被膜随血管伸入腺实质内,将腺实质分为许多小叶,小叶内主要有松果体细胞、神经胶质细胞和神经纤维等。松果体在儿童时期较为发达,一般从7岁开始逐渐退化。成年后松果体逐渐形成钙化斑,可在X线片上见到,临床上可将影像学位置的改变作为颅内病变的参考依据。

## 二、松果体的主要功能

　　松果体可合成、分泌多种激素,其主要合成、分泌褪黑激素。

褪黑激素通过抑制腺垂体分泌促性腺激素,间接抑制生殖腺的发育。在儿童期,当松果体功能不全时,可出现生殖器官过度发育或性早熟现象。

# 第二节 垂 体

## 一、垂体的形态和位置

垂体是人体内最复杂、最重要的内分泌腺,成人垂体重量为 0.30～0.90 g。其呈椭圆形,位于颅中窝蝶骨体的交叉前沟后方的垂体窝内,借漏斗与下丘脑相连。根据垂体的发生和结构特征,垂体分为腺垂体和神经垂体两部分。腺垂体是腺组织,分为垂体前叶(包括远侧部、结节部)和中间部。神经垂体是下丘脑某些神经元的轴突部分,分为神经部和漏斗部(图 12-3)。

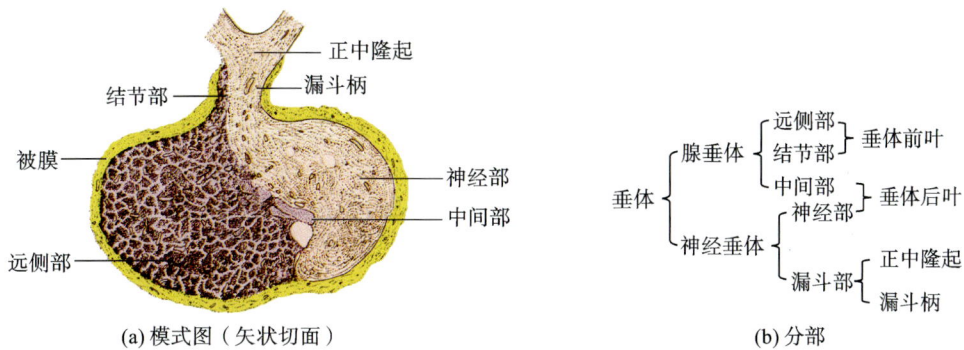

(a) 模式图（矢状切面） (b) 分部

**图 12-3 垂体**

## 二、垂体的微细结构

垂体主要由腺垂体远侧部构成。腺细胞排列呈团索状。HE 染色可见嗜酸性细胞、嗜碱性细胞、嫌色细胞三种(图 12-4)。神经垂体主要由无髓神经纤维和神经胶质细胞构成。

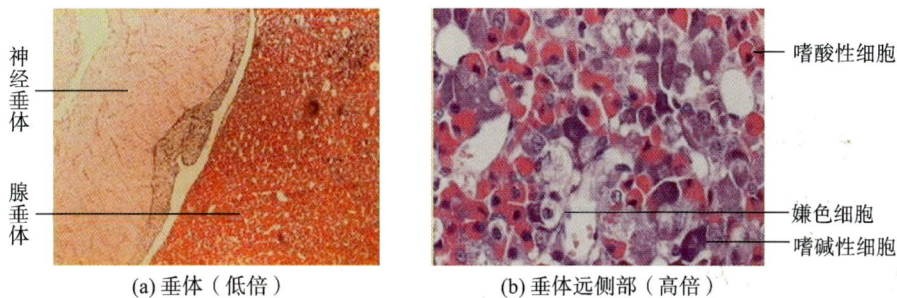

(a) 垂体（低倍） (b) 垂体远侧部（高倍）

**图 12-4 垂体光镜图**

## 三、垂体的主要功能

### (一) 腺垂体

腺垂体能分泌和储存多种多肽激素,如生长激素、促甲状腺激素、促肾上腺皮质激素、催乳素、促性腺激素等。对人体新陈代谢、生长发育、性功能等均起到调节作用,并能影响其他腺体的分泌活动。

**1. 生长激素** 主要促进骨和软组织、肌肉、内脏的生长及各种代谢。幼年时期,若生长激素分泌不足,则引起侏儒症;若生长激素分泌过多,则引起巨人症。成年时期,若生长激素分泌过多,则引起肢端肥大症。

**2. 促甲状腺激素** 能促进甲状腺激素的合成和释放。

**3. 促肾上腺皮质激素** 能促进肾上腺皮质分泌糖皮质激素。

**4. 催乳素** 能使已发育且具备泌乳条件的乳腺分泌乳汁。

**5. 促性腺激素** 主要包括卵泡刺激素和黄体生成素。卵泡刺激素：在女性中起到促进卵泡发育的作用,在男性中起到促进精子生成的作用。黄体生成素：在女性中促进黄体的生成,在男性中促进雄激素的分泌。

### (二)神经垂体

神经垂体无实际分泌作用,主要储存和释放下丘脑分泌的抗利尿激素(加压素)和催产素。

**1. 抗利尿激素(加压素)** 作用于肾远曲小管和集合管,能促进体内水分的重吸收,减少尿液排出,使血压上升。抗利尿激素分泌减少可致尿崩症。

**2. 催产素** 作用于妊娠期女性,可促进子宫平滑肌收缩,还具有促进乳腺泌乳的功能。

# 第三节 甲 状 腺

## 一、甲状腺的形态和位置

甲状腺位于颈前部,分为左、右两个侧叶,中间有甲状腺峡连接,近似"H"形,呈红褐色,是人体内最大的内分泌腺。侧叶位于喉下部和气管上部的侧面,上达甲状腺软骨中部,下至第6气管软骨环,后方平对第5～7颈椎高度,甲状腺峡平对第2～4气管软骨环(图12-5)。部分健康人群的甲状腺峡向上伸出一个锥状叶,借结缔组织与喉软骨相连,吞咽时可随喉的活动而上下移动。

## 二、甲状腺的微细结构

甲状腺表面被结缔组织被膜包裹,其腺实质内有大量甲状腺滤泡,甲状腺滤泡由大小不等的圆形单层立方滤泡上皮细胞构成,滤泡腔内有嗜酸性胶质。甲状腺滤泡间有疏松结缔组织、滤泡旁细胞和毛细血管。滤泡旁细胞颜色较淡,细胞体积较大(图12-6)。

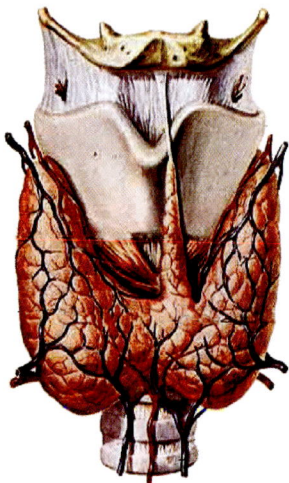

图 12-5 甲状腺前面观

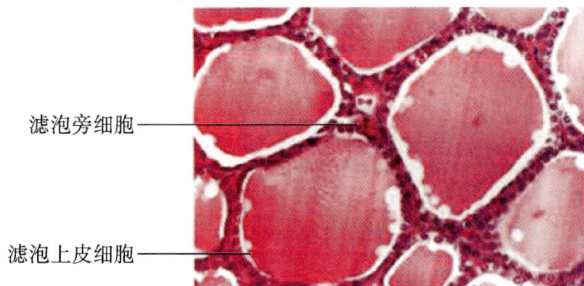

滤泡旁细胞

滤泡上皮细胞

图 12-6 甲状腺光镜图

### 三、甲状腺的主要功能

甲状腺能分泌含碘的甲状腺激素和降钙素。

**1. 甲状腺激素** 甲状腺激素可提高神经兴奋性,调节机体代谢并能影响生长发育。甲状腺激素分泌不足时,婴幼儿会出现呆小症,成人会出现黏液性水肿。甲状腺激素分泌过多时,机体会出现心跳加快、体重减轻、乏力、眼球突出等症状,称为甲状腺功能亢进(简称为甲亢)。碘对甲状腺活动具有调节作用,缺碘时可引起甲状腺增生而致甲状腺增大,在某些缺碘地区,碘得不到及时补充,可引起地方性甲状腺肿。

**2. 降钙素** 降钙素能影响钙离子和磷酸盐的代谢过程,有利于钙盐沉积于骨质,并降低血钙浓度。

# 第四节　甲　状　旁　腺

### 一、甲状旁腺的形态和位置

甲状旁腺呈扁椭圆形,棕黄色,形状似黄豆(图 12-7)。腺体大小存在个体和年龄差异。在幼儿时期,甲状旁腺体积相对较大。甲状旁腺分为上、下两对,上甲状旁腺位于甲状腺左、右侧叶后方的上、中 1/3 交界处,位置相对固定;下甲状旁腺多位于甲状腺左、右侧叶后缘下端的甲状腺下动脉附近,有时埋入腺实质内或在鞘外面,位置变异较大。手术时寻找困难。

### 二、甲状旁腺的微细结构

甲状旁腺的腺细胞呈团索状排列,可分为主细胞和嗜酸性细胞。主细胞呈多边形,其数量最多。嗜酸性细胞分布于主细胞之间,可单个或成群分布(图 12-8)。

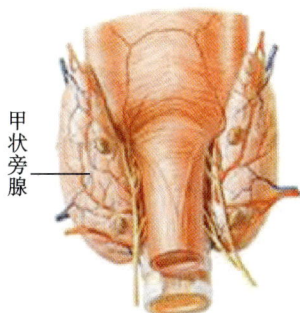

甲状旁腺

**图 12-7　甲状旁腺**

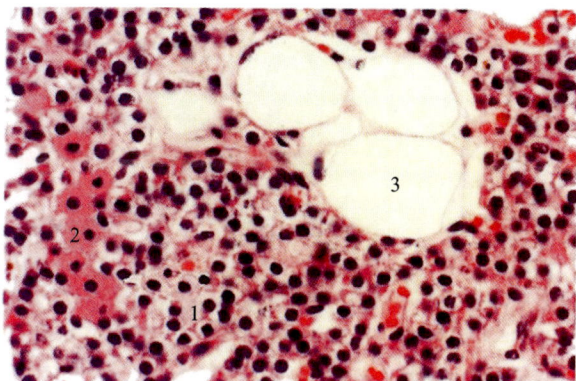

1—主细胞；2—嗜酸性细胞；3—脂肪细胞

**图 12-8　甲状旁腺光镜图**

### 三、甲状旁腺的主要功能

甲状旁腺能分泌甲状旁腺激素,其主要功能是调节体内钙和磷的代谢,与降钙素共同维持血钙平衡。靶器官为骨和肾,甲状旁腺激素能增强破骨细胞的活性,同时促进肾小管对钙离子的重吸收,进而提高血钙浓度。对肠道也有间接作用。甲状旁腺激素分泌不足,或行甲状腺切除术时误将甲状旁腺切除,可引起血钙浓度降低,患者出现手足抽搐等症状。甲状旁腺功能亢进时,可使骨质过度吸收而引起骨质疏松,患者易发生骨折。

# 第五节　胸　　腺

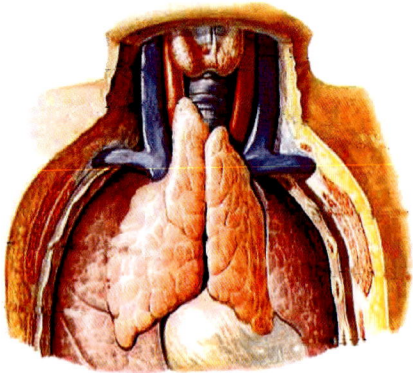

图 12-9　胸腺

## 一、胸腺的形态和位置

胸腺呈扁平椭圆形,质软,灰赤色,由左、右不对称的两叶组成,两叶借结缔组织相连接(图 12-9)。其向上达胸廓上口,向下至前纵隔前部胸骨柄后方。新生儿和幼儿的胸腺相对较大,重 10～15 g,青春期发育至最高峰,重 25～40 g;随后逐渐萎缩,被结缔组织代替。

## 二、胸腺的主要功能

胸腺属于免疫器官,产生 T 淋巴细胞,参与细胞免疫;还兼有内分泌功能,分泌胸腺素和促胸腺生成素等具有激素作用的活性物质,促进 T 淋巴细胞成熟并参与机体的免疫反应。

# 第六节　肾　上　腺

## 一、肾上腺的形态和位置

肾上腺位于肾的上方,左、右各一,重 6.8～7.2 g,质软,呈浅黄色。左侧肾上腺呈半月形,右侧肾上腺呈三角形,与肾共同包裹于肾筋膜内(图 12-10)。

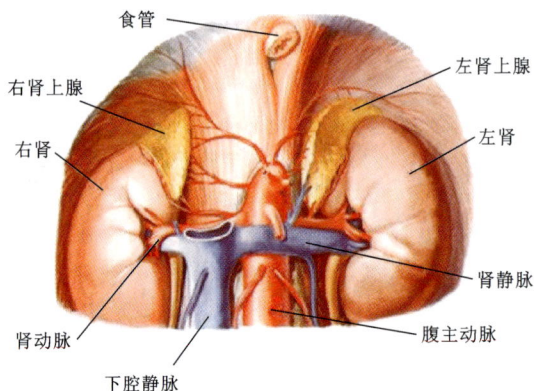

图 12-10　肾上腺

## 二、肾上腺的微细结构

肾上腺表面被结缔组织包裹,少量结缔组织伴随血管和神经伸入肾实质内。肾上腺实质由周围的皮质和中央的髓质两部分构成(图 12-11)。

**1. 皮质**　约占肾上腺体积的 80%。根据细胞的排列特征,肾上腺皮质由浅到深分别为球状带、束状带、网状带。球状带细胞呈球团状,束状带细胞排列成单行或双行的细胞索,网状带的细胞索相互吻合成网。

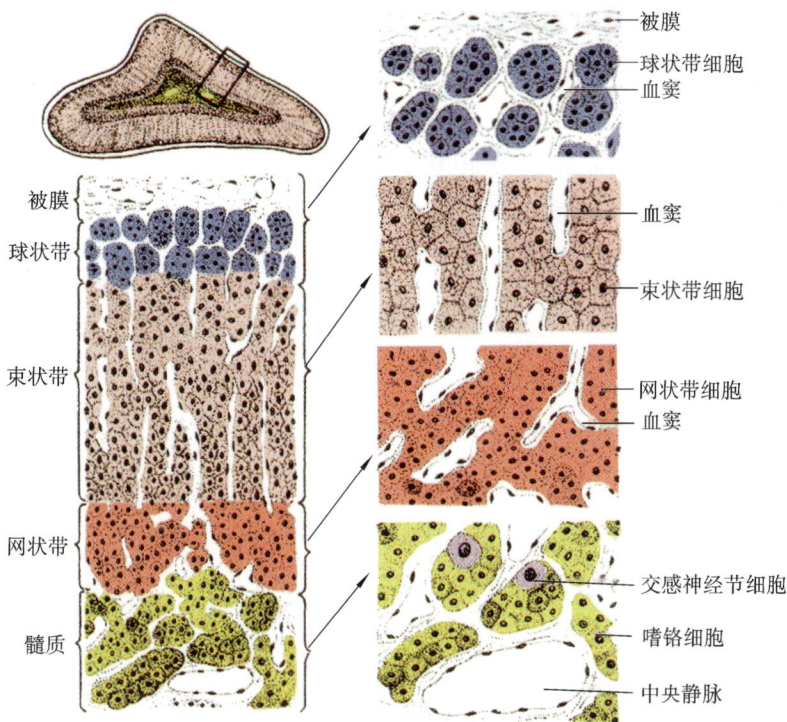

**图 12-11 肾上腺的微细结构**

**2. 髓质** 约占肾上腺体积的 20%，髓质细胞排列呈索状或团状，其细胞呈多边形。

### 三、肾上腺的主要功能

#### （一）皮质

肾上腺皮质中球状带细胞分泌盐皮质激素，束状带细胞分泌糖皮质激素，网状带细胞分泌雄激素、少量的雌激素和糖皮质激素。

**1. 盐皮质激素** 属于类固醇激素，主要为醛固酮。可调节人体内电解质和水的代谢。

**2. 糖皮质激素** 属于甾体激素，主要为皮质醇。可调节糖类代谢的活性，还具有免疫应答和抗炎等作用。

#### （二）髓质

肾上腺髓质细胞能分泌肾上腺素和去甲肾上腺素。

**1. 肾上腺素** 能增加心肌收缩力，使心率加快。

**2. 去甲肾上腺素** 能收缩小动脉及平滑肌，具有升高血压的作用。

知识拓展 12-1

→ **本章小结**

内分泌系统由内分泌腺、内分泌组织及内分泌细胞组成，与神经系统共同维持机体稳态，调节生长发育、生殖及代谢活动。本章详细阐述了松果体、垂体、甲状腺、甲状旁腺、胸腺和肾上腺的形态、位置和主要功能等，如松果体分泌褪黑激素抑制生殖腺发育，垂体分泌多种激素调节人体生理活动等。

→ 思考题

患者王某,49岁,颈部有无痛性肿块8年。最近发现包块增大,颈根部出现若干结节状物,并出现吞咽及发音困难,遂来院就诊。查体:右侧颈部可触及3个不规则包块,大小分别为3.2 cm×3.0 cm、3.5 cm×2.9 cm、2.8 cm×2.5 cm。边界清楚,包块可随吞咽上下活动。病理活检结果显示甲状腺癌。临床诊断:甲状腺癌。请运用本章相关知识说出:①该包块为什么能随吞咽上下移动?②若患者手术后出现声音嘶哑,是什么原因导致的?

思考题答案　　　练习题及答案

（张　薇）

# 人体胚胎学概要

本章 PPT

**【知识目标】**

掌握受精的过程、条件和意义;胚泡植入过程、部位和条件;胎盘的功能。

熟悉卵裂,卵泡的植入;三胚层的形成与分化;胎膜和胎盘的功能。

了解双胎、多胎和连胎的形成原因。

**【能力目标】**

能说出受精、植入的定义,能掌握临床胎龄推算的技能,能运用人体胚胎学知识学习产妇的护理程序及要点,能应用胚胎学知识指导备孕与避孕。

**【思政目标】**

具有理解患者病痛,主动关心、有效缓解患者不适的护理职业意识。

**导言**

人体胚胎学是研究人体的胚胎发生、发育机制及演变过程的科学。研究内容涉及生殖细胞的发生、受精、卵裂、胚泡形成与植入、胚层形成与分化、胎膜和胎盘形成等。胚胎发育异常所引起的胎儿先天性畸形也是人体胚胎学研究的内容,对孕期保健具有重要的指导价值。

人体胚胎发育从受精卵开始,在子宫内发育经历 38 周(约 266 天),分为三个时期。①胚前期:胚胎发育期前 2 周。②胚期:胚胎发育期第 3～8 周。③胎期:胚胎发育期第 9～38 周,或第 9 周至胎儿出生。

## 第一节　配子和受精

**案例引导**

张某利用自己购买的仪器设备和相关药物,为多名妇女进行胎儿性别鉴定,从中获利。某日,张某在对一名妇女进行胎儿性别鉴定时,被行政执法机关抓获,并提起诉讼。法院认为张某此行为无视法律,情节严重,其行为已经触犯刑法。

案例分析

请问:1. 胎儿性别的决定因素是什么?

2. 精子与卵子发育过程中发生了哪些变化?

## 一、配子

配子又称生殖细胞,是指具有受精能力的生殖细胞,包括精子和卵子(图 13-1)。配子为单倍体细胞,包括 23 条染色单体。其中,常染色体有 22 条,性染色体有 1 条。

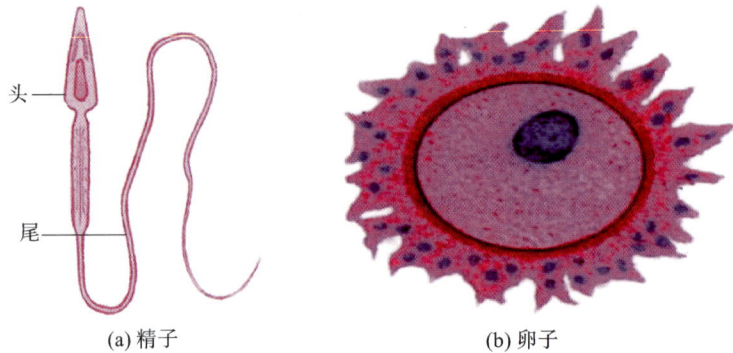

头

尾

(a) 精子      (b) 卵子

图 13-1　精子和卵子

### (一) 精子的形成及获能

精子是指男性配子,在睾丸生精小管内发育。睾丸生精小管中的精原细胞在垂体促性腺激素的刺激下不断分裂增殖,并生长成为初级精母细胞,核型为 46,XY。初级精母细胞经两次减数分裂后,形成四个精子,精子核型(染色体)为 23,X 和 23,Y(图 13-2)。精子在附睾内成熟,虽然具有运动能力,但无法穿越卵子周围的放射冠和透明带,不具备使卵子受精的能力,只有在获能之后,才具备使卵子受精的能力。精子获能是指精子在通过女性输卵管和子宫时,精子顶体表面的糖蛋白被女性生殖管道分泌物降解,精子释放顶体酶,溶解放射冠和透明带,获得受精能力。这是精子使卵子受精前必须经历的一个过程。精子在女性生殖管道内能维持 24 h 左右的受精能力。

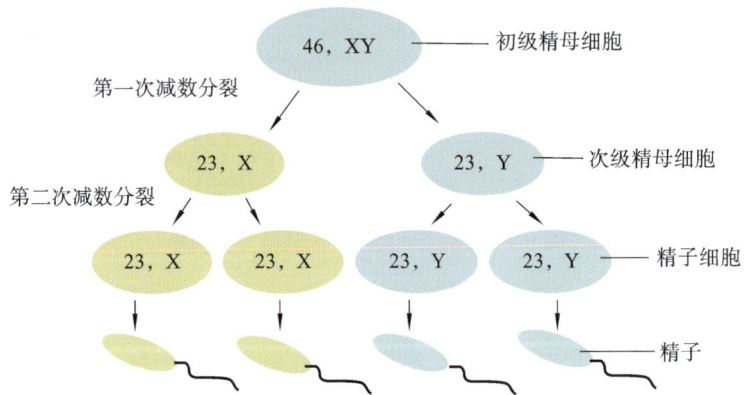

46, XY ——— 初级精母细胞

第一次减数分裂

23, X     23, Y ——— 次级精母细胞

第二次减数分裂

23, X   23, X   23, Y   23, Y ——— 精子细胞

精子

图 13-2　精子的形成

### (二) 卵子的成熟

卵子是指女性配子,发生于卵巢,通常成熟于输卵管。卵原细胞增殖分化为初级卵母细胞,其核型为 46,XX。初级卵母细胞经过两次减数分裂,生成一个卵子和三个极体,极体可自行退化。卵子的核型(染色体)为 23,X(图 13-3)。卵子排入输卵管壶腹部,在此处与精子结合而受精。如卵子未

受精,则在 12～24 h 退化。

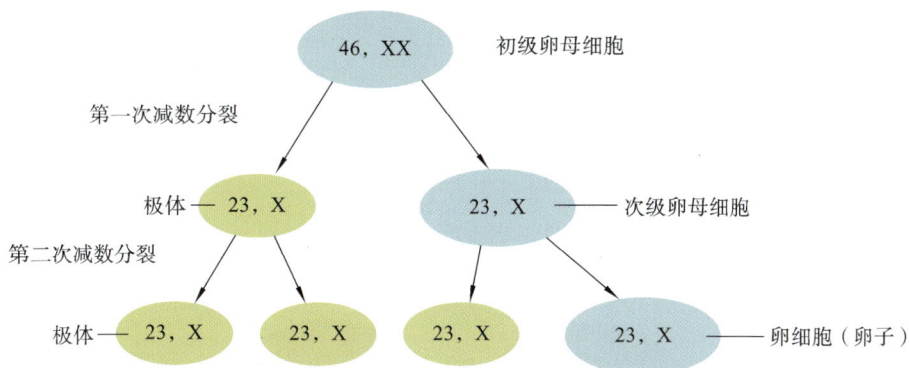

**图 13-3 卵子的形成**

## 二、受精

受精是指精子和卵子结合,形成受精卵的过程(图 13-4)。

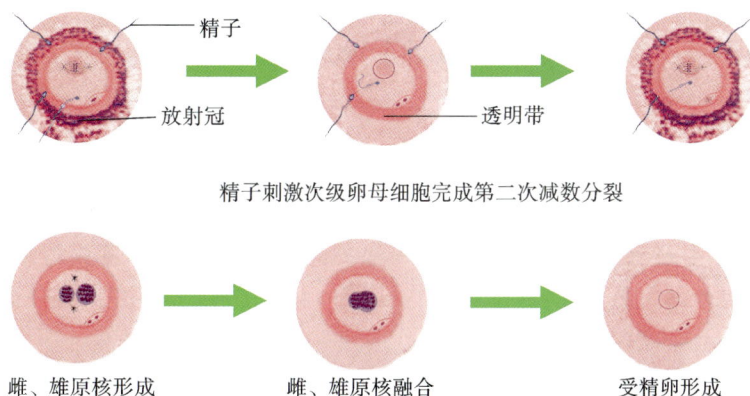

精子刺激次级卵母细胞完成第二次减数分裂

**图 13-4 受精**

### (一)受精的条件

受精的条件如下:①男、女生殖管道必须通畅,粘连、狭窄、炎症、子宫位置后倾等会影响受精过程。②足够的精子数量:每毫升精液内精子的数量不能少于 500 万个。③精子的质量:精子形态正常,具有一定的活性,并可获能。畸形的精子数超过 30% 时,可导致不育。④卵子发育正常,且能在 24 h 内与精子相遇而受精。⑤女性卵巢分泌功能无异常,体内雌激素、孕激素水平保持正常且稳定。

### (二)受精的意义

(1)精子与卵子结合形成受精卵,这是新生命的起点。

(2)受精卵染色体一半来自父亲,一半来自母亲,所以新个体会继承双亲的特征。

(3)受精决定新个体的性别:受精卵的核型为 46,XX 时,新个体为女性;核型为 46,XY 时,新个体为男性。

### (三)受精的过程

当一个获能的精子穿过放射冠和透明带后,精子的胞膜与卵细胞(卵子)的胞膜很快融合,阻止其他精子达到卵周隙。精子进入卵细胞内,可激发卵细胞完成第二次减数分裂,形成一个成熟的卵细胞和第二个极体,此时的卵细胞核称为雌原核。精子的细胞核膨大变圆,称为雄原核。两个原核靠近、融合,染色体互相混合,同源染色体配成 23 对,形成二倍体的受精卵,此时的细胞就称为受精卵。

# 第二节　卵裂、胚泡形成与植入

## 一、卵裂

卵裂是指受精卵的有丝分裂。卵裂一般发生在受精后 24 h,卵裂所形成的子细胞称卵裂球。经多次卵裂后,卵裂球数目不断增加,但细胞体积不断变小。在受精后 3 天形成 16 个卵裂球,卵裂球聚集在一起,形成一个实心细胞团,因形似桑葚,故称桑葚胚(图 13-5)。

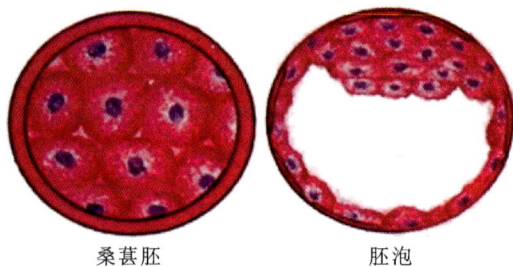

桑葚胚　　　　胚泡

图 13-5　卵裂

## 二、胚泡形成

桑葚胚细胞增殖、分裂,当卵裂球数目达到 100 多个时,细胞间出现的小腔隙逐渐融合成一个大腔,称胚胎腔。实心的桑葚胚变成中空的泡状结构,称胚泡。胚泡壁由单层扁平细胞组成,称滋养层。滋养层围成的腔,称胚泡腔,内含胚泡液。胚泡腔内一侧的细胞群,称内群细胞,是人类胚胎发育的基原。内细胞群外面的滋养层,称极端滋养层(图 13-6)。胚泡增大时,其外面的透明带会逐渐变薄,最后消失。

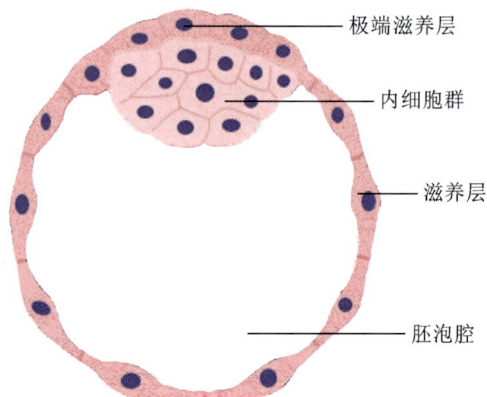

知识拓展 13-1

图 13-6　胚泡

## 三、植入

胚泡埋入子宫内膜的过程称植入,又称着床。植入发生于受精后第 5～6 天,结束于第 11～12 天。

**1. 植入过程**　胚泡极端滋养层与子宫内膜接触时,同时分泌蛋白酶,溶解子宫内膜组织,使子宫内膜出现缺口,胚泡会沿缺口侵入子宫内膜的功能层。当胚泡完全侵入后,缺口会逐渐修复,完成植入。

**2. 植入部位**　通常植入部位在子宫体部和子宫底部。胚泡植入不宜过深,否则易引起分娩时大出血。若植入发生在子宫以外部位,则称异位妊娠(宫外孕)。大多数宫外孕发生于输卵管。

**3. 植入条件** 正常植入必须同时具备以下四个条件:①母体孕激素分泌正常;②胚泡发育良好;③子宫内环境正常;④胚泡进入子宫腔时,透明带及时溶解消失。

# 第三节 三胚层的形成和分化

## 一、二胚层的形成

胚泡植入后,内细胞群开始分裂增殖,并于受精的第2周分化成两层:向胚泡腔侧分裂、增生,形成呈低立方形的细胞层,称下胚层;下胚层上方的细胞重组排列,形成高柱状的细胞层,称上胚层。两个胚层紧密相贴,中间间隔有一层基膜,形状似圆盘,称胚盘。胚盘是胎儿发生的原基。

上胚层细胞不断增生,在细胞间出现了一个充满液体的腔隙,随腔隙的不断扩大,上胚层分成了两层细胞:①与上胚层紧密相贴的细胞层,仍为上胚层;②被推进滋养层内面的细胞层,形成羊膜。这两层细胞围成的腔,称为羊膜腔,腔内的液体,称为羊水。

在胚泡植入过程中,子宫内膜处的滋养层细胞增殖迅速,并分化成两层细胞。外层细胞融合,细胞间的界限消失,称为合体滋养层;内层细胞为单层柱状细胞,界限清楚,称为细胞滋养层。细胞滋养层具有较强的分裂增殖能力,产生的新细胞不断向胚泡腔内迁移,形成胚外中胚层。

## 二、三胚层的形成

受精后第3周,上胚层细胞不断增生,在胚盘内从两侧向尾部中轴线移动,形成一条纵向的细胞柱,称原条。增生的上胚层细胞向原条方向迁移,并下陷至下胚层,当下胚层完全被来自上胚层的细胞置换时,改称为内胚层。原条细胞不断分裂增殖,两侧隆起,中央凹陷形成沟,沟内细胞在上、下胚层之间形成一层新的细胞层,称为中胚层。当内胚层和中胚层形成之后,原上胚层改称为外胚层。故内、中、外三个胚层均来自上胚层(图13-7)。

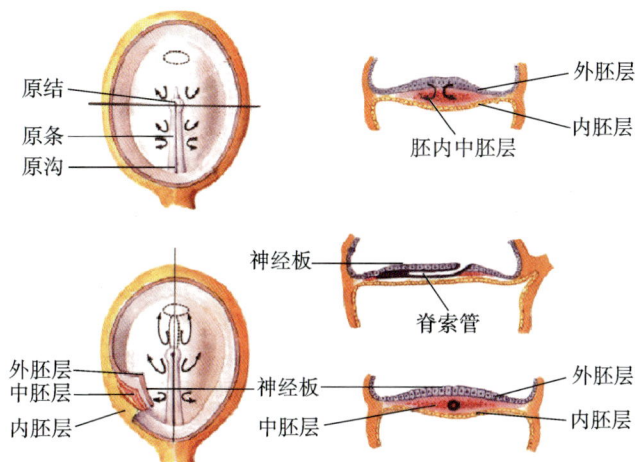

图 13-7 三胚层的形成

## 三、三胚层的分化

### (一)外胚层的分化

在头突和脊索突的诱导下,外胚层细胞不断增厚,呈板状,称神经板。神经板的上皮属于假复层柱状上皮,称神经外胚层。神经板沿长轴下陷,形成神经沟。神经沟的两侧隆起,称神经褶(图13-8)。两侧神经褶靠拢、闭合,形成神经管。神经管是中枢神经系统的原基,将分化为脑和脊髓,以及松果体、神经垂体、视网膜等结构。表面的外胚层将分化为表皮及其附属结构、口腔和鼻腔的上皮、牙釉质、晶状体、角膜上皮、内耳迷路、腺垂体等。

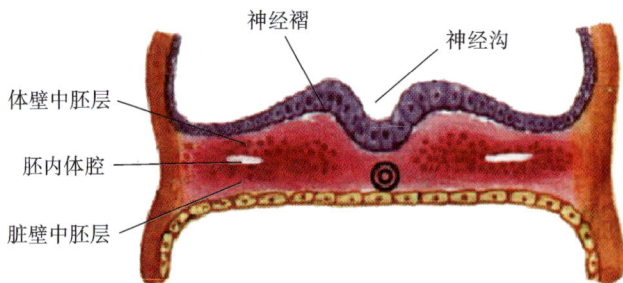

图 13-8　外胚层的分化

### （二）中胚层的分化

受精后第 16 天左右，中轴线两侧的中胚层细胞逐渐增生，形成轴旁中胚层、间介中胚层、间充质及侧中胚层。

**1. 轴旁中胚层**　将分化为中轴骨骼、骨骼肌、真皮以及皮下组织等。

**2. 间介中胚层**　将分化为生殖、泌尿系统的主要器官和结构。

**3. 间充质**　将分化为心血管、结缔组织等。

**4. 侧中胚层**　脏层将分化为内脏平滑肌、血管、结缔组织等；原始体腔将分化为心包膜、胸膜腔、腹膜腔；壁层将分化为体壁骨骼、肌肉、血管、结缔组织等。

### （三）内胚层的分化

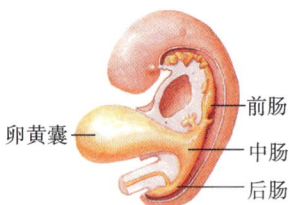

图 13-9　内胚层的分化

内胚层构成卵黄囊的顶，胚盘向腹侧卷折变化，内胚层卷成管状结构，称原肠，即原始消化管。原肠从头端到尾部，依次分为前肠、中肠、后肠三段（图 13-9）。

前肠段将分化为食管、胃、肝、胆、胰。

中肠段将分化为十二指肠后 2/3 至横结肠前 1/2 部分。

后肠段将分化为横结肠后 1/2 及以后部分。

### （四）胎儿外形特征及胎龄的推算

**1. 胎儿的外形特征（3～10 月）**　胎儿的外形特征（3～10 月）见表 13-1。

表 13-1　胎儿的外形特征（3～10 月）

| 胎龄/月 | 外 形 特 征 |
| --- | --- |
| 3 | 眼睑闭合，颈已形成，性别可辨认 |
| 4 | 颜面已具人形，母体已感胎动 |
| 5 | 出现胎毛，有胎心音，胎儿有吞咽活动 |
| 6 | 出现指甲、眉毛、睫毛，皮下脂肪少，胎体消瘦，呼吸系统发育不完善 |
| 7 | 眼睑张开，头发明显，体瘦，有皱褶，早产者易存活 |
| 8 | 皮下脂肪增多，皮肤淡红而丰满，睾丸开始下降，指甲达指尖 |
| 9 | 胎毛开始脱落，趾甲达趾尖，四肢屈曲 |
| 10 | 胎体圆润，乳房略隆起，指甲过指尖，睾丸入阴囊 |

**2. 推算胎龄的方法**

（1）月经龄：从孕妇末次月经的第一天开始至胎儿分娩为止，共计 280 天。把 28 天作为一个妊娠月,共计 10 个月。

(2) 受精龄,从孕妇末次月经的第一天起至排卵需 14 天,月经龄(280 天)减去 14 天为 266 天,共计 9 个半月。受精龄为实际胎龄,这是胚胎学常用的方法。

→ **护考提示**

如何推算胎龄？分别有哪几种推算方法？

# 第四节 胎膜和胎盘

胎膜和胎盘是胎儿发育过程中的附属结构,对胎儿起营养、保护、内分泌和屏障等功能。胎儿娩出母体后,胎膜和胎盘会一并排出母体,总称为衣胞。

## 一、胎膜

胎膜是受精卵发育时所形成的临时性器官,主要包括绒毛膜、卵黄膜、尿囊、羊膜、脐带(图13-10)。

### (一)绒毛膜

绒毛膜由滋养层细胞分化而成,早期绒毛分布均匀,胚胎发育 6 周后,位于基蜕膜部位的绒毛发育良好,称为丛密绒毛膜,其余部位的绒毛退化形成平滑绒毛膜。如果滋养层细胞过度增生,间质变性水肿,血管消失,绒毛呈水泡状或葡萄状,造成胎儿死亡,整个胎块犹如一串串葡萄,称葡萄胎(图13-11);如果滋养层细胞癌变,侵及周围组织,则称绒毛膜癌。

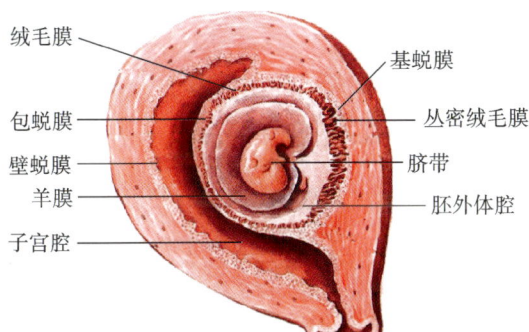

图 13-10 胎膜

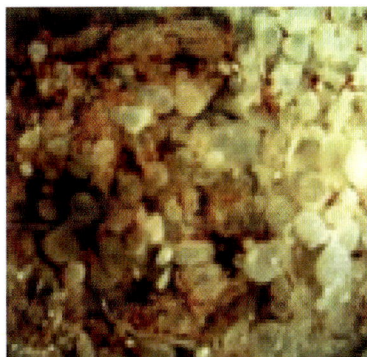

图 13-11 葡萄胎

### (二)卵黄囊

人类的卵黄囊并不发达,内无卵黄,但其顶部的内胚层参与形成原肠。正常情况下,卵黄管于胚胎发育第 5~6 周时闭锁,卵黄囊也逐渐消退。如果卵黄管远端闭合,但与回肠相连的根部未闭锁,形成一个盲囊,则称梅克尔憩室。人体的造血干细胞和原始生殖细胞分别起源于卵黄囊的胚外中胚层和其尾部的内胚层。

### (三)尿囊

尿囊为一盲管,属于遗迹性器官,其壁上的胚外中胚层分化形成尿囊动脉和尿囊静脉,将来分别分化为脐动脉和脐静脉。

### （四）羊膜

羊膜是一层半透膜，早期附着于胎盘后缘，后来附着于脐带基部，羊膜内有胎儿的分泌物和脱落细胞。羊膜能分泌羊水，羊水呈淡黄色、碱性。羊水对胎儿起保护作用，能缓冲外力对胎儿的震动，可防止胎儿与周围组织粘连；分娩时，羊水还具有促进子宫颈扩张和冲洗产道的作用。足月时，正常羊水量约为 1000 mL，少于 300 mL 为羊水过少，多于 2000 mL 为羊水过多。

### （五）脐带

脐带为一条索状结构，一端连于胎盘，另一端连于胎儿脐环，由羊膜包绕体蒂、尿囊及卵黄囊等结构形成，其内仅有两条脐动脉和一条脐静脉。妊娠末期，脐带长 40～60 cm，平均为 55 cm，直径平均为 1.5 cm。脐带过短，可引起胚盘早剥等异常；脐带过长，可引起脐带绕颈或打结等异常。

## 二、胎盘

### （一）结构

足月胎儿的胎盘由丛密绒毛膜和基蜕膜组成，重约 500 g。胎盘的胎儿面光滑，连接着脐带；胎盘的母体面粗糙，可见 15～20 个胎盘小叶。胎儿血与母体血进行物质交换时所通过的结构，称胎盘屏障。胎盘屏障由合体滋养层、细胞滋养层及基膜、绒毛膜内结缔组织、毛细血管内皮等结缔组织构成。

### （二）功能

**1. 物质交换**　选择性物质交换是胎盘的主要功能。胎儿通过胎盘从母血中获得营养物质和氧，同时排出代谢产物和二氧化碳。

**2. 分泌激素**　胎盘可分泌绒毛膜促性腺激素、雌激素、孕激素等。其中，绒毛膜促性腺激素在胚胎发育第 3 周时可从母体尿液中查出。

**3. 屏障作用**　胎盘可阻止大分子物质进入胎儿体内，但某些病毒和药物可以通过胎盘屏障，影响胎儿的正常发育。

# 第五节　多胎、双胎和连胎

## 一、双胎

双胎又称孪生，分为单卵孪生和双卵孪生，其发生率低，占新生儿的 1/90～1/80。

### （一）单卵孪生

单卵孪生又称真双胎，由一个受精卵发育成两个胚胎，发育出来的两个胎儿性别一样，外形和生理特性相似，且遗传基因完全相同。单卵孪生的发生可能有以下三种情况。

**1. 卵裂球分离**　受精卵内分裂出两个独立的卵裂球，各自发育成一个胎儿。这种情况下的孪生胎儿有各自的胎盘、绒毛膜、羊膜腔和脐带。

**2. 形成两个内细胞群**　受精卵在胚泡时期形成两个内细胞群，各自发育成一个胎儿。这种情况下的孪生胎儿共用一个胎盘，但有各自的羊膜腔和脐带。

**3. 形成两个原条和脊索**　胚盘上有两个原条和脊索，诱导形成两个神经管，发育出两个胎儿。这种情况下的孪生胎儿共用一个胎盘和羊膜腔，但有各自的脐带。

### （二）双卵孪生

双卵孪生又称假双胎，是指卵巢一次排出两个卵细胞，在分别受精后，发育出两个胎儿，这类情况占双胎的大多数。胎儿有各自的胎膜和胎盘，性别相同或不相同，外形和生理特性也存在一定的差异。

## 二、多胎

多胎是指一次分娩出两个以上的新生儿。多胎形成的原因与双胎相同,可分为单卵多胎、双卵多胎和多卵多胎。多胎的发生率很低,四胎以上的发生率极低,且胎儿出生后的死亡率相对偏高。

## 三、连胎

连胎发生于单卵双胎。当一个胎盘内出现两个内细胞群或两个原条时,若两个胚胎未完全分离,两个胚胎体发生局部连接,则称连胎。连胎分为对称型和不对称型两种类型。对称型是指两个胎儿大小相同,可存在颜面胸腹连胎、胸腹连胎或臀部连胎等。不对称型是指两个胎儿大小不相同,小者常发育不全,形成胎中胎或寄生胎。

**思政课堂**

贯彻以人民为中心的发展思想,在幼有所育、学有所教、劳有所得、病有所医、老有所养、住有所居、弱有所扶上持续发力!

**本章小结**

| 胚胎学概要 | 学 习 要 点 |
| --- | --- |
| 概念 | 精子获能、受精、卵裂、植入、胎膜、胎盘、绒毛膜 |
| 要点 | 受精的过程、条件、意义;卵裂,胚泡的植入;胎盘的功能 |
| 运用 | 运用胚胎学知识指导备孕和避孕 |

**思考题**

患者,女,28岁,外出务工者。主诉停经2个月,突然感到腹部剧痛伴有下坠感。检查见患者急性痛苦面容,下腹部压痛明显,无反跳痛。怀疑宫外孕输卵管破裂出血。

请问:1. 女性直肠指诊检查可触及哪些结构?

2. 宫外孕输卵管破裂出血时,血液滞留于何处?

3. 行诊断性穿刺应在何处进行?解剖学基础是什么?

思考题答案　　练习题及答案

（刘　勤）

# 第十四章

# 实验指导

## 实验一　光学显微镜的使用方法和上皮组织

**【实验目的】**

(1) 通过教师示教掌握正确使用光学显微镜的方法。

(2) 能在镜下辨认小肠切片和食管横切片中细胞的特点。

**【实验材料】**

(1) 普通光学显微镜。

(2) 小肠切片。

(3) 食管横切片。

**【实验内容】**

**1. 光学显微镜的构造**　普通光学显微镜的结构包括机械部分和光学部分。

(1) 机械部分：

①镜座及镜柱：镜座为矩形，其一侧有电源开关及亮度调节钮，镜柱直立其上，所有机械装置都直接或间接附于其上，两者共同构成显微镜基座以支持整个镜体。

②镜臂：呈楔形，便于握取。

③载物台：方形平台，中央有圆形通光孔。台上装有标本移动器，用于固定或移动玻片标本。

④镜筒：上端装有目镜，双目显微镜两镜筒之间的距离可调节，以适应各人的瞳孔间距，使双眼看到一共同视野。

⑤物镜转换器：固定物镜并可旋转定位的圆盘，可根据需要选择不同倍数的物镜。

⑥调焦装置：包括粗调节螺旋和细调节螺旋，前者使载物台较大幅度地上升或下降，后者使载物台轻微地上升或下降。使用时，先用粗调节螺旋，待观察到标本图像后用微调节螺旋，可使图像标本更清晰。

(2) 光学部分：

①集光镜：位于镜座中央，将光线射到显微镜中。

②聚光器：位于载物台下方，使光线更加集中且落在通光孔中央，经旋转聚光器可上升或下降，以调节光度。聚光器上升可使光度逐渐增强，聚光器下降可使光度逐渐减弱。

③光圈：由许多重叠的小金属片组成。其框外有一小柄可调节光圈大小，以控制光线强弱。

④物镜：一般有 4 倍、10 倍、20 倍、40 倍和 100 倍等几种，通常将 10 倍物镜称为低倍镜，40 倍物镜称为高倍镜，100 倍物镜称为油浸镜。

⑤目镜：常用的有 10 倍、15 倍等几种，显微镜的放大倍数是目镜与物镜二者放大倍数的乘积。

**2. 光学显微镜的使用方法**

(1) 放置：显微镜置于桌面，距桌缘不得少于 5 cm，观察完毕应移向桌内。

(2) 电源：应先将亮度调节钮调至最小，然后打开电源开关，适当调节电压。

(3) 对光：转动粗调节螺旋，先将低倍镜对准通光孔（升高聚光器，打开光圈），调节两瞳孔间的距离，至从目镜观察整个视野，出现明亮、均匀而无阴影的白光为止。

（4）放置标本：将要观察的标本放在载物台上，盖玻片面朝上（否则使用高倍镜时不但看不到物像，而且容易把标本压碎），用标本移动器固定，并将有组织的部分对准载物台通光孔，之后慢慢移动粗调节螺旋，使载物台上升到最高位。

（5）低倍镜观察：慢慢转动粗调节螺旋，使载物台下降，同时从目镜观察，直到视野内看清图像。如果图像不够清晰，可用细调节螺旋调节。

（6）高倍镜观察：在低倍镜清晰观察切片的基础上，将要观察的部位移至视野中央，直接转换高倍镜观察，如果图像不够清晰，可用细调节螺旋调节。

（7）油浸镜观察：在换油浸镜之前，先在标本所要观察的部位滴一滴香柏油，再转换油浸镜，使镜面与香柏油接触，调节细调节螺旋即可找到物像。油浸镜用完后，必须用擦镜纸和清洗剂把镜头和玻片拭净。

（8）使用完毕后的处理：下移载物台，取下标本，以 4 倍物镜对准通光孔，下移载物台，将亮度调节钮调至最小，然后关闭电源开关，将显微镜各部擦拭干净，盖上防尘罩。

**3. 观察复层扁平上皮细胞——食管横切片（HE 染色）**

（1）低倍镜观察：细胞排列紧密，细胞质被染成红色，细胞核被染成蓝色，能分出细胞之间界限。

（2）高倍镜观察：细胞膜不清楚，细胞核内可看到不均匀的染色块，有时可见核仁，细胞器一般看不到。

**4. 观察单层柱状上皮细胞——小肠切片（HE 染色）**

（1）低倍镜观察：

①先用肉眼连同低倍镜观察切片肠黏膜高低不平的一面。

②在此侧表面可见一层排列整齐的细胞，即单层柱状上皮细胞。

③上皮一面朝向肠腔，是游离面，另一面与结缔组织相连，为基底面，挑选结构清楚的部位，用高倍镜观察。

（2）高倍镜观察：

①上皮由一层柱状细胞紧密排列而成。

②上皮细胞核呈椭圆形，靠近基底面，细胞质呈粉红色，细胞核呈深蓝色。

③柱状细胞之间夹有少量空泡状细胞，即杯状细胞，其核呈三角形，色深，靠近基底端。

④在柱状上皮游离面上可见一条折光性强、均质红染的纹状缘。

**【实验考核】**

请在下图中填写出标线所指结构。

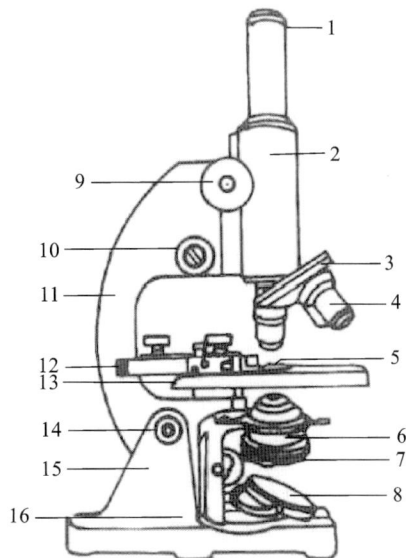

# 实验二　结缔组织、肌组织和神经组织

**【实验目的】**

(1) 能在光学显微镜下观察并指认疏松结缔组织细胞的形态特点,以及骨骼肌和神经元的微细结构。

(2) 能在光学显微镜下观察并了解各种血细胞的形态特点。

(3) 能在光学显微镜下观察骨骼肌细胞的微细结构。

(4) 能在光学显微镜下观察神经元的微细结构。

**【实验材料】**

(1) 普通光学显微镜。

(2) 疏松结缔组织铺片。

(3) 骨骼肌切片。

(4) 脊髓横切面切片。

**【实验内容】**

**1. 疏松结缔组织(大白鼠皮下结缔组织伸展片,台盼蓝染色)**

(1) 肉眼观察伸展片呈紫红色,选择较透亮区域进行观察。

(2) 低倍镜观察:

①胶原纤维呈淡红色,粗细不等,有分支,数量多。弹性纤维多单根走行,呈细丝状,有分支,常见断端卷曲成波浪形,折光性强,染成紫蓝色,数量少。

②胶原纤维和弹性纤维互相交织成网,网间空隙处即基质,网间还散在着许多结缔组织细胞。

(3) 高倍镜观察:

①成纤维细胞:数量多,胞体较大,呈扁平状,有细长突起,细胞界限不甚清楚。细胞核大,呈卵圆形,色浅,细胞质内一般没有吞噬染料颗粒。

②巨噬细胞:细胞形态不一,有不规则的突起,核较小而染色深,呈圆形或椭圆形,细胞质内含有大小不等的蓝色吞噬颗粒。

**2. 血细胞(人血涂片 Wright 染色)**

(1) 低倍镜观察:所见大量红色小点为红细胞,散在于红细胞之间的少量紫色小点即白细胞,白细胞在血涂片边缘较多。

(2) 高倍镜观察:

①红细胞:呈双凹圆盘状,直径约 7.5 mm,无细胞核,细胞质呈橘红色,边缘染色深,中央染色浅。

②中性粒细胞:数量较多,细胞呈圆形,核分 2～5 叶,多数为 3 叶,叶间有极细的染色质丝相连。细胞质内含有细而均匀的淡紫红色颗粒,其间有少量稍粗大,呈深紫蓝色的嗜天青颗粒。

③嗜酸性粒细胞:细胞圆形,较大,核常分 2 叶,细胞质中充满粗大、均匀的鲜红色颗粒。

④嗜碱性粒细胞:数量极少,不易找到,细胞呈圆形,核形态不规则,常被嗜碱性颗粒遮盖而看不清,细胞质内含有大小不等、分布不均的紫蓝色颗粒。

⑤淋巴细胞:细胞有大有小,以小淋巴细胞为多,核呈圆形或卵圆形,染色深,一侧常有凹痕,细胞质少,呈天蓝色。

⑥单核细胞:细胞最大,呈圆形,核呈肾形或马蹄形,细胞质较多,呈灰蓝色,并可见少量细小的嗜天青颗粒。

⑦血小板:常呈星形或多角形,为灰蓝色小体,体积很小,其中可见细小红紫色的血小板颗粒,常三五成群分布于红细胞之间。

**3. 骨骼肌(人的骨骼肌纵切面、横切面,HE 染色)**

(1)肉眼观察:纵切面肌纤维呈带状,横切面肌纤维呈不规则的多边形。

(2)低倍镜观察:

①纵切面:肌纤维呈长圆柱形,肌纤维边缘排列着很多长椭圆形细胞核,肌纤维之间可见少量结缔组织。

②横切面:可见圆形或多边形小块,其间有少量结缔组织和一些毛细血管。

(3)高倍镜观察:

①纵切面:肌纤维内纵行排列的细丝是肌原纤维,可见明暗相间的横纹,调暗光线,在明带中可见 Z 线,在暗带上可见略为发亮的 H 带,细胞核呈长椭圆形,沿肌纤维纵轴的边缘排列。

②横切面:肌纤维膜清楚,肌原纤维呈颗粒状,肌纤维边缘上可见圆形或椭圆形细胞核。

**4. 多极神经元(脊髓横切片,特殊染色)**

(1)肉眼观察:标本呈椭圆形,中央呈蝶形、染色较深的部分为灰质,周围染色较浅的部分为白质。灰质腹侧一对较圆钝的膨大突起为前角;背面一对细而长的突起为后角。

(2)低倍镜观察:

①先找到灰质前角,可见有胞体较大的多突起细胞,单个或成群排列,其为多极运动神经元,有的未切到细胞核,选结构完整者观察。

②其余小而多,仅见紫色细胞核的是神经胶质细胞。

(3)高倍镜观察:

①胞体:不规则,在细胞质中可以看到细胞核和尼氏体。细胞核大而圆,多位于胞体中央,着色,核仁清楚可见。尼氏体为充满在细胞质内的紫蓝色小块状或颗粒状结构。

②突起:多为数个,长短不等。细胞质中有颗粒状尼氏体的胞突为树突,若突起的起始部为圆锥形,染色浅且无尼氏体,则为轴突。

【实验考核】

绘制各类血细胞图形;绘制多极神经元。

# 实验三 运动系统

## 一、躯干骨及其连结

【实验目的】

(1)熟悉人体解剖学的标准姿势、轴和切面以及各种方位术语。

(2)熟悉骨的构造。

(3)熟悉脱钙骨和煅烧骨,说出骨的理化性质。

(4)熟悉躯干骨的名称、数目、位置及其主要形态结构。

(5)熟悉椎骨的一般形态及各部椎骨的特点。

(6)熟悉椎间盘的位置和结构,说出脊柱的组成和弯曲。

(7)熟悉胸廓标本和模型,指认胸骨、肋骨、肋软骨、真肋、假肋、浮肋及肋弓。

(8)熟悉骨骼标本,在活体上找到躯干骨重要的骨性体表标志并说出相关的临床应用。

【实验材料】

(1)骨的构造标本、脱钙骨和煅烧骨标本。

（2）躯干骨标本。

（3）全身骨架或模型。

（4）脊柱标本和模型，脊柱水平切面、矢状切面标本和模型。

（5）全身散骨标本和模型。

（6）胸廓标本和模型。

（7）胸外按压视频。

【实验内容】

（1）说出人体解剖学的标准姿势、轴和切面以及各种方位术语。

（2）观察骨的构造。

（3）观察脱钙骨和煅烧骨，说出骨的理化性质。

（4）说出躯干骨的名称、数目、位置及主要形态结构。

（5）观察并描述椎骨的一般形态及各部椎骨的特点。

（6）简述椎间盘的位置和结构，说出脊柱的组成和弯曲。

（7）观察胸廓标本和模型，指认胸骨、肋骨、肋软骨、真肋、假肋、浮肋及肋弓。

（8）观察骨骼标本，在活体上找到躯干骨重要的骨性体表标志并说出相关的临床应用。

【实验考核】

（1）观察胸廓标本和模型，指认胸骨、肋骨、肋软骨、真肋、假肋、浮肋及肋弓。

（2）观察骨骼标本，在活体上找到躯干骨重要的骨性体表标志并说出相关的临床应用。

## 二、颅骨及其连结

【实验目的】

（1）熟悉整颅和分离颅骨标本，说出颅骨的名称、数目、位置及主要形态结构。

（2）熟悉颅骨，指认颅顶冠状缝、矢状缝、人字缝的位置。

（3）熟悉整颅和颅骨的正中矢状切面和水平切面，指认颅的前面、侧面及颅底内面、外面的重要
结构。

（4）熟悉颞下颌关节标本，说出颞下颌关节的组成和结构。

（5）熟悉新生儿颅骨标本，指认前囟、后囟的位置，并说出闭合时间。

（6）熟悉颅骨，指认各鼻旁窦的位置。

（7）熟悉颅骨标本和模型，在活体上找到颅骨的重要体表标志并说出相关的临床应用。

【实验材料】

（1）颅骨的标本和模型（整颅、颅盖、颅底和分离颅骨标本和模型）。

（2）颅骨的水平切面、矢状切面标本和模型。

（3）骨性鼻旁窦标本。

（4）新生儿颅骨标本。

（5）颞下颌关节标本。

【实验内容】

（1）观察整颅和分离颅骨标本，说出颅骨的名称、数目、位置及主要形态结构。

（2）观察颅骨，指认颅顶冠状缝、矢状缝、人字缝的位置。

（3）观察整颅和颅骨的正中矢状切面和水平切面，指认颅的前面、侧面及颅底内面、外面的重要
结构。

（4）观察颞下颌关节标本，说出颞下颌关节的组成和结构。

（5）观察新生儿颅骨标本，指认前囟、后囟的位置，并说出闭合时间。

（6）观察颅骨，指认各鼻旁窦的位置。

（7）观察颅骨标本和模型，在活体上找到颅骨的重要体表标志并说出相关的临床应用。

【实验考核】

（1）观察颅骨，指认各鼻旁窦的位置。

（2）观察颅骨标本和模型，在活体上找到颅骨的重要体表标志并说出相关的临床应用。

### 三、四肢骨及其连结

【实验目的】

（1）熟悉上肢骨的名称、数目、位置及其主要形态结构。

（2）熟悉关节的基本结构，肩关节、肘关节、腕关节的组成、结构和功能。

（3）熟悉下肢骨的名称、数目、位置及其主要形态结构。

（4）熟悉骨盆的组成，髋关节、膝关节、踝关节的组成、结构和功能。

（5）熟悉骨骼标本，在活体上摸到四肢骨的重要体表标志并说出相关的临床应用。

【实验材料】

（1）人体骨骼标本和模型，上、下肢骨标本和模型。

（2）肩关节、肘关节、腕关节标本和模型。

（3）骨盆标本和模型。

（4）髋关节、膝关节、踝关节标本和模型。

【实验内容】

（1）观察并描述上肢骨的名称、数目、位置及其主要形态结构。

（2）说出关节的基本结构，观察并描述肩关节、肘关节、腕关节的组成、结构和功能。

（3）观察并描述下肢骨的名称、数目、位置及其主要形态结构。

（4）观察并描述骨盆的组成，髋关节、膝关节、踝关节的组成、结构和功能。

（5）观察骨骼标本，在活体上摸到四肢骨的重要体表标志并说出相关的临床应用。

【实验考核】

（1）观察并描述骨盆的组成，髋关节、膝关节、踝关节的组成、结构和功能。

（2）观察骨骼标本，在活体上摸到四肢骨的重要体表标志并说出相关的临床应用。

### 四、骨骼肌

【实验目的】

（1）熟悉全身肌标本，说出肌的构造和肌的辅助装置，指认长肌、短肌、扁肌和轮匝肌、肌腹、肌腱（腱膜）。

（2）熟悉头颈肌，指认标本和活体上的咬肌、颞肌、胸锁乳突肌。

（3）熟悉躯干肌，指认标本和活体上的背阔肌、斜方肌、竖脊肌、胸大肌。

（4）熟悉膈标本和模型，说出膈的位置、裂孔及功能。

（5）熟悉四肢肌，指认标本和活体上的三角肌、肱二头肌、肱三头肌、臀大肌、梨状肌、缝匠肌、股四头肌、小腿三头肌。

（6）熟悉全身骨骼肌标本，在活体上找到全身骨骼肌的重要体表标志并说出相关的临床应用，说出重要的肌性标志。

【实验材料】

（1）全身肌标本。

（2）头颈肌标本和模型。

（3）躯干肌标本和模型。

（4）膈标本和模型。

（5）腹壁横切面标本和模型。

（6）整体及游离的四肢肌标本和模型。

【实验内容】

（1）观察全身肌标本，说出肌的构造和肌的辅助装置，指认长肌、短肌、扁肌和轮匝肌、肌腹、肌腱（腱膜）。

（2）观察头颈肌，指认标本和活体上的咬肌、颞肌、胸锁乳突肌。

（3）观察躯干肌，指认标本和活体上的背阔肌、斜方肌、竖脊肌、胸大肌。

（4）观察膈标本和模型，说出膈的位置、裂孔及功能。

（5）观察四肢肌，指认标本和活体上的三角肌、肱二头肌、肱三头肌、臀大肌、梨状肌、缝匠肌、股四头肌、小腿三头肌。

（6）观察全身骨骼肌标本，在活体上找到全身骨骼肌的重要体表标志并说出相关的临床应用，说出重要的肌性标志。

【实验考核】

（1）观察四肢肌，指认标本和活体上的三角肌、肱二头肌、肱三头肌、臀大肌、梨状肌、缝匠肌、股四头肌、小腿三头肌。

（2）观察全身骨骼肌标本，在活体上找到全身骨骼肌的重要体表标志并说出相关的临床应用，说出重要的肌性标志。

# 实验四 消化系统

## 一、消化管

【实验目的】

（1）掌握胸、腹部标志线和腹部分区。

（2）掌握消化系统的组成，消化管各段的位置、形态、内部结构和连接关系。

（3）熟悉咽峡的组成，腮腺的位置，腮腺管的开口部位。

（4）了解胃的毗邻和直肠的毗邻。

【实验材料】

（1）消化系统概观标本。

（2）人体头颈部正中矢状切面标本和模型。

（3）唾液腺标本和模型。

（4）消化管各段器官（食管、胃、小肠、大肠）离体切开标本和模型。

（5）男性、女性骨盆腔正中矢状切面标本和模型。

【实验内容】

**1. 整体观察**

观察消化系统的组成，消化管各段的连接关系；食管的行程、长度及三个生理性狭窄的位置；胃的形态、位置和毗邻；小肠各段的位置、形态；大肠各段的位置、形态。

**2. 口腔**

（1）在活体上观察口腔的分布，即口腔前庭和固有口腔。了解口唇、口裂、口角、人中、鼻唇沟、腭扁桃体。

（2）在人体头颈部正中矢状切面标本和模型上观察硬腭、软腭、腭垂、腭帆、腭舌弓、腭咽弓、咽峡。

（3）在活体上观察舌，包括黏膜及舌乳头、舌系带、舌下阜、舌下襞。

（4）口腔腺分大唾液腺（腮腺、下颌下腺、舌下腺）和小唾液腺。在唾液腺标本和模型上观察腮腺的位置、形态，腮腺管的走行及开口部位，观察下颌下腺、舌下腺的位置及开口部位。

**3. 咽** 在头颈部正中矢状切面标本和模型上，观察咽的位置、分部、交通；在鼻咽部观察咽鼓管咽口、咽隐窝；在口咽部观察扁桃体窝、腭扁桃体；在喉咽部观察梨状隐窝及其与咽的连通关系。

**4. 食管** 在食管离体切开标本上观察食管的形态、行程、长度及三个生理性狭窄；在人体胸腹腔已切开的标本上观察食管的分部。

**5. 胃** 在人体胸腹部已切开的标本上观察胃的位置和毗邻；在胃的标本和模型上观察胃的形态，即观察胃的"两口""两弯""两壁"；观察胃的分部，包括贲门部、胃底、胃体、幽门部。

**6. 小肠**

（1）十二指肠：观察十二指肠的形态和分部；辨认十二指肠球、十二指肠大乳头、十二指肠空肠曲的位置。

（2）空肠、回肠：在人体胸腹腔已切开的标本上观察回肠的位置，比较管腔的大小、管壁厚薄。在空肠、回肠离体切开标本上比较黏膜皱襞形态和疏密变化及孤立淋巴滤泡和集合淋巴滤泡的形态、分布。

**7. 大肠** 在盲肠和结肠的标本上观察三个特征性形态，即结肠带、结肠袋、肠脂垂。

（1）盲肠：观察盲肠、阑尾的位置和形态；在盲肠切开标本上观察回盲瓣的形态。

（2）结肠：观察结肠的分布，位置及各段间形成的弯曲。

（3）直肠：在男、女性骨盆腔正中矢状切面标本和模型上观察直肠的位置、毗邻、两个弯曲；在直肠离体标本上观察直肠壶腹、直肠横襞。

**8. 肛管** 在男、女性骨盆腔正中矢状切面标本、模型和直肠离体标本上观察肛柱、肛瓣、肛窦、齿状线、白线、肛门内括约肌、肛门括约肌。

**9. 腹部分区** 在活体上做腹部分区，指出胃的位置以及阑尾根部的体表投影。

## 二、消化腺

【实验目的】

（1）掌握肝的位置、形态和体表投影。

（2）掌握胆囊底的体表投影，肝外胆道的组成及联属。

（3）熟悉胆囊的位置、形态、分部。

（4）熟悉胰的位置、形态、分部。

【实验材料】

（1）肝离体标本和模型。

（2）胰及十二指肠标本和模型。

（3）腹腔已切开的躯干标本。

【实验内容】

（1）在腹腔已切开的躯干标本上观察肝的位置；在肝离体标本和模型上观察肝的形态结构。

（2）在肝离体标本和模型上观察胆囊的形态和肝外胆道的组成；寻找左、右肝管，以及肝总管、胆囊管、胆总管、胰管、肝胰壶腹、十二指肠乳头。

（3）在胰及十二指肠标本上观察胰的形态、胰管的行程和开口的位置。

（4）在活体上指出肝的位置，画出肝的上、下界。

## 三、消化系统的微细结构

【实验目的】

（1）熟悉消化管的微细结构。

（2）熟悉消化管黏膜的结构特点。

（3）熟悉肝和胰的微细结构。

【实验材料】

（1）食管切片。

（2）胃底切片。

（3）空肠或回肠切片。

（4）肝切片。

（5）胰切片。

【实验内容】

**1. 食管切片（HE 染色）**

（1）肉眼观察：管腔呈不规则的缝隙状，管壁近腔面染成紫蓝色的部分为黏膜，向外依次为黏膜下层、肌层和外膜。

（2）低倍镜观察：于管腔自内向外依次辨认食管壁的四层结构，即黏膜、黏膜下层、肌层和外膜，注意观察各层结构的特点。

**2. 胃底切片（HE 染色）**

（1）肉眼观察：表面不光滑并染成紫蓝色的部分为黏膜，向外依次为黏膜下层、肌层和外膜（不明显）。

（2）低倍镜观察：辨认胃壁的四层结构，重点观察黏膜。

（3）高倍镜观察：仔细观察胃底腺，辨认主细胞和壁细胞的形态结构。

①主细胞：多位于胃底腺中、下部，数量较多，细胞呈柱状，细胞核圆形，位于细胞基底部，细胞质呈浅蓝色。

②壁细胞：多位于胃底腺上、中部，细胞较大，呈圆形或锥体形，细胞核圆形，位于细胞中央，细胞质呈红色。

**3. 空肠或回肠切片（HE 染色）**

（1）肉眼观察：凹凸不平染成紫红色的部分为黏膜，向外依次为黏膜下层、肌层和外膜。

（2）低倍镜观察：辨认肠壁的四层结构，重点观察绒毛。黏膜表面有细小指状突起的为绒毛，绒毛上皮为单层柱状上皮，绒毛中轴由结缔组织构成，内有中央乳糜管、毛细血管和平滑肌纤维，固有层内有肠腺，黏膜肌层分为内环、外环两层。

（3）高倍镜观察：选择一个较完整的绒毛，辨认上皮细胞及微绒毛、杯状细胞、中央乳糜管、毛细血管、平滑肌纤维和肠腺等结构。

**4. 肝切片（HE 染色）**

（1）低倍镜观察：观察肝的被膜和肝小叶，寻找和辨认中央静脉、肝索、肝血窦及门管区。

（2）高倍镜观察：选择典型的肝小叶和门管区进行观察。

①肝小叶：观察中央静脉，注意其管壁不完整，与肝血窦相通。肝索由肝细胞构成，肝细胞体积较大，呈多边形，细胞核为圆形，有 1 个或 2 个，位于细胞中央，核仁明显。肝血窦位于肝索之间，窦壁的内皮细胞与肝细胞之间有微小裂隙（窦周隙），细胞核扁小，染色较深。

②门管区：由结缔组织构成，其中小叶间胆管的管腔小，管壁由单层立方上皮构成，细胞核为圆形，染成紫色，小叶间动脉管腔小而圆，管壁厚，有少量染成红色的环形平滑肌，小叶间静脉管腔大而不规则，管壁薄，着色较浅。

**5. 胰切片（HE 染色）**

（1）肉眼观察：染色较深的部分为外分泌部，其内染色较浅的散在小区为胰岛。

（2）低倍镜观察：辨认腺泡、腺泡细胞、胰腺导管及胰岛结构。

（3）高倍镜观察：腺泡细胞呈锥体形，细胞核为圆形，位于细胞基底部，胰腺导管由单层上皮构成。

【实验考核】

绘制空肠高倍镜下的结构和肝低倍镜下的结构(包括门管区)。

# 实验五 呼 吸 系 统

【实验目的】

(1)熟悉呼吸道各器官的连通关系。

(2)熟悉呼吸道各部(鼻腔、喉、气管和肺)的形态、分部及特点。

【实验材料】

(1)呼吸系统整体标本或模型。

(2)头颈部矢状面标本或模型。

(3)喉的标本或模型。

(4)气管及主支气管标本或模型。

(5)左、右肺标本或模型。

(6)胸腔大体标本或模型。

(7)光学显微镜。

(8)肺切片。

【实验内容】

**1. 教师讲解和模型组装**  通过教师讲解和模型组装,学生了解呼吸道各器官的连通关系。

**2. 观察模型或标本**  通过观察模型或标本,学生能说出呼吸道各部(鼻腔、喉、气管和肺)的形态、分布及特点。具体如下。

(1)鼻:呼吸道的起始部,属于嗅觉器官,具有辅助发音的功能。

(2)外鼻:位于面部中份,以骨或者软骨作为支架,外被皮肤,包括鼻根、鼻背、鼻尖、鼻翼、鼻孔。

(3)鼻腔:被鼻中隔分为左右两个腔,鼻腔分为如下几个部分。①鼻前庭:内衬皮肤,生有鼻毛。②固有鼻腔:外侧壁有上、中、下鼻甲,每一个鼻甲的下方与外侧壁形成上、中、下鼻道。③鼻中隔易出血区:位于鼻中隔前下方。④鼻黏膜:分为嗅区、呼吸区。

(4)鼻旁窦:①额窦:开口于中鼻道。②蝶窦:开口于蝶筛隐窝。③筛窦:前中组开口于中鼻道,后组开口于上鼻道。④上颌窦:开口于中鼻道。

(5)喉:位于颈前正中位置,喉咽部的前方,上通咽,下续气管,成人平第4~6颈椎水平,女性、小儿略高。

(6)喉软骨:包括甲状软骨、环状软骨、杓状软骨、会厌软骨等。

(7)喉腔:包括如下几部分。①喉前庭:后方是喉口。②喉中间腔:最小,两侧延伸为喉室。③声门下腔:上宽下窄。

(8)气管:位于喉与气管权之间,由"C"形软骨环作为支架,内衬黏膜,后面的缺口被平滑肌和结缔组织封闭。

(9)主支气管:左主支气管细长,长4~5 cm,与气管中轴线成40°~50°角,走向较水平;右主支气粗短,长2~3 cm,与气管中轴线成25°~30°角,走向较陡直,因此气管异物多坠入右主支气管。

(10)肺:位于胸腔内纵隔的两侧,右肺受肝的影响,宽而短,左肺受心脏的影响,窄而长,右肺大于左肺。幼儿的肺呈淡红色,随着年龄增大逐渐变为灰暗色甚至蓝黑色。

(11)肺的形态、分叶:肺略呈锥体形,肺尖呈钝圆形,突向颈根部,位于锁骨内侧1/3上方2~

2.5 cm。肺底贴向膈面,位于膈肌上。①"两面":肺前面(胸肋面)有肋切迹,内侧面(纵隔面)中份有一椭圆形凹陷,为肺门,内有进出肺的主支气管、肺动脉、肺静脉、淋巴管、淋巴结等,它们被结缔组织包裹,形成肺根。②"三缘":肺前缘锐利,左肺有心切迹,后缘钝圆,下缘锐利。③分叶:斜裂、水平裂将右肺分为上、中、下三叶;左肺只有一个斜裂,分为上、下两叶。

(12)胸腔:胸廓与膈所围成的腔,内有胸腔脏器。

(13)胸膜:一层浆膜,分为脏胸膜与壁胸膜,脏胸膜位于肺的表面。

(14)胸膜腔:脏胸膜与壁胸膜在肺根处相互移行。

(15)纵隔:两纵隔胸膜之间所有的器官和结构总称。①境界:前为胸骨,后为脊柱胸段,上为胸廓上口,下为膈,两侧为纵隔胸膜。②分部:胸骨角平面分为上纵隔和下纵隔,下纵隔以心包为界分为前、中、后纵隔。

**3. 观察肺切片(HE 染色)**

(1)肉眼观察:肺组织疏松,大的腔隙为血管和支气管断面。

(2)低倍镜:①肺泡断面,肺泡隔;②支气管和肺血管分支断面。

(3)高倍镜:①细支气管;②呼吸性细支气管;③肺泡管;④肺泡。

【实验考核】

(1)绘制呼吸系统各器官及相互位置示意图,注明各部结构特征。

(2)绘制肺低倍镜图形。

# 实验六 泌 尿 系 统

【实验目的】

(1)掌握男、女性泌尿生殖系统概观。

(2)掌握肾的剖面结构。

(3)熟悉腹膜后间隙的器官。

(4)熟悉男、女性骨盆腔正中矢状切面结构。

【实验材料】

(1)男、女性泌尿生殖系统概观标本和模型。

(2)离体肾、肾的剖面结构标本和模型。

(3)腹膜后间隙的器官标本和模型。

(4)肾中部的腹后壁横切面、肾被膜(矢状切面)标本和模型。

(5)男、女性骨盆腔正中矢状切面标本和模型。

(6)离体膀胱标本和模型。

(7)肾、输尿管、膀胱结石的 X 线片各一张。

(8)肾结石患者发作时的表现和内脏学教学视频。

(9)肾切片放大标本和模型。

【实验内容】

(1)观看肾结石患者发作时的表现的视频,特别留意患者的面部表情和疼痛时肢体的姿势,尤其是患者手所按压的部位。在内脏学教学视频中,注意观察肾与毗邻器官的关系。

(2)观察男、女性泌尿生殖系统概观标本和模型,辨认泌尿系统的各器官,说出各器官的连接关系及主要功能。

(3)在离体肾以及腹膜后间隙的器官标本和模型上,观察肾的位置和形态,注意比较左、右肾的位置差异及其与第 12 肋的关系;观察肾门的位置,以及出入肾门的肾动脉、肾静脉和肾盂与输尿管的移行关系。

(4) 在肾的剖面结构标本和模型上,分辨肾皮质和肾髓质的构造和特点;观察肾窦及其内容物,注意肾乳头、肾小盏、肾大盏和肾盂的连属关系。

(5) 在肾中部的腹后壁横切面、肾被膜(矢状切面)标本和模型上,观察肾筋膜、脂肪囊、纤维囊三层被膜的关系和各自包容物。

(6) 取男、女性泌尿生殖系统概观标本,结合腹膜后间隙的器官标本,寻找输尿管,并追踪左、右输尿管的行程,注意辨认三个狭窄部位,说出形成狭窄的原因。

(7) 取离体膀胱标本和模型,并结合男、女性骨盆腔正中矢状切面标本和模型,观察膀胱的形态、位置和毗邻。找出膀胱三角,说明其构成要素和膀胱三角的黏膜特点及其临床意义。

(8) 取女性骨盆腔正中矢状切面标本和模型,观察女性尿道的行程、毗邻、形态特点和尿道外口的位置以及与肛门的关系。

(9) 取肾切片放大标本和模型,观察肾小球和肾小囊的各自形态,以及相互之间的关系。辨认近端小管、细段和远端小管,并说出各自的功能。

(10) 观看致密斑和球旁细胞的调节功能视频。

(11) 观看肾、输尿管、膀胱结石的 X 线片,说出结石停留的原因及排出结石的途径。

【实验考核】

(1) 指出肾的剖面结构。

(2) 绘制男、女性骨盆腔正中矢状切面图形。

# 实验七 生 殖 系 统

【实验目的】

(1) 掌握男性生殖器官的位置和形态。

(2) 掌握女性生殖器官的位置和形态。

(3) 熟悉生精小管、卵巢和子宫壁的组织结构。

【实验材料】

(1) 男、女性生殖器官概观标本。

(2) 男、女性生殖器官离体标本和模型。

(3) 男、女性盆腔正中矢状切面标本和模型。

(4) 睾丸、附睾标本及睾丸剖开标本和模型。

(5) 显示子宫内腔及输卵管内腔的标本和模型。

(6) 乳房标本和模型。

(7) 会阴解剖标本和模型。

【实验内容】

(1) 教师讲解男性生殖器官的模型和标本,学生指认男性生殖器官的位置和形态。

①睾丸和附睾位于阴囊内,在剖面结构上辨认睾丸小叶和生精小管,并指出附睾的头、体、尾三部分。

②辨识输精管和精索的形态、行程和分部,输精管全程分四部,其中精索位置表浅。射精管由输精管壶腹末端与精囊的排泄管汇合而成,斜穿前列腺实质,开口于男性尿道前列腺部。

③在男性盆腔正中矢状切面标本和模型上辨认前列腺、精囊和尿道球腺的位置,前列腺位于膀

胱下方,后邻直肠。

④观察阴茎的海绵体、阴茎包皮及包皮系带。

⑤在男性盆腔正中矢状切面标本和模型上辨认男性尿道的前列腺部、膜部和海绵体部,指出三个狭窄和两个弯曲的位置。

(2)教师讲解女性生殖器官的模型和标本,学生指认女性生殖器官的位置和形态。

①性成熟后卵巢表面凹凸不平,在女性盆腔正中矢状面的标本或模型上观察卵巢的位置和形态。

②在女性盆腔正中矢状切面的标本或模型上观察输卵管的位置、形态和分部,并指出输卵管伞。

③子宫呈倒置的梨形,分子宫底、子宫体和子宫颈三部分。在女性盆腔正中矢状切面的标本或模型上观察子宫的位置。在子宫标本或模型上辨认子宫的形态和分部,并指出子宫峡。

④在女性盆腔正中矢状切面标本或模型上观察阴道的形态、位置、开口,并注意阴道后穹与直肠子宫陷凹的关系。

⑤在女阴标本或模型上观察外生殖器的组成,指出尿道外口和阴道口,注意两者的位置关系。

⑥在乳房标本和模型上观察乳房的位置、形态和构造,注意输乳管的排列方向。

⑦在会阴模型上指出广义会阴和狭义会阴的范围和分区。

(2)示教:光镜下观察生精小管、卵巢和子宫壁的组织结构。

【实验考核】

绘制男性和女性内生殖器官图各一张,注明相关结构。

# 实验八　脉 管 系 统

## 一、心血管系统

【实验目的】

(1)熟悉心脏的位置与形态,掌握心脏的结构,了解营养心脏的血管分布。

(2)能在标本或模型上辨认主动脉各段及主要分支。

(3)能在活体上触及面动脉、肱动脉、桡动脉、股动脉的搏动及压迫止血部位。

(4)能在标本或模型上辨认上、下腔静脉干的位置及主要属支。

(5)能在活体上找到上、下肢的浅静脉。

(6)观察肝门静脉系与上下腔静脉系吻合模型。

【实验材料】

(1)胸腔解剖标本,离体心脏解剖标本或模型,显露心脏各腔、心血管的标本或模型。

(2)躯干后壁的动脉标本,头颈部、上肢、胸部、腹部、盆部及下肢动脉及分支标本和模型。

(3)躯干后壁的静脉标本,头颈部、上肢、盆部及下肢静脉标本和模型,肝门静脉系与上下腔静脉系吻合模型。

【实验内容】

(1)心的位置和外形:在胸腔解剖标本上,观察心的位置,查看心与肺、胸膜、胸骨和肋骨的毗邻关系。

(2)心腔的形态:取心脏解剖标本,观察右心房、右心室、左心房、左心室的形态结构及各自的流入道与流出道。

(3)心的血管:取心血管标本,观察左、右冠状动脉及冠状窦。

(4)头颈部的动脉:取头颈部和上肢的动脉标本、躯干后壁的动脉标本,观察左、右颈总动脉的起始、行程和分支。

（5）锁骨下动脉和上肢的动脉：在头颈和上肢的动脉标本上，观察左、右锁骨下动脉的起始、行程和分支。

（6）胸部的动脉：取躯干后壁的动脉标本，观察肋间后动脉在肋间隙内的行程、分支和分布。

（7）腹部的动脉：在躯干后壁的动脉标本和腹部动脉及分支标本上进行观察。

（8）盆部和下肢的动脉：取盆部和下肢的动脉及分支标本观察。

（9）上腔静脉系：取胸腔解剖标本观察。在升主动脉的右侧寻找上腔静脉，注意它在纵隔的位置。观察上肢的浅静脉。

（10）下腔静脉系：取躯干后壁的静脉标本，在腹主动脉的右侧寻找下腔静脉，检查其合成、行程和注入部位。观察下肢的浅静脉。

（11）肝门静脉系：观察其合成和注入部位，同时查看肠系膜下静脉的注入部位。在肝门静脉系与上下腔静脉吻合模型上辨认食管静脉丛、直肠静脉丛和脐周静脉网，并由此追查肝门静脉高压时的侧支循环途径。

【实验考核】

（1）在实验报告上绘制出心的外形。

（2）活体上找到并触及表浅动脉的搏动，学会压迫止血的方法。

（3）手背静脉注射，药物经什么途径到达阑尾；臀部肌内注射，药物经什么途径到达足底？

（4）标本或模型上辨认下列结构：颈外静脉、面静脉、肘正中静脉、头静脉、贵要静脉、静脉角、肝门静脉、大隐静脉、小隐静脉。

## 二、淋巴系统

【实验目的】

（1）在标本或模型上辨认胸导管的形态、位置，观察脾的形态、位置。

（2）在标本或模型上辨认全身主要淋巴结群，在活体上触及主要表浅淋巴结群。

【实验材料】

（1）胸导管及右淋巴导管标本。

（2）全身表浅淋巴结标本和模型。

（3）脾及胸腺标本和模型。

【实验内容】

（1）胸导管和右淋巴管：观察胸导管及右淋巴导管标本或模型，指出胸导管和右淋巴管收纳的淋巴范围。

（2）脾和胸腺：指出脾和胸腺的位置、形态。

【实验考核】

（1）在标本或模型上辨认以下结构：胸导管、右淋巴管、下颌下淋巴结、颈外淋巴结、腋淋巴结、腹股沟淋巴结。

（2）绘制脾的形态结构图。

# 实验九　感觉器官

【实验目的】

（1）在标本和模型上观察眼球壁的构成，理解其功能。

（2）辨认活体眼睑的形态及内眦、外眦、泪乳头、泪小点、泪湖、泪阜、睑结膜、球结膜、巩膜、角膜、瞳孔和虹膜。

（3）识别晶状体、睫状突、睫状体、睫状小带、虹膜、瞳孔、角膜、巩膜静脉窦、眼前后房、玻璃体、视网膜、视神经盘、脉络膜和巩膜。

（4）观察鼓室的位置、形态及六壁的毗邻，查看前庭窗、蜗窗、面神经管凸，乳突窦、乳突小房、咽鼓管的位置及开口，听小骨的位置及其连接。

（5）辨认内耳在颞骨中的位置及半骨规管、前庭窗和耳蜗的相互位置关系，前、后、外三个半管及其位置关系。

（6）识别骨与膜迷路的关系、膜迷路的分部及各部的相互关系；查看骨壶腹、膜壶腹和椭圆囊、球囊及其连通；蜗轴、骨螺旋板、前庭阶、鼓阶和蜗管。

**【实验材料】**

**1．标本**

（1）颅。

（2）眼外肌。

（3）眼睑（显示皮肤、皮下组织、眼轮匝肌、睑板和睑结膜）。

（4）眼眶（打开眶上壁和外侧壁，显示泪腺、眼球、视神经、眼外肌、眼动脉和眼静脉）。

（5）泪器（显示泪道）。

（6）新鲜动物眼球。

（7）耳（显示鼓室内侧壁、前庭窗、蜗窗、面神经管凸、乳突小房、咽鼓管和鼓膜）。

（8）听小骨（封装）。

（9）内耳雕刻（封装，示半规管、前庭窗和耳蜗）。

（10）颞骨纵切面。

**2．模型**

（1）眼球放大（示眼球壁及内容物）、眼眶放大（示眼球外肌）。

（2）耳（全貌），内耳放大，听小骨放大，颞骨放大。

**【实验内容】**

（1）观察眼球外形：取眼球放大模型，可见到眼球近似球形，前部稍凸，后方连视神经。

（2）取水平切面的眼球放大模型的下半部，观察眼球的如下结构。

①观察眼球壁的三层结构，用眼球放大模型或标本进行观察。

a.观察纤维膜（外层）。在模型或标本上辨认前1/6圆凸、五色透明的角膜，后5/6乳白色的巩膜。思考角膜与巩膜的功能。

b.观察血管膜（中层）。在模型或标本上辨认角膜后方呈圆盘状、棕褐色的虹膜，以及虹膜上呈放射状排列的瞳孔开大肌，虹膜后面可见染成黑色、由色素细胞构成的色素层。虹膜向后环形增厚的部分是睫状体，取眼球放大标本观察睫状体怎样借睫状小带与晶状体相连。思考睫状肌的舒缩是怎样调节晶状体凸度的。

c.观察视网膜（内层）。在模型上辨认视网膜盲部和视部，以及视部后方的视神经盘、黄斑和中央凹。思考视网膜视部含哪些感光细胞，为什么盲部无感光作用，中央凹对什么感受最敏感。

②观察眼球的屈光装置。取眼球放大标本下半部观察和辨认角膜、前房水、后房水、晶状体和玻璃体。

（3）观察眼的附属结构：相互间或自我（对照镜子）进行活体人眼的附属结构观察。

①相互间观察，眼睑与内眦，可见较大的上眼睑和较小的下眼睑。上、下眼睑间的裂隙是睑裂。眼睑的内侧端，上、下眼睑所夹的角是内眦。眼睑的边缘生有睫毛。

②将上、下眼睑翻开观察泪点与结膜，可见到内眦附近的上、下睑缘上有一小突起，中央有一小

孔是泪点,即泪小管的开口。衬在眼睑内面的一层光滑的薄膜为睑结膜,移行于巩膜前部的是球结膜。结膜内富有血管。

(4) 观察前庭蜗器。

①在尸体标本上观察眼副器,如眼睑(皮肤、眼轮匝肌、睑板)、结膜(睑结膜、球结膜、结膜穹)的形态。

②利用配套的耳模型,观察外耳、中耳、内耳三部的大致形态。可在活体上互相观察耳廓的形态结构。

③在切除外耳道前壁并揭开鼓室盖的离体标本上,观察外耳道的弯曲,鼓膜的形态、位置和分部以及听小骨的相互连接;在游离的听小骨标本上,观察锤骨、砧骨、镫骨的形态结构特点;向内继续观察已雕出的三个半规管、前庭、耳蜗的形态特征。

④在锯开鼓室并雕出内耳结构的干颞骨标本上,观察鼓室6个壁的结构及毗邻,细致观察鼓窦、乳突小房,咽鼓管的形态,鼓室上隐窝,内侧壁的岬、前庭窗、蜗窗、面神经管凸等结构的位置。注意观察内耳三个骨半规管、前庭、蜗螺旋管(骨蜗管)的位置和相互关系。

⑤在铸形内耳放大模型上,观察骨性与膜性半规管的形态结构特点及其相互关系,前庭中椭圆囊、球囊的位置和形态,耳蜗与蜗管的形态结构及其相互关系。

【实验考核】

(1) 在标本和模型上辨认:巩膜、角膜、瞳孔和虹膜晶状体、睫状突、睫状体、睫状小带、虹膜、瞳孔、角膜、巩膜静脉窦、眼前后房、玻璃体、视网膜、视神经盘、脉络膜和巩膜。在活体辨认:眼睑的形态及内眦、外眦、泪乳头、泪小点、泪阜、睑结膜、球结膜。在标本和模型辨认:前庭窗、蜗窗、面神经管凸,乳突窦、乳突小房、咽鼓管的位置及开口,听小骨的位置及其连接,骨壶腹、膜壶腹和椭圆囊、球囊及其连通,蜗轴、骨旋转管、骨螺旋板、前庭阶、鼓阶和蜗管。

(2) 绘制眼球的水平切面图形,并标出巩膜、角膜、瞳孔、虹膜、睫状体、脉络膜、晶状体、玻璃体、视网膜、视神经盘。

# 实验十　神经系统

## 一、中枢神经系统

【实验目的】

(1) 掌握脊髓的位置、外形,脑的分部,脑干的组成。

(2) 简述大脑动脉环的组成及意义。

(3) 掌握12对脑神经的连脑部位,大脑半球的分叶和主要沟回,内囊的位置和分部。

(4) 熟悉小脑的位置和外形,各脑室的位置及沟通。

(5) 了解间脑的位置和分部,背侧丘脑、内侧膝状体、外侧膝状体的位置,下丘脑的位置和组成。

【实验材料】

(1) 多媒体电教系统。

(2) 脊髓离体标本和模型;整脑标本和模型;脑正中矢状切面、冠状切面、水平切面标本和模型;脑干、间脑标本和模型;脑干电动模型;脑室标本和模型,基底核模型等。

【实验内容】

(1) 实验示教:利用多媒体电教系统,示教脊髓的位置、外形、内部结构,脑的位置、分部和各部的主要形态结构。

(2) 在离体脊髓标本上,观察脊髓的外形及颈膨大、腰骶膨大、脊髓圆锥、终丝;辨认脊髓表面的前正中裂、后正中沟、前外侧沟、后外侧沟及相连的脊神经根;思考马尾形成的原因。

（3）在脊髓横切面标本或模型上,观察脊髓灰质、白质的分部及相连的脊神经根、脊神经节,明确中央管的位置。

（4）在整脑标本和脑各种切面标本或模型上,观察脑的六个部分及各部分间的位置关系。

（5）在脑干标本或模型上,确认延髓、脑桥和中脑。分别观察其腹侧面和背侧面的重要结构,辨认连接于脑干各部的脑神经。利用脑干电动模型,观察脑干内的神经核团和上、下行纤维束。

（6）在离体小脑标本或模型上观察小脑半球、小脑蚓、小脑扁桃体。结合小脑与脑干的位置关系,确认第四脑室,并解释小脑扁桃体疝的临床意义。

（7）在脑正中矢状切面标本或模型上,观察间脑的位置、形态,确认第三脑室、背侧丘脑、内侧膝状体和外侧膝状体。由前向后观察下丘脑的各组成部分。

（8）在整脑标本或模型上,观察左、右大脑半球之间的大脑纵裂及纵裂底部的胼胝体,大脑半球和小脑之间的大脑横裂。在脑正中矢状切面标本或模型上,辨认其上外侧面、内侧面和下面,确认大脑半球的3条沟(外侧沟、中央沟和顶枕沟)和5个叶(额叶、顶叶、枕叶、颞叶和岛叶),辨认大脑半球各面的主要沟回(中央前回、中央后回、额上回、额中回、额下回、缘上回、角回、颞上回、颞中回、颞下回、颞横回、距状沟)。

（9）在基底核模型上,观察豆状核、尾状核及杏仁体形态。在大脑水平切面标本或模型上,观察大脑皮质、基底核、侧脑室及内囊的位置和形态。

【实验考核】

（1）绘制脑干腹侧面结构模式图,并标注以下结构:延髓、锥体、延髓脑桥沟、脑桥、基底沟、中脑、大脑脚、脚间窝。

（2）结合标本或模型,写出大脑半球的分叶及各面的主要沟和回。

二、周围神经系统,脑和脊髓的被膜、血管,脑脊液循环及传导通路

【实验目的】

（1）掌握脊神经的组成,脊神经丛的位置及主要分支和分布。
（2）掌握12对脑神经的名称、性质,三叉神经、面神经和迷走神经的主要分支及其分布。
（3）掌握脑脊液的产生部位及循环途径。
（4）熟悉胸神经前支的分布。
（5）熟悉脑和脊髓的被膜层次及其形成结构。
（6）熟悉躯干和四肢深、浅感觉传导通路的三级神经元的名称、位置。
（7）熟悉脑的动脉供应及大脑动脉环的组成。
（8）了解交感神经、副交感神经低级中枢的部位及交感干。
（9）了解头面部浅感觉传导通路和视觉传导通路的路径;了解运动传导通路的上、下神经元的位置。

【实验材料】

（1）多媒体电教系统。
（2）脊神经标本和模型,胸神经标本和模型,腹下壁、腹后壁及腰部神经标本和模型,头颈部神经标本和模型,眶内结构标本和模型,三叉神经标本和模型,上、下肢神经标本和模型,迷走神经和膈神经标本和模型,脑和脊髓的被膜标本和模型,脑血管标本和模型,脑脊液循环电动模型,感觉和运动传导通路模型或电动模型等。

【实验内容】

（1）实验示教:利用多媒体电教系统,重点示教脊神经丛的位置、走行和主要分支;12对脑神经的连脑部位;交感神经、副交感神经低级中枢的部位及交感干;脑和脊髓的被膜层次及其形成的结

构;脑和脊髓的血管;脑脊液的产生部位及循环途径;感觉和运动传导通路。

（2）在脑标本或模型上,确认12对脑神经的连脑部位,总结脑神经的性质;在眶内结构标本或模型上,辨认视神经、动眼神经、滑车神经及展神经,观察神经的走行;在三叉神经和颅底标本或模型上,观察眼神经、上颌神经、下颌神经的行程、出颅部位及分布范围;在面部浅层结构标本或模型上,观察面部神经的行程及分布;在颈部深层神经标本或模型上,辨认舌咽神经、舌下神经;在迷走神经标本上观察迷走神经的行程、分布范围。

（3）在脊神经标本或模型上,确认脊神经前、后根,脊神经节和脊神经发出的前、后支。

（4）观察脊神经丛和胸神经前支。

①颈丛:取头颈部神经标本或模型,膈神经标本或模型,在胸锁乳突肌后缘中点寻找颈丛皮支,观察膈神经的行程和分布。

②臂丛:利用头颈部和上肢神经标本或模型,在锁骨中点后方寻找臂丛,在腋窝内观察臂丛的主要分支,即尺神经、正中神经、桡神经、肌皮神经、腋神经,确认各自的走行及分布范围。

③胸神经前支:取胸神经标本或模型,辨认肋间神经和肋下神经,并观察各自的走行。

④腰丛:取腹下壁、腰部及下肢神经标本或模型,在腰大肌的深面观察腰丛的位置以及闭孔神经、股神经的走行和分布。

⑤骶丛:取腹下壁、腰部及下肢神经标本,在盆腔梨状肌前方观察骶丛的位置及分支;观察坐骨神经的走行、分支和分布。

（5）在胸、腹后壁神经标本上观察交感干的位置和组成,理解交感神经、副交感神经对全身器官的支配作用。

（6）在整脑和脊髓的被膜标本上依次观察脊髓的硬脊膜、硬膜外隙、蛛网膜、蛛网膜下隙以及大脑的硬脑膜窦、蛛网膜下隙。

（7）在脑标本或模型上观察各脑室的位置及沟通;在脑脊液循环电动模型上,观察并掌握脑脊液的产生及循环途径。

（8）在脑血管标本或模型上,确认颈内动脉,大脑前、后、中动脉,椎动脉,基底动脉及大脑动脉环的位置和血管分布。

（9）在本体觉传导通路模型、痛温觉及触觉传导通路模型、视觉传导通路模型和运动传导通路模型上观察以下内容。

①各传导通路的组成及各级神经元胞体的位置。

②观察各传导通路的纤维交叉部位及与脑和脊髓纤维束的关系。分析视觉传导通路不同部位受损时会出现什么样的表现,结合所学知识分析锥体系受损后的临床症状。

【实验考核】

（1）列表归纳12对脑神经的名称。

（2）列表归纳各脊神经丛的重要分支。

（3）结合标本或模型,总结分布于舌的神经、分布于眼球外肌的神经。

（4）写出脑脊液的产生部位和循环途径。

# 实验十一　内分泌系统

【实验目的】

认识甲状腺的镜下结构。

【实验材料】

低倍显微镜、高倍显微镜。

【实验内容】

甲状腺 HE 染色、肾上腺 HE 染色的镜下观察。

**1. 甲状腺 HE 染色**

（1）低倍镜观察：可见许多形状不一的滤泡，滤泡壁由单层立方上皮构成，滤泡腔内填充有均质状红色胶状物。

（2）高倍镜观察：滤泡上皮细胞的形态随功能状态的不同而发生变化。当功能增强时，细胞变高；反之，则细胞变矮。滤泡旁细胞体积大，细胞质明亮或呈现红色，分布在滤泡或滤泡上皮细胞之间。分布在滤泡上皮细胞之间的滤泡旁细胞，其顶部不能到达滤泡上皮的游离面。注意在滤泡间有大量的细胞团，大多在滤泡壁的切面（即滤泡上皮细胞）。

**2. 肾上腺 HE 染色**

（1）肉眼观察：切片中染色深浅不一，周围染色较浅的为皮质，中央染色较深的为髓质。

（2）低倍镜观察：表面有结缔组织被膜，被膜下即为皮质，皮质从外向内分三条带。①球状带：紧靠被膜，细胞排列成球状。②束状带：在球状带的深部，细胞呈多边形，排列成束，束间有少量结缔组织。③网状带：在皮质的最深部，交织成网状，它与髓质的界限参差不齐。髓质中各种细胞不易分辨，可见管腔较大，形状不规则的中央静脉，其管壁内可见纵行平滑肌束。在皮质和髓质中可见大量的窦状毛细血管。

（3）高倍镜观察：进一步观察皮质各带的细胞形态。

【实验考核】

绘制甲状腺低倍镜镜下结构。

# 实验十二　胚胎学概论

【实验目的】

（1）学会观察卵裂和桑葚胚、胚泡、胎盘、胚盘的模型及脐带和胎盘的标本。

（2）了解卵裂的过程，胚泡的结构特点。

【实验材料】

（1）模型：包括卵裂、桑葚胚、胚泡、胚盘、第 2～4 周胚盘的胚面模型等。

（2）幻灯片或录像。

【实验内容】

**1. 示教**

放映有关胚胎学内容的幻灯片或录像，并进行讲解。

**2. 指导观察**

指导学生观察各相关模型或标本。

（1）在卵裂及桑葚胚的模型上观察卵裂球的形态、大小及细胞数量的变化，以及桑葚胚的形成。

（2）在胚泡的剖面模型上观察胚泡的滋养层、胚泡腔、内细胞层的位置，以及它们之间的位置关系。

（3）在妊娠子宫的剖面模型上观察子宫蜕膜与胚胎的关系。

（4）在观察胎盘的模型或标本时要注意观察其形态、直径和厚度，辨别其母体面和胎儿面。母体面粗糙，有 15～20 个胎盘小叶，而胎儿面光滑。

**【实验考核】**

（1）在卵裂及桑葚胚的模型上说出卵裂球的形态、大小及细胞数量的变化。

（2）在胚泡的剖面模型上说出胚泡的滋养层、胚泡腔、内细胞层的位置，以及它们之间的位置关系。

（喻景利　熊天吴）

# 参 考 文 献

[1]　李胜军,黄应勋.解剖学基础[M].武汉:华中科技大学出版社,2017.
[2]　闫天杰,史杰,孙秀青.人体解剖学与组织胚胎学[M].武汉:华中科技大学出版社,2018.
[3]　王之一,冯健疆.正常人体学基础[M].3 版.北京:科学出版社,2012.
[4]　任晖,袁耀华.解剖学基础[M].3 版.北京:人民卫生出版社,2016.
[5]　程明亮,蒋孝东.人体解剖学基础[M].3 版.北京:高等教育出版社,2021.
[6]　王之一,安月勇.解剖学基础[M].4 版.北京:人民卫生出版社,2022.
[7]　夏广军,郝立宏.人体形态与结构[M].2 版.北京:人民卫生出版社,2019.
[8]　陈尚,胡小和.人体解剖学[M].北京:人民卫生出版社,2023.